80后新妈妈的快乐育儿经

谢彩虹 /著

黑龙江科学技术出版社

图书在版编目(CIP)数据

80 后新妈妈的快乐育儿经/谢彩虹著.—哈尔滨:黑龙江科学技术出版社,2011.3

ISBN 978 - 7 - 5388 - 6579 - 0

Ⅰ.①8… Ⅱ.①谢… Ⅲ.①婴幼儿—哺育—基本知识 Ⅳ.①TS976.31

中国版本图书馆 CIP 数据核字(2011)第 038007 号

80 后新妈妈的快乐育儿经

80HOU XINMAMA DE KUAILE YUERJING

作 者	谢彩虹	
责任编辑	项力福　徐增光	
封面设计	白冰设计	
出 版	黑龙江科学技术出版社	
	(150001　哈尔滨市南岗区建设街 41 号)	
电 话	(0451)53642106　传真 53642143(发行部)	
印 刷	北京彩眸彩色印刷有限公司	
发 行	全国新华书店	
开 本	710×1000　1/16	
印 张	18.5	
字 数	200 千字	
版 次	2011 年 6 月第 1 版·2012 年 7 月第 5 次印刷	
书 号	ISBN 978 - 7 - 5388 - 6579 - 0/TS·429	
定 价	32.00 元	

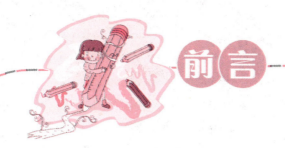

　　育儿主要指的是对0至6岁年龄段的婴幼儿所实施的教育，这个年龄段是一个人教育与发展的重要而特殊的阶段，育儿包含了解儿童各个阶段的身心发育特征，以及根据不同的身心特征所采取的不同施教措施和方法。宝宝时期是一个人发展的奠基阶段，许多重要能力、个性品质在这个时期形成基本特点，它是一个人成长的最初阶段，具有打造"风范公民"的意义。因此，年轻的80后新妈妈们需要掌握科学有效的育儿方法和技巧，让宝宝健康快乐地成长。

　　随着"80后"一代的成家立业，生儿育女，许多新妈妈在享受添丁之乐的同时，往往有很多不适应。怎样才能使怀中的宝贝健康又聪明，这是"80后"新妈妈最为关注的焦点问题。本书就是为了给你解答育儿路上的各种疑惑，给你提供过来人的贴心经验，和你分享初为人母的每一份感动！

　　可以说，由于80后新妈妈缺乏育儿经验，加上工作生活的压力等，不少人都患上了焦虑症。《80后新妈妈的快乐育儿经》将帮助新妈妈建立正确的育儿理念，通过怎样养育新生儿及针对宝宝每个阶段采取不同的施教方案，详细给出了育儿过程中在日常生活上如何护理宝宝，以及怎样开发宝宝的智能这两方面问题的答案，为80后新妈妈解除育儿时出现的焦虑和困惑，帮助你的宝宝茁壮成长。

编 者

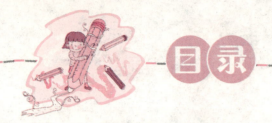

目录

3个月前宝宝的哺乳及启蒙教育　041

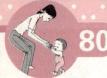

4岁是培养宝宝综合素质的黄金期 241

5至6岁是宝宝行为规范定型期型 261

　　"80后"是怎样做妈妈的？她们怎样看待自己和自己的宝宝？事实上，围绕在80后妈妈身边的新词儿有很多：宅妈达人、网购网聊、讲究效率、崇尚平等、追求个性、不愿让宝宝输在起跑线、棍棒教育太过时……其实，80后新妈妈最重要的是摆脱困扰，树立快乐育儿理念，做好"为人母"的身心准备。

　　宝宝呱呱坠地，新妈妈自信满满、摩拳擦掌地抱起了自己的新生宝贝。可是很快，她们的自信和情绪就进入了下降通道，因为有太多困扰不能顺利解决，有不少挫折难以面对，当初的神采飞扬，很快就变成了灰头土脸。实质上这是个压力与能力的问题。本章通过做好孕前准备，预防产后抑郁等内容，帮助80后新妈妈秀出时尚妈妈的风采，做一个精神焕发的80后新妈妈。

做一个精神焕发的
80后新妈妈

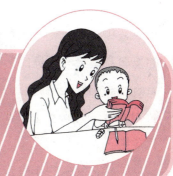

做好当新妈妈的充分准备

做好怀孕准备，是保证孩子有个健康身体的前提，是科学怀孕的主要内容之一。一般来讲，怀孕准备包括生理准备和心理准备、选择最佳的生育年龄、选择适宜的怀孕季节以及选择科学的分娩方式这几个方面。

♀ 第一，身心准备。

为确保个人、家庭与宝宝永远幸福，所有的女性在计划要宝宝之前，可以根据自己的具体情况与环境，定期与丈夫进行必要的情感交流，了解对方的思想与内心状态，尽可能帮助对方、支持对方，共同参与怀孕前的情感准备。

这里值得一提的是，夫妻二人应该考虑戒掉不良的生活习惯。科学怀孕的目的就是为了有一个健康可爱的宝宝，但父母的不良习惯会导致胎儿畸形。因此，准备要宝宝的夫妻戒掉不良习惯是必要的，诸如吸烟、饮酒、熬夜等，都应该在孕前彻底戒掉。

♀ 第二，选择最佳生育年龄。

遗传学的研究表明，母亲年龄过小，自身尚未完全发育成熟，对宝宝的发育肯定会有不良的影响；另外从培养的角度讲，父母社会经历太少也会直接影响到儿童的智力教育。但也不可年龄过大，母亲年龄过大，胎儿智力发育障碍的发生率就会增加，有可能造成智力低下和其他神经系统发育异常。

同样，父亲的年龄也不能过大。男子年龄过大，精子的活力会减退，胎儿各种疾病的发生率亦会相对增大，如精子异常，受孕后容易发生流产、早产和宝宝先天畸形，宝宝还会发生软骨发育不全、先天性耳聋和先天性心脏病等。

一般来说，女性怀孕年龄在25至30岁之间为最佳时期。因为这段时间是生育功能最旺盛的时期。这个时期女子骨骼系统已经发育完善，腹部肌肉发达有力，骨盆韧带处于最佳状态。如果这个时期做妈妈，母子发生各种疾病的机会最少。当然，由于怀孕受健康、生理、心理，以及外部环境等多方面因素的影响和制约，这个最佳生育年龄不是绝对的。

　　对于女性来说，生育年龄最晚不要超过35岁，原因是35岁后怀孕的机会减少，易流产。随着年龄的增长，卵细胞逐渐老化，卵子中染色体畸变增多，容易造成胎儿畸形、流产和死胎等。据有关资料统计：35岁以上的妇女分娩出的宝宝，发生先天缺陷的机会较25至30岁妇女生育的宝宝高2倍以上，并随着年龄增长而递增。35岁以上的高龄孕妇，染色体不分离的机会增加，胎儿染色体畸变率增高。另外，35岁以上的高龄初产妇其子宫颈和阴道的弹性差，骨盆关节松弛性也差，子宫收缩力弱，分娩时间会延长，难产的危险性也会增加。同时还容易发生高血压和糖尿病等并发症，妊娠高血压综合征的发病率也高。

　　♀ 第三，选择适宜的怀孕季节。

　　在一定意义上，怀孕的季节与胎儿的正常发育和产妇的身体健康密切相关。根据气候特点、营养、传染病流行情况等因素进行综合分析，医学界普遍认为：在春末夏初怀孕，是较为理想的。春末夏初怀孕，宝宝出生后体质好，不易患病。而且在孕末期避开了酷暑与严寒。孕末期，孕妇容易疲劳、多汗，如在酷暑季节，孕妇会因天气炎热而生痱子。由于天气炎热，各类病毒繁殖、生长和传播的机会就多，很容易造成病毒感染与病毒的流行。如果孕末期是在寒冷的冬季，空气中二氧化硫的浓度高于其他季节，加上家庭生活中用的燃料可造成室内空气污染，有害气体不断堆积，孕妇在寒冷的冬季又不能冒着严寒在户外散步，患病的机会就会增加。

　　♀ 第四，选择科学的分娩方式。

　　分娩方式有多种，如剖宫产、自然分娩、水中分娩等。究竟采取哪一种分娩方式，需要进行科学的选择，这对母子的身心健康十分重要。从科

学的角度讲，最好选择自然分娩。

选择自然分娩的益处在于，一方面，胎宝宝经过产道时有一定的压力，这会刺激胎宝宝发生应激反应，引起一系列的内分泌改变。尤其是肾上腺皮质激素增多，可以促进免疫因子的产生而增强机体抗病能力。针对这一现象，曾有人做过调查，凡是正常阴道分娩的新生宝宝，其细胞免疫和某些免疫球蛋白均高于剖宫产出生的新生宝宝。

另一方面，在自然分娩时，由于胎宝宝必须通过相对比较窄的产道，对胸部有一挤压的过程，使胎宝宝呼吸道腔内的羊水和分泌物容易被挤出，因此，在出生以后患"新生宝宝吸入性肺炎"、"新生宝宝湿肺"的相对减少，也有利于肺组织的膨胀以及正常呼吸的建立。随着分娩时胎头受压，血液运行速度变慢，相应出现的是血液充盈，兴奋呼吸中枢，建立正常的呼吸节律。据有关的资料报道，通过阴道分娩的胎宝宝，由于大脑受到阴道挤压而对宝宝今后的智力发育有好处。对母体而言，由于自然分娩是一种生理现象，其创伤小、比较安全，并且在产后能很快恢复健康，对产后的体型恢复有益。

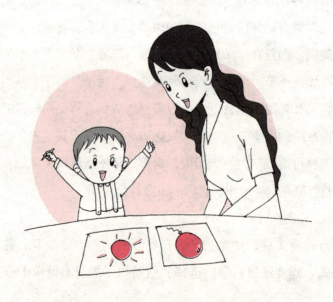

专家给80后新妈妈支招

早期教育一般指对0至6岁儿童的教育。这一时期宝宝的身心变化非常大，需要80后新妈妈摆正早教心态，根据宝宝的身心发育特点，实施有针对性的早期教育。

有关给宝宝进行家庭早期教育，专家提出了具体的意见和建议，新妈妈可以参照这些观点，对自己的某些不恰当做法进行调整。

♀ **第一，别把宝宝当病人。**

大部分新爸新妈都认为早期教育是为了让宝宝出类拔萃，结果恰恰出现了许多问题。全国妇联"中华育婴工程"专家委员会曾经在全国进行的抽查显示，由于早教中存在的种种误区，已经影响到宝宝的身心发展。比如把宝宝当病人。调查发现，有百分之九十以上的家庭都把宝宝当作脆弱的小生命，像对待病人一样对宝宝照顾得无微不至。

其实，宝宝不是病人，他们还在母腹之中时就有了各种能力，出生后则有很多的潜能，还有惊人的适应能力。宝宝对环境的要求，除了照顾以外，更需要运动和交流，甚至是冒险，以挖掘自己身体里的各种潜能。如果把宝宝当成病人那样照顾，他们的潜能就会一个个地消失。

♀ **第二，别把分数当唯一。**

全国妇联"中华育婴工程"专家委员会的调查显示，有百分之九十以上的家庭把教育与分数相提并论，并认为学习成绩就是教育的效果。于是，宝宝们在1岁时就开始认字，3岁开始学外语，3至6岁的宝宝百分之八十五以上参加各种培训班。

有关的专家指出，教育是能力的培养，不完全是成绩的取得。教育包括的内容很多，健康的心理、乐观的情绪、合作精神、思维方式、动手能

力、语言表达等，都不是能用分数来衡量的。重要的是综合素质的协调发展，而不是逼迫宝宝掌握一项专门技能。

♀ 第三，不能盼宝宝是"神童"。

大部分新爸新妈都给宝宝设计了美好的未来，甚至不切实际地把宝宝当作"神童"。调查发现，希望宝宝"正常发展"的爸爸妈妈只有三成，六成的爸爸妈妈希望自己的宝宝"超常"，最好是个"神童"。

其实，超常和低智商的儿童所占的比例都非常少，百分之九十以上的儿童都是正常宝宝。如果爸爸妈妈非要给正常的宝宝定一个超常的标准，每天施压，其结果只会是拔苗助长，还是应该量力而行。

♀ 第四，别给宝宝起奇怪的名。

让老师颇感头痛的是，如今学生的名字越起越怪，四个字的，五个字的，一个字的都有，而且爸爸妈妈喜欢从字典的生僻处选择字，以标明独一无二的"这一个"。教育部、国家语言委启动的"人名规范"系列项目，特别强调给宝宝起名字应该禁用生僻字或自造字。据某地人口管理处负责人介绍，民警们一旦遇到含有生僻字或自造字的市民名字，将无法将其户口卡排列入档。目前，全国许多城市的居民户籍都实现了计算机网络管理，在制作身份证遇到生僻字或自造字时由于计算机无法识别，只能靠民警将名字手写在身份证上。同样的情况也会发生在制作护照的时候，一旦出现计算机无法识别的字，民警只得将持有者的名字手写在护照上。而这种身份证或护照在使用时，极有可能会被认为是假证，因为按照国际惯例，所有的护照都应该是机器打印的。

据老师们说，给宝宝起一个很奇怪的名字也是家教的一大误区。爸爸妈妈越是别出心裁，搞得越冷僻，别人越是叫不出其宝宝的名字，其宝宝在公众场合得到锻炼的机会也越少。

这其实最重要的还是个心态问题。事实上，妈妈的心态很重要。每个宝宝的气质类型不同，有的宝宝天生敏感，可能适应的过程要长一些，这样的宝宝需要妈妈给予更多的耐心和陪伴。比如在一个陌生的环境，其他宝宝都在玩，自己的宝宝却紧拉着妈妈的手不放，那么请妈妈耐下心来陪着宝宝继续熟悉这个环境。此时别急于让宝宝"独立"，如果不顾宝宝的感受贸然把宝宝推到人群中，甚至呵斥打骂宝宝，只会起到相反的作用，很可能下一次在陌生环境，宝宝会更加害怕，更加黏着妈妈。

有的妈妈说觉得自己的宝宝好像并不内向，在家里或者在熟悉的人面前非常活跃，可是一到陌生场合就怯场。造成这个问题的原因，往往是宝宝在家里受到了过多的溺爱和关注，被呵护得太多造成的，以至于缺少适应环境的能力，缺乏与人交往的经验，缺乏遭遇挫折的心理承受力。针对这种情况，妈妈和家人应该"放手"，一方面，让宝宝多做力所能及的事情，同时，也要多创造宝宝和其他小朋友在一起的机会，并且要少干预宝宝们之间的事情，让宝宝自己从交往中学习和积累经验，找到自信。

新妈妈快乐育儿别厌烦

快乐是新妈妈送给小宝宝最好的礼物。怎么样才能让在襁褓里的宝宝感到快乐？新妈妈又怎样才能知道宝宝是快乐的还是不快乐的？

刚出生的宝宝大多数时间除了吃就是睡觉，但他们的内心其实很渴望来自外界的良性刺激。这个时候，新妈妈可以给宝宝一些触觉、视觉、听觉方面的良性刺激，宝宝是会在心里"偷着乐"的，对他以后生理和心理方面的健康成长也有很大益处。

稍大一些的宝宝知道如何把快乐写在脸上，即他开始出现微笑，这种微笑通常发生在看见妈妈、爸爸和他喜欢的亲人时。如果新妈妈对他的这种微笑做出反应，逗他哄他，宝宝会更加快乐，而亲子之间的美妙关系也在这样的时刻逐步建立起来。

在新妈妈给宝宝喂奶时，宝宝的眼睛和妈妈的脸之间的距离应该保持在30厘米，这个距离是宝宝最喜欢、最能看清楚东西的距离。妈妈在给宝宝喂奶时，应该微笑并专注地看着他，这样会让宝宝感到非常快乐。

宝宝感到不快乐的时候会啼哭，不快乐的原因有很多，其中有一个就是渴望妈妈的抚摸和拥抱。另外，宝宝还非常渴望接触外面的世界，多出去走走，也会带给他很多的快乐。

如果这个时候新妈妈发现宝宝会一个人独自玩耍，即把自己的小手伸到眼前凝视、晃动并陶醉其中，千万不要打搅他。宝宝的"自娱自乐"也能让他体会到快乐，而且，这也是培养宝宝开始具有"自我意识"的关键期。新妈妈要用女性特有的细腻和初为人母的特殊身份，将温馨的母爱传达给宝宝，让宝宝在母爱的阳光照拂下健康快乐地成长。从长远意义上讲，伟大的母爱带给宝宝的快乐，必将成为一个人一生发展的原动力！

下面这些场景你可能经历过，你是怎么认为的呢？

一个新妈妈带宝宝去楼下花园玩球，她本来是陪着宝宝好好地玩，教他一点"本事"，可是宝宝尽是把球胡乱地扔，刚开始她还没有觉得烦，时间长了，她尽拣球了，就觉得很烦；新妈妈带宝宝去沙滩上玩沙子，她本想让宝宝学习如何使用工具，可是宝宝还不让她教怎么玩，结果弄得到处脏脏的，她很心烦；新妈妈想培养宝宝从小就学会帮助人的意识，就让宝宝帮她剥豆子，可宝宝净帮倒忙，把豆子弄得到处都是，她觉得反倒麻烦了……

你和宝宝玩游戏的感觉如何呢？当你陪着宝宝玩游戏的时候，你嫌麻烦的原因有以下几个方面：第一是宝宝太小，教他玩什么、学什么也是费工夫，教他学习起来太麻烦，等他上幼儿园以后老师再教他就会了，有的东西，宝宝大点儿自然也就会了，何必现在教，太麻烦了。第二是有的时候宝宝喜欢的东西很脏，比如沙子，帮他打扫卫生太麻烦，所以，不喜欢给他玩这类的游戏。第三是本来想在游戏过程中渗透一些教育内容，可是宝宝专注力很差，一会儿一个花样，也不知道他到底想怎么玩，看着他在瞎玩，真心烦。第四是有的游戏太容易让宝宝兴奋，比如一些运动游戏，怕他得多动症，所以不能给宝宝玩。

对于以上观点，你是否也有同感？如果你的想法和以上所列举的想法有相似之处，你也一样可以发现自己的问题了。

如果你的想法和第一种类型相似，那么你可能是一位逃避困难的新妈妈。不要觉得很多能力随宝宝的成长自然就会拥有，宝宝很多优秀的能力和素质，是需要新妈妈帮助宝宝建立并完善的。宝宝小，但并不表示宝宝不需要教育和帮助，新妈妈需要知道的是：无论宝宝多大，你对宝宝的教育都是责无旁贷的，不要把你的责任推卸给任何人或任何机构。不要认为教育宝宝是一种"麻烦"，你试着去做做，就能发现宝宝是充满智慧的。

如果你的想法和第二种类型相似，那么你对宝宝的生活环境要求太高了。宝宝对周围事物的探索是没有干净、脏的区别的，我们要教会宝宝的是事物或玩具不干净的时候怎么处理，手或衣服被弄脏了怎么办，而不是限制宝宝的行动，这样会制约宝宝对事物的认知和探索水平。

如果你的想法和第三种类型相似，那么在这里要提醒你，陪宝宝玩，要有绝对的耐心，还要注意掌握引导宝宝参与游戏的方法。其次，我们教宝宝学会一些技巧或某一些动作，不能太过追求结果，而忽略了游戏给宝宝带来的快乐感受。所以，这类新妈妈需要的是如何让宝宝在玩的过程中感受快乐，然后才是掌握一定的动作、融进一定的教育指标和目的。

如果你的想法和第四种型相似，那么这里要明确地告诉你，只要游戏安排合理和科学，任何游戏都不会让宝宝得多动症。宝宝在运动型游戏中表现出特别的兴奋是正常的，这是宝宝身体发展的需要。新妈妈需要把握好的就是，在什么时段给宝宝玩游戏，每次玩多长的时间，而不是限制宝宝的需求。因为宝宝实在是太喜欢游戏啦！

宝宝为什么喜欢玩游戏？宝宝喜欢玩游戏是因为"我要玩"，而不是"要我玩"，游戏是宝宝主动、自发、自愿的活动，它不能有任何强迫、催促或限制。再次，宝宝参与游戏的目的主要是"玩"，在玩中获得"快乐"，

而不是游戏以外的东西。所以，无论宝宝参与何种活动，你不要首先就判断"活动有什么教育目的、会不会弄脏宝宝的衣服"等，才决定让不让宝宝参与，更不要因为考虑到活动目的就限制宝宝的活动手段或方式，因为这个目的是大人的而不是宝宝的，我们要尊重宝宝参与游戏的目的和原因。你应该在保证宝宝安全的情况下，考虑宝宝是否真的喜欢这个活动，在这个活动中他是否表现出兴趣高昂、心情愉快。

宝宝的身体运动能力和智力正处于发展中，那些能够让宝宝体验到掌握感和控制感的游戏或活动，能够让宝宝形成积极的学习意识、体验健康的生活方式，并且能够积极地参与到与他人的社会交往当中。相反，久坐不动的生活方式和充满压力的环境，会对宝宝的身心健康不利。宝宝只有通过各类形式的游戏，才会逐渐增强自己各方面的能力。所以在陪伴宝宝活动时，首先要求新妈妈不要给自己太多的压力，不要用所谓的书本的、测试的、专家的标准来要求宝宝达到什么程度。创设让宝宝感到快乐、轻松的环境和游戏是最重要的，这样你就不会觉得陪宝宝玩是"麻烦"的了。

在陪伴宝宝成长的过程中，新妈妈需要特别有耐心。你关注的不应该是教育效果是否"立竿见影"，更应该关注是否给予了宝宝快乐？只有在快乐中成长起来的宝宝才是"真正健康"的宝宝，拥有"真正的健康"，宝宝才能获得智力的发展……

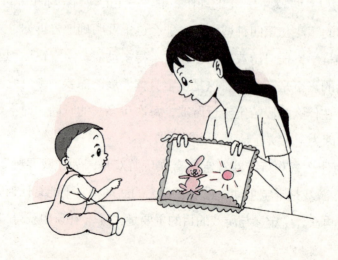

宝宝吃母乳妈妈最幸福

享受哺乳的时光，会让新妈妈油然而生一股神圣的舐犊之情，仿佛一下子回归到了原始的动物本能。有奶水给孩子吃，真是妈妈最幸福的事情！当吃奶的宝宝两只眼睛直直地看着妈妈，两只小手抱住妈妈的乳房，还边吃边有节奏地按压着。按一下，吸一下，一松一紧的，像个专家一样。吃到高兴的地方了，还会嗯啊嗯啊地和妈妈聊天。每当这个时候，新妈妈会感到这真是幸福的时刻。

月子里有的新妈妈的奶水不够吃，不过"催奶"的办法很多，而且都很有效。随着奶水越来越充足，宝宝也越来越大，越来越调皮。在感受幸福的同时，也会偶尔有点小曲折。比如有时奶水涨足了，被他猛地踢上一脚，或是膝盖顶一下的事情经常发生，可想而知会出现什么后果。

母乳喂养可以加快新妈妈产后恢复体形的速度。研究表明，哺乳能燃烧怀孕期间所储存的脂肪，增强子宫收缩、避孕，更快恢复和保持体形，也有利于降低乳腺癌的发生概率。

此外，母乳喂养经济、卫生而安全，不需要花钱买奶粉，喂养方便省事，好处看得见哦。

有关人员在研究中发现了一件很特别的事，即喂母乳的宝宝似乎特别乖。妈妈通过哺乳与宝宝肌肤相亲，增进母子之间的默契和感情，有利于宝宝的心理发育。想将宝宝教好需要做到两件事，即了解宝宝、帮助宝宝感觉舒适，而喂母乳正好符合这两项条件。

在宝宝出生后的头几个月，新妈妈与宝宝因喂母乳而产生的互动超过上千次，这使得新妈妈更了解宝宝的行为。在哺喂母乳时流进宝宝体内的不仅是乳汁，还有妈妈和宝宝之间浓浓的亲情。喂母乳的宝宝，不只获得

了营养，还学会了信任，以及因为信任带来的自在感受。新妈妈与宝宝因哺喂母乳而对彼此有更深的了解，双方也能有更好的表现。

听听老爸老妈的经验之谈

为了方便广大的80后新妈妈在教育宝宝中有所参考，我们收集并整理的部分育儿理论和方法，乍一看起来很简单，其实里面蕴涵着很多的科学理念，是很多有经验的老爸老妈们在思考和实践后的真知。下面我们就一一地向你介绍。

♀ 一是宝宝的饮食和生活护理。

注意比较均衡的配方即可，不需要十分精细。1岁以前的宝宝要保证奶量，1岁以后的宝宝要注意三餐。一天中的饮食做不到各类搭配均衡，那么，一周中的饮食搭配一下，都兼顾一下也是可以的，宝宝不会饿死自己。

宝宝吃饭一定要坐在餐椅子上吃，不吃就让他离开。

外出玩时不可能像在家中那样吃得放心，但也没必要太担心，在能力范围内稍微注意一下即可。例如选择一家干净的饭店。其他方面如菜中是不是有味精，菜是不是绿色食品等，就没必要太担心了。

对于宝宝补钙、补锌等诸多个方面的事情新妈妈要做到心中有数，不缺不补。应该让宝宝多晒太阳。

穿不讲究，不刻意，穿得多少和大人差不多就行，少一件比多一件要好。宝宝运动量大，玩时容易出汗，如果经风一吹就容易感冒，还不容易痊愈。宝宝流鼻涕了，就加一件衣服。判断冷热，摸一摸宝宝的后脖子就知道了。

要注意加强宝宝对抗寒冷的训练。不要动不动就给宝宝吃药。天冷的季节，不定期地给宝宝吃点维生素C，或者每天吃一点富含维生素C的水果。感冒症状轻的时候，比如只有流鼻涕，不需要刚开始就吃药，可以多灌水；感冒大多数是病毒性的，病毒没有特效药，很多时候都是大人自己为了得到心理安慰。感冒发热去医院的话，尽量要求验血。

一个人不可能不生病，所以在宝宝感冒的时候，不要惊慌失措，辩证地想，得一次感冒相当于打了一针预防针。

♀ 二是宝宝的生活环境和习惯。

宝宝不需要太聪明，太锋芒毕露，我觉得那不是好事，关键是良好习惯的培养。

不要轻易养成一个坏习惯，那样你会发现，纠正一个坏习惯的时间会是几倍于养成好习惯的时间。不要因为眼前的短暂利益妥协，随便就给宝宝引入新的不良习惯，例如因为宝宝不吃饭，就开电视让宝宝看，来达到多喂几口饭的目的。

环境很重要，自己要做得正。

尊重宝宝，大人要习惯换位思考。要注意保护宝宝的注意力和兴趣。

♀ 三是注重宝宝对玩的体验。

每天尽量保证能够陪伴宝宝玩耍一定的时间。

生活游戏化，游戏生活化；每天想办法让宝宝大笑狂笑若干次。

玩不怕脏，放手让宝宝玩，摸爬滚打，不头破血流就可以；不影响到自己的安危，不影响到他人的利益，就不要对宝宝的行为举止干涉太多。不是所有危险的东西都禁止宝宝走近。在可以控制的范围内，教给宝宝危险在哪里，怎么样才能避免。

尽量多地给宝宝自己体会的机会，不要直接告诉他结果，让他去摸索，去磕碰，去失败。常带宝宝去远行，去郊外，不惧怕风雨。争取每年都能到一次乡下，找不一样的感受，让宝宝充分地感受一下。

♀ 四是教育宝宝的技巧。

社会上有很多"早教"的方法，当不知道怎么做的时候，就不做，有所为有所不为，信奉宁缺毋滥，过犹不及。教育宝宝要循序渐进，不要想一口吃成个大胖子，一步一步地来。了解当前宝宝的特点，因材施教，不要拔苗助长。

不要过多地纠缠在自己育儿细节上的为什么和理论依据。做就做了，既成事实，没那么多的讲究。

不要把自己太当作宝宝的救世主，或者说是唯一的教导者。

教育宝宝时大人要说真话，当你发现有一些真话说出来效果可能会不好，那就注意说话的技巧，宁可说一半，说得外交辞令一些，也不要说瞎话。

说宝宝听得懂的话。习惯于讲道理的新妈妈要说得简洁明了，忌讳啰嗦。让宝宝对自己的东西有决定的权利。

明明知道这么做可能会引起宝宝强烈抗争，并且自己还可能妥协，那么就不要去干预宝宝。否则，最后结果只会更坏，不会更好。

教会宝宝学会等待。

教会宝宝对自己的行为负责。

教会宝宝付出和回报是双向的，学会感恩。

新妈妈要尽量陪着宝宝入睡。

在宝宝3岁以后，给宝宝引入每周零用钱的机制，要开始让他学会用有限的钱来办自己最想做的事，最后让他学会开源，学会节流。

表扬是阳光雨露，天天要有，但不能泛滥，避免宝宝过度依赖表扬从而失去自我评价的能力。表扬不要假大空，不能老是"你真聪明、你真棒"，要表扬宝宝具体的点滴进步，而不要随口跟他说："你是最棒的。"

你只需要一个70分的宝宝，所以，你也只要当一个70分的妈妈。不对自己严格的要求，马马虎虎过得去就可以了，你毕竟也是第一次当妈妈啊。

教会宝宝面对失败，我可以不服，但是我输得起，我可以选择放弃，也可以选择再次冲击，但你不能在对手面前大哭。

♀ **五是老爸老妈调教宝宝的绝招。**

零距离发号施令。妈妈正在厨房忙着准备午餐，听到宝宝扔玩具的声音，妈妈一手拿着炒勺，一手端着炒锅，随口喊开了："宝宝，把玩具收好了！"宝宝对妈妈的话丝毫没有在意，满腔热情地继续扔玩具，没事儿人似的从这个房间转到那个房间，公然藐视妈妈的权威，与妈妈对抗。

对此，新妈妈可以使用零距离发号施令的绝招了。妈妈最好走近宝宝，拉着宝宝的小手，蹲下身子，用柔和而坚定的眼神注视着宝宝，然后再向宝宝"发号施令"。一旦妈妈与宝宝保持零距离的平等接触，宝宝的注意力就会转移到妈妈的身上，妈妈的"号令"才会发挥作用，宝宝才会听从妈妈的旨意，将不听话的念头抛到九霄云外。

零压力正面交锋。宝宝利用妈妈清理脏衣服的空当，飞快地跑向浴盆，开开心心地玩起了泡泡。衣服鞋袜很快面目全非，像刚从水里捞出来似的。妈妈情急之下，嚷嚷起来："宝宝，看你把刚换的衣服弄湿了！"宝宝抬头看着妈妈。一只小手还在不停地拨弄浴盆里的泡泡。"你再玩呀！再玩呀！"妈妈更加生气了，冲着宝宝越发大声地嚷嚷起来。宝宝不知所措地看了看妈妈，把刚刚拿出的小手又怯怯地伸进了浴盆。

在这种情况下，新妈妈与宝宝交流时，一定要从正面出发，使用正面的语言平静而循循善诱地表达自己的要求。另外，妈妈在向宝宝表达自己的要求时，切记不要采取威胁的手段来压制宝宝，这样会给宝宝造成不必要的心理压力，让宝宝信以为真，或者进一步加重宝宝的逆反心理，出现适得其反的结果。

零疑问转移兴趣。宝宝一大早从起床开始就跟妈妈闹别扭。"宝宝现在就起床好不好？""不好，我还要睡觉。"妈妈好不容易将宝宝从热乎乎的被窝里拉出来，一大堆别的问题又接踵而至："我们今天穿这件衣服上幼儿园好吗？""不好，我要穿那件绿色的衣服。""我们吃过饭就去幼儿园好吗？""不好，我不去幼儿园，我要去动物园看小猴。""我们带着毛毛熊去幼儿园玩好吗？""不好，我要带大恐龙。"妈妈被宝宝折腾得满腔怒火，但是又不得不耐着性子一步步哄宝宝上道。

在这种情况下，新妈妈一定要用坚决的态度，不给宝宝任何拖延与寻找借口的机会。可以采取转移宝宝兴趣点的方法，来减少与宝宝之间的摩擦。如果宝宝的妈妈换一种方式说服宝宝："你今天穿那件红色的衣服去幼儿园，你的好朋友一定非常喜欢。""吃完饭赶紧去幼儿园，点点肯定早就在教室等着跟你玩呢。"相信宝宝一定会欣然同意妈妈的要求。

零忽视无机可乘。宝宝手里拿着一支蜡笔，正在墙壁上胡乱涂鸦。妈妈一抬头发现了宝宝的劣行，立刻过去试图阻止："宝宝，别在墙壁上画。"与此同时，妈妈的手机响了，那是好友发来的短信。妈妈连忙把手机抓起来，一边给好友回着短信，一边顾此失彼地抓着宝宝，想要阻止宝宝破坏环境的行为。宝宝立刻意识到有机可乘，同时也体会到这种"警察抓小偷游戏"的有趣之处，咯咯笑着满屋子跑着，这里画上一道，那里画上一道，玩着继续他的破坏活动。

值此"紧要关头"，新妈妈一定不能忽视宝宝的感受，而要十分专注地面对宝宝，看着宝宝的眼睛向宝宝提出要求。只有这样，宝宝才会觉得这个事情受到重视，他也才会因为无机可乘而重视妈妈的要求。

零唠叨配合行动。宝宝看动画片很长时间了，妈妈怕他看痛了眼睛，提醒他该关电视了。"不嘛，妈妈，我还想看一会儿。""不行，明天再看。""再看一会儿嘛。""赶快关，再不关眼睛要看坏了。""我眼睛不痛，我还想看。"宝宝不断地反抗，继续与妈妈磨着嘴皮子。

这时，新妈妈无可奈何了吗？不是的，新妈妈可以使用零唠叨配合行动的绝招。妈妈的唠叨，是滋养宝宝对妈妈指令无动于衷坏习惯的温床。宝宝控制自己的能力比较差，妈妈的提醒常常起不到应有的作用。长期这样下去，宝宝就会越来越顽劣，最终对妈妈的唠叨充耳不闻。行动高于一切，只有付诸行动，宝宝才会认为妈妈的指令确实有效。因此，当妈妈对宝宝提出要求时，在劝说的同时，最好配合相应的行动，雷厉风行地领着宝宝去做相应的事情，帮助宝宝及时将指令落实。只有这样，妈妈的话才不会在宝宝心目中显得无足轻重。

　　目前生育潮的主体由"80后"独生子女一代构成，新爸妈很多本身就是独生子女。独生子女群体独有的心理特点易使产后抑郁高发。从成长到结婚、怀孕、生育，她们几乎一直是家庭的中心，一旦生完孩子，一家人的中心一下子都转移到新出生的孩子身上，产妇多少会有失落的心理。

　　80后新妈妈如何调节产后心理呢？这部分内容将给你最好的答案，帮助你摆脱苦恼，快乐育儿。

幸"孕"妈妈产后
心理调节宝典

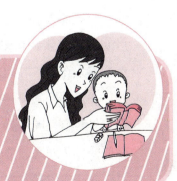

产后妇女是心理危机高发人群

一般来说，产后妇女的心理危机可分为三种：首先是产后郁闷，其发生概率约50%至70%，在产后3至6天发生，其主要症状是情绪不稳、失眠、暗自哭泣、郁闷、注意力不集中、焦虑等，持续时间约为一周左右。

其次，有些产妇会出现较为严重的症状，如郁郁寡欢、食欲不振、无精打采，甚至常常会无缘无故地流泪或对前途感觉毫无希望。更有甚者，她们会有罪恶感产生、失去生存欲望，这就是比较严重的产后抑郁症了。

最后就是患有产后精神病，其主要症状是出现沮丧的心情、幻觉、妄想、自杀或杀婴的精神病症状。这样的产妇，就已经严重患有"产后精神病"。

产后妇女心理危机高发人群是：

未满20周岁的产妇。

未婚的单亲妈妈。

收入少、经济状况差、居住条件差的产妇。

产妇本人出身于单亲家庭。

产妇本人在童年时期，因父母照顾不周而一直缺乏安全感。

产妇在怀孕期间，同丈夫关系不好或缺乏家人的关心。

产妇受教育程度不高。

孕前或怀孕期间，常出现情绪失控的现象。

可以深谈或依赖的家人或朋友很少。

怀孕或产后期间生活压力太大。

针对上述高危人群而言，体力精力的恢复是避免产后抑郁症的关键。护士和家人应帮助产妇认同母亲的角色，主动关心她们，消除产妇自认为无能的心态。产妇本人一定要勇敢地面现实，注意多进行自我调节，让自己保持乐观、积极的心态。只有这样，才能于宝宝、于自己、于家人以及工作都有利。

怎样预防和治疗产后抑郁症

据有关专家介绍，80后新妈妈已成为产后抑郁的高发人群，她们表示自己会感到无助、不想讲话、烦躁、失眠或者无所适从。事实上，产后抑郁症的发生率相当高，两到三成的孕产妇会出现产后不良情绪。

产后抑郁症是个发病率很高的疾病，究其原因，一是孕妇经历分娩之后，全家人都处于一种迎接新生命的激动中，产妇不再成为家庭兴趣焦点，容易被忽略；二是产妇出现心理波动时，容易被误解为是因宝宝性别与期待的落差、对宝宝体重过轻或过重的焦虑、家庭困难、婆媳不睦等；三是产妇因担心抑郁症需要治疗和吃药而使宝宝没人照顾，或家人不愿承认她患抑郁症这一事实等因素，也使产妇的抑郁情绪被淡化、被忽视。此外，"80后"群体独有的心理特点，也是造成产后抑郁的原因之一。

"80后"生育宝宝前后，心理落差会很大，另外工作与生育的冲突、抚养宝宝压力的增大、生宝宝伤口疼痛等原因，也是导致产后抑郁高发的几大因素。产妇分娩后都会发生哪些心理变化？对此，国际和平妇幼保健院相关专家解释说，妈妈们生产后，其心理会出现巨大的变化，这个变化相对于身体上的改变来说更是巨大。

一般来说，产后妇女心理的变化可分为三种：首先是产后郁闷，其发生概率百分之六十左右，在产后一周发生，其主要症状包括情绪不稳、失眠、暗自哭泣、郁闷、注意力不集中、焦虑等，持续时间为一周左右。

其次是有些产妇会出现较为严重的症状，如郁郁寡欢、食欲不振、无

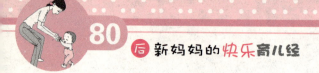

精打采，甚至会无缘无故地流泪或对前途感觉毫无希望，更有甚者会有罪恶感产生、失去生存欲望，这就是比较严重的产后抑郁症了。

再次就是产后精神病。有抑郁症的产妇，会出现沮丧的心情、幻觉、妄想、自杀或杀婴的精神病症状，此时产妇已经患有"产后精神病"。

那么，怎样预防和治疗产后抑郁症呢？

体力精力的恢复是避免产后抑郁症的关键。护士和家人应帮助产妇认同母亲的角色，主动关心她们，消除产妇自认为无能的心态。产妇本人要注意多休息，保证充足的睡眠；不要强迫自己做不想做的事，保持情绪稳定；多和亲人沟通，有助于排解心里的不快。

另外，产后抑郁完全可以预防。产妇本身要保持心情舒畅，对自身的心理变化要有意识地控制，切不可听之任之发展忧郁、愁闷。家人要营造一个温馨和睦的家庭氛围。特别是丈夫的体贴、关爱，对预防产后抑郁症极其重要。切忌只顾宝宝，把产妇晾在一边无人过问。

产后抑郁症患者的治疗方法很多，常用的有药物治疗、物理治疗、心理治疗、食疗法等。但产后抑郁症患者，担心药物的副作用，所以尽量避免使用药物治疗。

药物治疗。目前仍把三环类抗抑郁药作为治疗抑郁症的一线药。第二代非典型抗抑郁药为第二线药。各种三环类抗抑郁药疗效不相上下，临床可根据抑郁及镇静作用强弱、副作用和患者的耐受情况进行选择。

物理治疗。相对于药物相比，物理疗法具有无副作用、依赖性，疗效显著的特点。经颅微电流刺激这种物理疗法通过促进分泌具有镇静作用的内啡肽，能够使患者保持一种放松、舒适的精神状态，有利于更好地缓解之前消极、沮丧的情绪状态。另外，通过对患者脑电波的改善和各项生理指标的改善，起到对抑郁患者的躯体各项症状的改善作用。

电休克治疗。抑郁症患者应严防自伤和自杀，对自杀观念强烈者应用电休克可获得立竿见影的效果，待病情稳定后再用药物和巩固。

心理治疗。在本病的治疗中，心理治疗地位十分重要，但通常采用与药物治疗、物理治疗相结合的方法。

食疗法。产后忧郁与生理变化造成的营养失衡不无关联，如果锰、镁、铁、维生素B_6、维生素B_2等营养素摄取不足，就会影响精神状态。粗粮、全麦、麦芽、核桃、花生、马铃薯、大豆、葵花子、新鲜绿叶蔬菜、海产品、蘑菇及动物肝等食物，含有以上多种缓解紧张和忧虑的营养素。多吃一点吧，让它们帮助你找回快乐，远离产后忧郁。

产后睡眠的饮食健身调理

许多妇女在她们的孩子出生后第一年出现的被认为是产后抑郁症的症状可能只是缺乏睡眠的迹象。下面从饮食和健身保健两方面，介绍一些方法和注意事项，让新妈妈睡好。

一是饮食。饮食方面的科学调理，可以改善产后妇女的睡眠状况。具体如下：

色胺酸被人们称为天然的安眠药，它是大脑制造血清素的原料，能让人放松、愉悦，减缓神经活动而引发睡意。含色氨酸的食物有鱼、肉、奶类；豆类，如大豆、豆腐；坚果类，以葵花子、芝麻、南瓜子为首选；水果类中的香蕉是色胺酸含量最高的。

维生素B族中的维生素B_2、B_6、B_{12}、叶酸等，都能帮助睡眠。富含维生素B族的食物有全麦食品、猪肉、牛肉、牛奶、蛋类、花生、绿色蔬菜等。

含钙食物。钙有安定神经和助眠作用，如果钙质摄取不足，容易出现肌肉酸痛及失眠。含钙丰富的食物有牛奶、芝麻、豆类等。

银耳莲子红枣汤。用料为银耳15克，莲子、红枣各45克，冰糖适量。将银耳泡发后，去除蒂，撕小朵备用；将莲子及红枣洗净后，连同处理过的银耳加水，以大火煮沸，再以小火煮约20分钟，加入冰糖调味即可。此道菜品能消暑去热，养心去烦。银耳润肺养元气；莲子去心火，养心气，解烦助眠。产后食用可改善产妇睡眠，充足的睡眠是产妇身体尽快复原的保证。

二是瑜伽健身。做瑜伽能改变产后妈妈的睡眠。坚持每天做下面的瑜伽套餐，大约半个月，你的睡眠一定有很好的改善。这套健身操为"床上睡前体式操"，时间为20分钟，睡前一个小时练习。它有以下几种锻炼姿势：

八字下压式。疏通筋骨，缓解腿部、背部紧张，消除白天因站立时间过长而造成的腿部肌肉酸痛，增强脊椎血液流通，放松身体。

犁式。减轻腿部重量，放松脑神经，净化自己的思维，减轻外界压力，使你专注于自己的身体，抚平急躁的情绪。

小桥式。舒展胸、肩、腹，按摩胸部经络，调理胸部气息。释放紧张的情绪，给身体带入正面的气息。

三是睡前呼吸练习，时间为10分钟，睡前半个小时进行。呼吸疗法可以使交感神经和副交感神经之间达到良好的平衡。方法如下：

冥想呼吸放弃一切杂念，闭目冥想，以鼻观心，心观呼吸的简单方式放松自己的脑神经，尽量保持腹式呼吸，气息保持均匀细长。放松眉心、面颊、咽喉、肩膀，自然伸展后背。

完全放松式平躺在床上，放松每一块肌肉、骨骼。心无杂念，同时在心中默念：放松放松……脚趾放松，脚心放松，小腿放松……一直到头顶放松，让身体自然进入梦乡。

四是调整睡眠习惯，包括以下几项：

睡前40分钟可喝一杯热牛奶或温开水，有镇静催眠的作用。

睡前洗个热水澡，也是帮助睡眠的好方法。

睡前灯光也很重要，灯光可以调理人的情绪，营造睡眠环境。建议睡前把所有的灯都关掉，只保留一个壁灯或台灯，灯光最好为暖黄色。

睡前不吃甜食。甜食容易让人兴奋，睡前最好不要吃点心、巧克力，喝饮料。可以喝一点红酒或白粥，起到暖胃、暖身的作用。

睡姿与呼吸的调整。睡姿尽量保持体式的舒展，不要压胸部或过于含胸。最好用左鼻呼吸去感受呼吸的起伏，聆听内心的声音，放松脑神经，放松肩胛骨，放松腰、背，让自己处于休眠状态。

现在，就请产后有睡眠问题的新妈妈立即行动起来，启动你的健康快乐生活吧！

产褥期精神保健三原则

中医认为，异常的精神变化，不但是精神病的直接发病原因，而且往往是外感病与其他疾病的诱发原因。对于疾病来讲，良好的精神状态，有利于疾病的治疗与康复；恶劣的精神状态，常能促使疾病恶化，甚至是导致病人死亡的直接或间接的因素。因此，产妇在产褥期间保持精神卫生，心情愉快，至关重要。

由于外部环境和内分泌变化及相互作用的原因，产后容易发生精神障碍，在出现明显的精神障碍之前，常可见有情绪不稳、哭泣、焦虑、烦躁、不眠等前驱症状。数日后可出现多种多样的表现，如神经症状态，抑郁、躁狂状态，错乱、谵妄状态，精神分裂症状态等。因此，产后必须加强精神保健，主要措施如下：

♀ **原则之一：要避免刺激。**

对外界的刺激和蛊惑，要善于理智地通过调节自己的感情，如和喜怒，去忧悲，节思虑，防惊恐等方法，排除各种杂念，消除或减少不良情绪对心理和生理产生的影响。也就是说，产妇一定自己克制，清心寡欲，恬淡静养，忌嗔怒以养性，守清静以养心，寡思虑以养神，寡嗜欲以养精。

产妇的家属及亲友也要避免用刺激性语言，不使产妇烦恼动怒，忧愁悲伤。在七情刺激中，尤要注意因喜男恶女或喜女恶男对产妇的刺激。若产妇本身有喜恶男孩或女孩之心，亲人应多做劝解工作，使其心情舒畅。

♀ **原则之二：要清心寡欲。**

清心，是指思想清静；寡欲，是指欲望要少。中医学认为，思虑过度伤心脾，而致心血不足，血不养心则健忘、多梦、失眠；脾气受伤则食不甘味，形体瘦弱。如果产期内仍不忘其事业，过度思虑，则使产后气血损伤之体，伤之再伤。正如养生家尤乘所说："寡欲精神爽，思多气血衰。"

♀ **原则之三：要精神愉快。**

精神愉快对产妇尤其重要。科学家经过长期的观察发现，胜利者的伤口总是比失败者的伤口愈合得快；没有精神负担的病人，要比有精神压力的病人痊愈得快。妇女本多慈、恋、爱、憎、忧虑之心，常不能自拔。产后血虚，肝阳偏亢，血不养心，最易伤动七情，故在产期内必须保持精神愉快，无妄想、无牵挂、无烦恼、无悲哀、无恐惧。凡一切引动情怀的事情均宜避免，否则会因情志受伤而产生各种妇科疾病。

多多沟通排解心里不快

患有产后抑郁症的妇女常常需要家人和社会理解，丈夫的体贴和关心尤其重要。亲属要及时开导并排解产妇的忧虑，鼓励其经常到户外活动，并多与亲人、朋友交谈。

具体的方法是：

接受专业人员的护理。新妈妈在产后最初几个月如能得到助产士的悉心护理，其发生产后精神危机的可能性会大大降低。事实证明，接受护理的产妇心理状态更佳，发生抑郁症危险降低近一半，而且产妇更需要向助产士倾诉而不是进行体检。

创造安静舒适的环境。产妇经历阵痛、分娩，体力和精力消耗巨大，产后需要有充分的睡眠和休息。过度的困乏会直接影响产妇的情绪，而且产后是产妇精神状态最不稳定的时期，各种精神刺激都易被激发，尤其是敏感问题，比如产妇体型的恢复、养育孩子的经济负担等，应尽可能避免不要在产妇面前提及。

争取良好的家庭氛围。一个良好的家庭氛围，有利于建立多种和谐的亲情关系，家庭成员除了需要在生活上关心、体贴产妇外，还应有同情心，倾听产妇的倾诉，帮助她解决实际问题，使她从心理上树立信心，消除恐惧退缩的心境，感到自己在社会中、家庭中及家人心目中的地位。

帮助产妇认同母亲角色。初为人母，对如何喂养好自己的孩子以及如何正确理解他们的行为和气质，往往会感到十分困难。这时家人应主动与产妇交流，倾听她们的想法和感受，表现出同情心，主动关心她们，鼓励她们积极地锻炼身体，保持愉快的心情，教给她们护理孩子的知识和技能，消除产妇自认为无能的心态。 在家人的关怀和鼓励下，女性的产后恐惧症是能逐渐克服的。但若是恐惧情绪仍然无法缓解，家人最好劝说产妇接受心理辅导，以免负面情绪影响她们的身体健康。

专家建议产后抑郁症患者，应该将药物治疗与心理治疗相结合。心理治疗主要采用认知治疗法，即患者认识自己的疾病并配合治疗。

别让宝宝的哭声扰乱心·

刚出世的宝宝最伟大的创举就是哭。哭表达许多含义，如高兴、愤怒、饥饿、口渴、疼痛、恐惧等，哭是宝宝与父母亲交流的方式。年轻的母亲常常只要听见孩子哭心里就开始"打鼓"，每当宝宝哭声很大的时候，还可能感觉特别烦躁，甚至还有种想打宝宝的冲动。这使父母产生一种渴求：怎样理解宝宝的这种哭声语言呢？

一是生理需求的哭。生理需求的哭往往是以下原因造成的，尿布脏了或湿了、喝奶时间要到了，渴了、太热了或太冷了、太吵了、光线太亮了或是太暗了。宝宝这些基础生理需求的哭泣，是比较好解决的，只要满足宝宝的请求就可以了。

二是心理需求的哭。那些所谓"磨娘精"、难带的宝宝，往往是心理需求的哭。心理需求的哭声比较小，甚至会盯着大人或伸出双手，表现他只是想要抱抱，想要有人陪他玩。这时你只要逗着、哄着他玩就万事大吉了。当大人拥抱时，能让宝宝觉得满足与愉悦，所以父母应当在宝宝两岁前多抱抱他，让孩子感受到关爱，这对日后的情感发展有良好的作用。

三是病理状态的哭。假如宝宝哭声比平常尖锐而凄厉，或握拳、蹬腿、烦躁不安，不论如何抱也无法搞定，就可能是生病了，如肠胃道系统、呼吸道、皮肤方面、脑部、泌尿生殖系统、重金属和药物中毒、大人吸烟或吸毒等，都会引起宝宝的异常哭泣。

知子莫若母，与宝宝经常打交道的是母亲。因此，经常照料宝宝的母亲应当对宝宝传达的哭声信息最懂得。当宝宝哭时一定要弄清宝宝的哭是属于何种原因，如若属于生理或心理需求的哭泣，是正常的，要用关爱的态度安抚和满足他们。假如是疾病引起的哭泣，必须请医师诊治。

当小宝宝特别不乖时，新妈妈可以试试这几个方法：

抱着小宝宝轻轻摇动。

将小宝宝抱在胸前，靠在你的肩膀上，轻轻拍宝宝的后背，让空气排出体外。

从后面抱住小宝宝，让宝宝的肚子靠在你的手臂上。

轻轻按摩宝宝的肚子，或用轻柔的声音转移宝宝的注意力。

用背带背着宝宝到处走动，或将宝宝放在摇篮里。

人生有自己的季节。经过懵懂的少女时代，结婚、生子，一个女人拥有了大地般的宽厚和丰饶，她的人生也真正步入了最忙碌的时节。孩子的到来无疑增添了人生的丰富性和喜悦，但当产假结束，初生的小生命已经学会和这个世界交流，欣喜之余，未来的生活又重新摆在了新妈妈的面前。作为80后新妈妈，你将如何平衡宝宝与工作这个天平的两端呢？

孩子的出生对于众多初为人母的女性白领来说，是一个阶段的结束，也是一个非常的起点。天平的一边是孩子，另一边是工作，她们该如何去掂量和平衡呢？最重要的就是新妈妈重新选择职业时，要明确自己偏重哪一方面，是职业还是家庭，然后再做出决定。为此，在这部分内容里，我们给出了非常明智的对策和具体的方法，让你育儿和工作两不误。

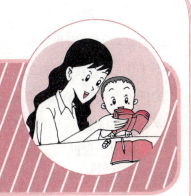

平衡宝宝与工作的天平两端

患了"产假后休克"怎么办

"产假后休克"，通常指女性休完产假重返职场时，由于自身因素和工作环境发生变化，短时间内不能适应工作，从而丧失自我价值感的应激状态。

导致"产假后休克"的原因主要有三个：

一是社会偏见。社会普遍认为刚生完小孩的女性全部心思都在孩子上，对工作不会那么尽责。在一项调查中，有三分之一的母亲说自己休完产假后，不再像以前那样被老板看重了。

二是专业知识更新。休产假期间，妈妈们很难随时更新专业知识，工作思维和方式停留在休假前。这样，休假的时间越久，与同事之间的差距越大。

三是自我角色转换和家庭因素。虽然已经上班了，但照顾孩子和干家务的责任大部分还在妈妈们身上。如果得不到家人的支持，自己又没做好角色转换的准备，就会严重影响工作效率。

一旦出现"产假后休克"，可以采取以下办法尽早"复苏"：

宽容对待岗位变化。妈妈们可以换一种角度来思考问题，比如长时间不工作后，自己原有的工作方式是否需要重新调整？企业是否正在进行新的任务，需要自己逐渐熟悉？放下架子，把自己当作新人，更有利于观察学习、尽快适应新环境。

懂得"求助"。请丈夫或者其他一切可利用的资源帮助自己，比如请小时工或者保姆照料孩子、做家务等等，通过分担角色，减轻自己的压力。

多和同事沟通。沟通一来可帮助自己了解单位变化并且尽早融入工作团体，二来能提供情感支持。所以，留一点空间给自己和朋友，暂时摆脱母亲的角色，重新体会自由的感觉。

孩子工作两不误的双赢之道

对于很多职场女性来说，晋级为"妈妈"既是一件让人兴奋的事情，又带来诸多的忧虑和困惑。刚刚生完孩子的新妈妈怎样寻找工作与孩子之间的平衡？当职场精英还是做称职母亲，新妈妈就像走在跷跷板上，怎样平衡才能两头兼顾？养育好孩子，维持一个幸福的家庭，又要努力干好工作，这大概是产假结束重返职场的新妈妈们都想实现的愿望，慢慢地，我们会发现这很难。但是，做妈妈又做职业女性，这中间一定有条路，使我们都能看到两边的风景。

有些女人既是职场成功人士，又是优秀孩子的母亲，凭着理性和智慧，在工作和孩子中找到了双赢之道。这条双赢之道就是：家庭、工作、孩子一个都不能少！

据心理咨询师介绍，在心理上，新妈妈和小宝宝最初分离确实是很痛苦的。不少新妈妈在产假结束上班一段时间后，都渐渐发现，很多时候并不是孩子离不开妈妈，而是妈妈离不开孩子。孩子是敏感的，他会体会到母亲的焦虑和恋恋不舍。于是妈妈每次上班的时候，孩子会哭得特别厉害，而过后妈妈往家里打电话就会发现，妈妈一走，孩子就没事了，又开心地玩起来了。新妈妈应该做的是尽量缩小而不是放大这种痛苦，需要新妈妈上班时是职员，下班后是妈妈。

对重返职场的妈妈来说，心理上的自我调试很重要，要用理智说服自己。如果根据自己的家庭情况和自身的发展要求必须工作，那么，自己就必须要狠狠心，让自己上班的时候就是一个职员，下班以后就是妈妈。做妈妈是生活中新增加的一个内容，那么，不要靠牺牲别的来给它让出空间，而是应该创造出一个更大的空间给它。

新妈妈们重返职场以后，自己的工作会驶入慢车道。我们必须接受这一现实，也需要给自己重新定位。因为孩子必定占据我们相当的时间和精力，如果我们对自己要求过高，势必会产生很大的焦虑，身体和心理上的压力都会过大，这无论对我们的家庭、我们自己还是我们的工作，都是很不利的。放松一些，对自己好一些，你可能会做得更好。

宽容对待岗位变化是妈妈们重回职场时首先要学会的功课。除了客观因素，社会普遍认为生完小孩的女性大多心思都在孩子身上，一般也不敢委以重任，这当然会让妈妈感到失落。但不妨换一种角度来思考问题，视人事变动为正常现象，放下架子，把自己当作新人，相信只要是金子总会发光的。这样更有利于学习，尽快适应新环境。

新妈妈不要认为自己年纪大了、脱离社会久了就缺乏竞争力，要重新调理好心态，认识到自己拥有其他年轻女性所不及的优势。

比如对孩子的牵挂、照顾在一定程度上使工作效率提高了，无论工作还是家务，处理起来更加麻利爽快，不知不觉让你变得比别人更加勤快。产后，身体和心理产生的变化提高了自己的敏感度，学会了考虑别人的感受，懂得换位思考，人际关系上升，自信也会随之回来，有了自信就喻示着整个工作过程会进行得很成功，促使自己倍加努力工作。

职场的妈妈要重新把自己当作学习者，学习、工作同时进行，不要把别人的提议看成是对自己的指责。事实上，孩子只要身体好，具备基本的心理素质就可以了。每个人都有自己的生活，不要把希望全部寄托在孩子身上。孩子只是生活的一部分。

学会转换思考角色，不要在上班时将心思放在孩子上，甚至在办公桌上摆满了孩子的照片，让同事觉得你因为家庭而屏蔽了工作状态，从而对你产生不满。新妈妈应该在公司集中精力做好自己的本值工作。下班了，就更不能把工作情绪释放到家里，要做到公私分明。

怎样才能保持快乐的心态

很多妈妈在重返职场后都对孩子怀着强烈的内疚感。一位妈妈说："刚休完产假上班时我觉得特别对不起自己的孩子，遇到出差或者出去玩的机会，我从来不去。即使有时加班，我也会找各种理由逃避，结果反而把自己搞得特别焦虑和疲惫。"

母亲有全职工作与否，不会影响孩子的身心健康，真正对孩子有影响的是母亲对工作的态度，是积极乐观的，还是很不情愿的，或是充满负罪感的，这些不同的态度会直接影响到孩子的成长。调查得出的结论是：那些乐观的、不为孩子过度担忧的女性，是称职的母亲和员工。

心理学家介绍，很多妈妈对孩子强烈的内疚感，某种程度上源于对自己与孩子亲密关系的担心。其实，只要你在上班之前真心地去爱孩子了，你和孩子之间就有了一个坚实的基础。而且，在重返职场后，你仍旧会关心孩子，养育他长大，你和孩子的关系会一直延续下去，随着时间的推移会更加牢固，增添更多的内容。

新妈妈还要认识到，随着孩子的成长，他会把越来越多的人编进他的人际关系网中，这是一个成长中正常的、必然的过程。如果你与孩子的关系过于紧密，反而会妨碍他的成长。所以，新妈妈需要不断调整自己与孩子之间的关系，无论对孩子还是对你自己，这一点都非常重要。最重要的是，要及时梳理不良情绪，遇到困难不要一味抱怨，要学会调整心态，缓解焦虑。另外，不妨多留些时间给自己，等宝贝睡觉了，舒心地享受一个热水浴，或听听音乐，对心情也会有帮助。

对于新妈妈来说，再长的产假也是短暂的。或许，过度焦虑和惧怕的心态会导致新妈妈的短视行为，在新妈妈面前出现的是一座高山，需要艰

平衡宝宝与工作的天平两端

难地开辟路径。不过，如果新妈妈能够后退一步，做个深呼吸，也许呈现在你面前的会是一片海洋，那就是用积极的心态去面对工作，面对选择，学会用正面情绪影响孩子，在每时每刻储存自己的内心能量……让工作的热情和母爱的涓涓细流自然而快乐地流淌。

如何解决孩子与工作间的矛盾

一是相信听到的所有事。解决方法是你要相信自己可以做得很好。

在孩子出生的最初几个星期，你恨不能从所有身边的人那里寻找建议，千万不要那样。但是即使你不那样做，身边的人也会想办法用各种方式向你提议。来自不同的人的意见往往有可能是相互矛盾的，比如一个熟人告诉你要和孩子睡在一起，但你最好的朋友却极力反对。你的表姐告诉你，孩子吮吸他的小手指是没有问题的，但儿科医生却告诉你要给他安慰奶嘴。甚至不同的专家给出的育儿建议都不同。你到底该听谁的？

要明白，决定权掌握在你的手里。如果你尊重每个人的意见，并严格执行，那么你就失去了创造生活的乐趣和原则。

朋友和亲属可以给你提供有用的育儿建议，但是记住：你和你丈夫的直觉就是最好的向导，你知道的比你想到的和做到的都多。

二是过高估计你的业余时间。解决方法是更好计划自己的时间。

无论你计划在有了孩子以后在家里呆多长时间，几个星期、几个月或者几年，你都不要觉得你在家里带孩子是在度长假。相反，自从有了孩子，你开始了新的工作，和一个更小的、经常哭闹的老板一起工作，她经常非常苛刻，即使在周末也不给你休息时间。在孩子小睡的时候，想把你们假期里拍的照片放在相册里，或者重新整理一下衣橱，都是不可能。现在的日子可不是你过去的生活加上了一个孩子，是完完全全的新生活。

你想等一切事情做完之后，和老朋友聚一聚，每天晚上可以做晚饭，但这一切都无法和你孩子的作息时间相吻合。最差的时候，可能是你的孩子整天都在不断地哭，最好的时候，是孩子醒了，要你照顾他，哭上半个小时，再要你抱着，睡上45分钟，然后再重复刚才的那个循环，就这样过上一天。

所以建议你每天给自己定一个现实的计划：给朋友打个电话、写三个谢谢你的纸条、整理床铺。一天结束的时候，当你把单子上的每一条计划划掉，你会觉得非常高兴。

三是把孩子当成生活的唯一。你应当适时地给予彼此更多的关注。

喂奶、换尿布、哄孩子睡觉、逗孩子开心，结束了这样一整天的辛苦之后，你可能最想和刚回家的丈夫说，你想一个人彻底地放松。可是他却告诉你，上班一天，回家很累了，刚躺下就呼呼睡去，甚至晚上仍然要你给孩子换尿布。

孩子小的时候，你感觉压力很大或者情绪忧郁，婚姻上出现一些小问题都是正常的。因为从无忧无虑的二人世界到养育孩子的转变过程，其实是对婚姻的最大挑战。但是你还是要把婚姻放在第一位。如果可能的话，雇一个保姆或者小时工，每周让你自己有一次你们两个人的约会日。你们可以谈谈孩子，也可以聊其他的事情。只要互相关注对方，并且成为习惯，就对婚姻很有帮助。

四是把自己放在最后。其实你本来应该给自己一点空间和时间的。

在孩子还是宝宝的时候，就记得每天给自己一点时间，喝一杯咖啡、看一会儿报纸，这半个小时会让你会觉得这一天很特别、感觉很好。

有了孩子以后，给自己一点时间和空间非常必要，当然不是要放任自己。找个时间在电话里和朋友聊个天，或者去上瑜珈课，找回本来的自己，别总觉得你自己是机械的、不快乐的。你越快乐，做父母就做得越好。

五是把丈夫当成育儿局外人。其实二人一个共担此任，共同学习，共同进步。

新爸爸和新妈妈一样，学习育儿都需要一个过程，所以不要把丈夫排除在外。他能找到带孩子的方法，你也许觉得孩子是你自己的事情，从一开始，你给孩子换尿布的速度就很快、给他洗澡时也很有条不紊。你的丈夫也需要找到这些技巧。因为一个人照顾新生儿，工作量实在太大了。

在他帮你的时候，你不要推辞、不要责备和不断地命令。有些妈妈希望丈夫帮助他们，又不愿意完全依靠丈夫。每次都要确定了孩子不会冷、他不会给孩子喂太多，不会在孩子吃过以后和孩子玩得太激烈、不会呕吐，才能真正信任和依靠丈夫。这完全没有必要，丈夫和你一起学习做父母，你会更轻松，你们也能互相学习，掌握更多的技巧。

六是遇到有事就紧张。解决的办法只有一个，这就是请你放轻松。

每个孩子都会遇到一些健康问题，有的可能还比较严重，让初为人母的你非常担心。即使是健康的孩子也会出现一些病症，比如，湿疹、咳嗽、疝气、腹泻等。其实你不用太担心，今天的社会，很多事情都是可以控制的。当你能面对这样的事实，就会觉得好一些，因为事情已经发生，而且不是你能够避免的。

作为新妈妈，你一定会很担心，因为你从来没有面对过这么重的责任，带孩子又需要非常实际的经验。如果你能在孩子还非常小的时候就放松自己，你就不会那么担心将来会发生什么你意想不到的事情。

七是将自己的孩子和别人的比。正确的态度是你应该认识到，每个孩子的发展都是不同的。

你的孩子睡整夜的觉吗？他会笑吗？他能试着坐起来吗？别把注意力都集中在他已经达到什么样的水平上，不要受别的父母这些问话的影响，因为那样你会觉得你的小宝贝总有些地方发展得比别人慢。

孩子的发展都有自己的规律，这时你要用一种平常的心态和放松的心情来对待。一个孩子爬得早并不代表他比别人发展得好，只是更多地说明他想追赶父母的脚步。

八是忙得牺牲了自己的休息。解决方法是尽可能地让自己得到足够的休息。

每个新妈妈都说白天孩子睡觉的时候她也想睡。但是经常有那么多事情要做，家里非常凌乱，要洗盘子，洗杯子，根本无法睡觉，直到自己筋疲力尽。

其实每天白天你都应该尽可能地打个盹，或者至少在周末睡个长觉。没有充足的休息，你很难在那些本应快乐的生命时光里体会快乐。当然，休息的时候你可能要少做很多事情，但是充分的休息比洗盘子、洗杯子更重要。

九是为孩子花太多的钱。事实证明，你应该合理计划适度开支。

所有人都会告诉你，孩子会改变你的生活。但是没有人告诉你，孩子会让你的钱袋日渐萎缩，你恨不能为孩子倾其所有，而且无怨无悔。就像你饿的时候会跑到食品店一样，购物对于新爸爸、新妈妈来讲好像可以不用算计。据估计，孩子第一年的尿布、衣服、食品、学步车等物品会花掉1万5千元左右。所以列一个表格会减少你的超额开支。找有经验的父母和你一起买东西，她也会告诉你什么是真正有用的，你也可以少上当。

别在孩子的衣服上太费心，因为孩子一晃就长大了。玩具也是一样，大多数宝宝更喜欢把同一件东西玩来玩去，甚至一个盒子就够她玩一阵子了。你不如把剩下来的钱用来让她上钢琴课或者上大学。

十是总觉得自己会记得孩子成长的所有过程。我们建议你最好通过日记、留影等保留记忆。

你觉得孩子成长的每一个阶段你都不会忘记。但遗憾的是随着时间的流逝，记忆会渐渐淡去。很快，孩子的童年就会过去，一个18个月大孩子的母亲看到一个新生儿的时候也会说，她已经忘记了她孩子那个时候是什么样子的，因为你关注的是她的现在。

有很多办法可以保留住孩子的成长纪录。记日记、拍照片、拍摄一些孩子每天简单的生活场景。很多年以后，你还可以重新体味今天的生活。

确立正确的家庭早教观念

宝宝在0至6岁这个阶段的发展，是从具体到抽象、从感性到理性的一个过程。在学习认字、数学这些抽象知识之前，宝宝需要有大量的直接经验，当具体的感知丰富到一定程度，宝宝自然而然会对抽象知识发生兴趣。为宝宝提供他真正需要的环境，满足和保护宝宝的好奇心和探索欲望，需要新妈妈首先确立科学的早教观。

那么，到底怎样做才是正确的早期教育呢？

♀ **第一，要让宝宝对自己的身体感到自信。**

对身体自信的前提是，要让感觉器官、大脑和运动系统充分地发展并达到协调。这是宝宝一生之中万事之初的重中之重，是所有其他方面得以发展的前提和保证。

要做到这一点，就要让宝宝充分地去感觉和探索他周围的真实世界，多感受、多探索、多运动、多做游戏，用嘴、用手、用身体的各个部位去体验，多玩、多爬、多跑跳……如果这个阶段宝宝的时间被用于在成人的引导下学习或是坐在屋子里看书、看电视，他将失去这个宝贵的发展机会，那么，今后弥补起来不仅耗费时间精力，也是非常困难的。

思想家、哲学家、教育家鲁道夫·斯坦纳认为，人的感觉里，除了我们都知道的触觉、听觉、视觉、味觉、嗅觉五种感觉之外，还包括平衡感、生命感、运动感、温暖感、语言感和思想感等等。

这些感觉是相互作用的，只有当各种感觉得到充分的发展，宝宝才能进入到复杂的、更高级的思维水平上，才会逐渐具备思考能力、洞察力、自我意识等这些高层次的能力。

宝宝的发展需要时间，我们必须等待而不是拔苗助长。宝宝的发展，不管是身体上的发育，还是语言、认知、社会行为等方面的发展，都需要时间。比如0至1岁宝宝的身体和大动作的发育，每个月龄都会有不同的发展，尽管每个宝宝不完全一样，但是都会有一个大致的发展时间表，而不像化肥催熟蔬菜一样可以一蹴而就的。

宝宝的其他方面也是一样，再比如认知的发展，宝宝在抽象学习之前，一定要具备大量对真实世界的直接经验，他才能理解并把抽象符号和实际事物联系到一起。否则，宝宝今后的学习就只是填鸭，毫无乐趣可言。

家长能够做的，是为宝宝提供他真正需要的环境。从硬件上说，这个环境应该是尽可能真实美好的，不是被书本、电视和抽象符号充斥的；从软件上说，这个环境应该是安全的、充满爱的、有规则的、尊重的、鼓励的和有帮助的氛围，而不是强迫的、生硬的、威胁的、训斥的甚至打骂的，更不能让宝宝做超越自身发展的事情，即使这件事从表面看来是被我们设计成让宝宝感到快乐的。同时，我们也要尽可能做到保护宝宝在自然发展中表现出的好奇心、探索精神、想象力和求知欲望等等，这里面就涉及经常讨论的"如何给宝宝自由"。

♀ **第二，要让宝宝具备健全的心理，具备人际交往的自信。**

人类是社会性的动物。4岁以后的宝宝，就会发自内心地想和其他小伙伴一起玩。如果宝宝没有建立起正常的心理状态和人际交往的自信，他将在社会交往中不断受挫，这会直接影响宝宝今后的人生状态。现在的社会，非常强调沟通和团队合作，所以，良好的沟通能力、心理素质和人际交往能力，比知识的学习更加重要。

健全心理的基础，是父母与宝宝建立良好的亲子关系，让宝宝充分感觉到爱、安全感、尊重和自由。长期受压抑、紧张或是被冷漠的宝宝，心理会发生扭曲。作为家长，我们需要学习和了解儿童心理的特性，理解宝宝各个时期的行为和表现。

宝宝的人际交往能力，也同样是需要时间去学习和掌握的，这个学习的过程，也要通过属于宝宝自己的游戏和活动来学习，而不是大人灌输给他。此外，在宝宝的学习中，需要向成人模仿，所以，我们对待宝宝的方式，也将是宝宝对待其他人的方式，为人父母的如果希望宝宝人际交往能力强，自己首先需要自我完善和成长。

此外，宝宝的人际交往的自信，还来自宝宝在和别人交流方面的经验，其中语言能力是最核心的。此外，还有交流的技巧、倾听能力、身体语言、情绪的表达等等。父母是宝宝最好的老师，父母平时要多和宝宝进行有效的沟通，这种沟通应该是平等的，而不是命令或是强迫的方式。尽管我们身边的教育环境还非常有待改进，但是毕竟家长的作用还是最主要的。最需要做的是，要让宝宝成为宝宝。

♀ **第三，不管什么年代，玩沙玩水玩泥巴，永远是宝宝们的最爱。**

现在的宝宝，对很多高级昂贵的玩具，只有一分钟的兴趣，可是一见到沙坑和水坑，都会忍不住要跳进去。如果家长不怕孩子弄脏，宝宝能在里面玩很长时间，而且百玩不厌。

其实宝宝玩沙玩水，就是一种发展感官的学习，简单的沙子和水，宝宝们却能有成百上千种玩法，还有什么比这更能发展他们的想象力和创造力的呢？

此外，还要让宝宝多爬多跑多跳多运动，不仅增强体质，更能增加平衡感和运动感，这将有利于宝宝今后高层次的感觉整合。有许多事实证明，运动多的宝宝思维会更活跃。

小宝宝都喜欢画画，让宝宝随意涂鸦，而不是教他学习绘画技巧，虽然宝宝画出来的可能只是一团乱麻，但是，那里有他的内心世界、他的想象。

大一点的宝宝，可以让他们帮助妈妈做家务。比如做饭做菜，从买菜、摘菜、洗菜、切菜到炒熟的过程，如果宝宝能够参与其中，他会明白，一件复杂的事情，需要按照程序和步骤来做，同时，也能明白一顿饭来之不易，会懂得珍惜。

有条件就带宝宝到野外去，让宝宝多亲近自然。观察树叶、捕捉昆虫，这远比书上抽象的内容更容易理解。如果让宝宝自己养个小动物，他就能够理解动物的生活习性和生长规律，这比他从书中或电视里看到的动物知识，要来得深刻得多。

总而言之，要遵循宝宝早期发展的自然规律，容许宝宝按照自己的步伐成长；多让宝宝接近大自然，给他一个真实的而不是书本中的世界。这样，宝宝的心智会更成熟更健康，有利于今后在学龄期开始的知识性学习。

80后新妈妈重返职场十条建议

新妈妈产后重新回到工作岗位，并不是重新开始上下班那么简单，可能会彷徨、失落，甚至害怕，一切都变了样。那么，新妈妈的胜算有多少呢？这里给打算重返职场的80后新妈妈一些建议：

第一条建议：为了保住职位而匆忙重返职场，容易出现心理压力与焦虑，因此新妈妈需要花时间去调适与适应。

第二条建议：离开职场太长时间，往往会造成信息、思维的落伍脱节。建议新妈妈保持与同事的联系，可以多了解新鲜信息。

第三条建议：态度决定工作效率，新妈妈最有可能遇到的尴尬事就是被替换，但只要保持了可以一切重来的心态，也能够无往不胜。

第四条建议：用转行来打开第二个职场之门。俗话说"职场跳高不跳远"，在转行之前，应该要思考新选择的行业，是否合适自己？是否有前途？是否能坚持？否则就会不断陷入找工作的尴尬。

第五条建议：把生活作息调适好后再回到职场。规律的生活有助于调整懒散的身体状态，这是值得新妈妈学习的一种方法，但一定要取得家人的支持与理解，才不会造成一些不必要的矛盾。

第六条建议：赢得老公的支持。这是一种聪明的做法，不仅能让老公体会到育儿的辛苦，还能让夫妻间的感情更稳固。

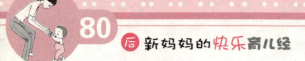
第七条建议：职场的第二次选择，应该以兴趣为出发点。把兴趣发展成职业，可以让妈妈更应付自如。比如在家开网店，和宝宝相处的时间也更多一些，可谓一举两得。

第八条建议：充充电，再上班。重返职场，迫切要做的是提前了解行业内的新动态，如找同事要一些资料和行业杂志，把自己的疑虑发到论坛上去，等等。有准备的人也会为自己加分不少，更能很快就融入到工作圈中。

第九条建议：身材恢复好再上场。减肥的日子是痛苦的，但也是值得的。因为工作付出了这些努力，也让你在未来更珍惜自己这份工作，业绩比生宝宝之前还要好很多。寻找到建立起让自己自信的方法，然后努力去达到，职场启动就变得轻松多了。

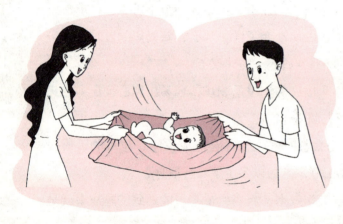

第十条建议：休整好职场旧伤以后再出发。把产假当作休整，可以让新妈妈对重返职场抱着积极态度，也会有更多克服难题的勇气。

新妈妈重返职场，总会遇到各种各样的问题，例如原来的职位已经被替代，跟不上职场节奏，家庭和工作之间难以兼顾。这都会让新手妈妈产生烦恼、焦虑的想法，甚至会造成一些妈妈的退缩，干脆在家专职带宝宝。但随着宝宝年纪增大，妈妈再次面临选择，在患得患失之中，极有可能让妈妈与自己的职场生涯一再擦身而过。

其实顺利返回职场并不难，只要保持良好的心态、积极的情绪，在遇到难题时，懂得寻求帮助和解决办法，加上取得家人的支持与理解，新妈妈的职场生涯一定会重新绽放出活力。

新妈妈对刚出生的宝宝充满了好奇，很想知道这个小东西出生后最初的发育是怎么样的，如他的体重是多少，身高是多少等。同时，新妈妈更想知道怎样喂养宝宝，诸如吃什么？吃多少？怎么吃？生病怎么办？等等。

新生儿和婴儿时期，是宝宝不停的生长发育的阶段。"生长"是指身体和器官形态的增长，"发育"是表示细胞、组织和器官、生理功能成熟的过程。生长和发育二者关系密切，不能截然分开。因而生长发育一词，包含着机体质和量两方面的动态变化。了解和掌握宝宝正常的生长发育规律，才有可能发现异常、寻找原因以便纠正或治疗，并设法促进正常生长和发育。

本书的这部分内容完全可以满足新妈妈的获取知识的急切心情，帮助新妈妈解决在喂养过程中面临的所有困惑，让新妈妈带着快乐和幸福的心情哺育自己的宝宝，让宝宝健康地成长。

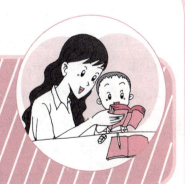

3个月前宝宝的哺乳及启蒙教育

哺乳前应该做哪些准备

做好哺喂母乳的准备工作，如同做好产前准备能让生产过程更顺利一样，可以让新妈妈在喂母乳时更得心应手。那么，哺乳前应该做好哪些准备呢？

♀ 第一，哺乳前的自我按摩。

由于怀孕激素会自动使乳房达到适合授乳的状态，因此大部分新妈妈并不需要做什么特别的准备。皮肤白嫩的妈妈，乳头比较敏感脆弱，可以试着每天有一段时间不穿胸罩，或者穿哺乳胸罩，但把罩杯放下来，让乳头露出和衣物轻轻摩擦。乳头和乳晕部分不要用肥皂洗，因为肥皂会使得皮肤干燥，造成乳头表皮龟裂。乳头附近的腺体会分泌天然的润滑物质，因此不需要擦乳液。你还可以请教那些给宝宝喂母乳的朋友，或者专业的授乳咨询人员，如何做乳房按摩。这种技巧有助于你熟悉自己的乳房，而且对于以后学习自己用手将奶水挤出也有帮助。

有些新妈妈的乳头扁平或凹陷，宝宝不容易含住，结果妈妈喂得乳头酸痛，宝宝也吃不饱。怎样才算是乳头扁平或凹陷呢？将拇指和食指放在乳晕外围两端，用力往下压，你的乳头应该是直立或更往外突。如果这时候乳头变得扁平或者往内缩，宝宝可能就不太容易含住。由于仅凭目视无法辨认乳头是否扁平或内缩，因此这项测试非常重要。有些乳头看起来很正常，但如果压住乳晕边缘，却会往内陷。因此在产前，你应该找懂得分辨与治疗乳头扁平和内缩的医护人员，帮你做产前乳头检查。

如果哪位新妈妈乳头扁平或凹陷，可以用下列方法：戴上乳房保护罩，即一种乳房罩杯，不是乳头保护罩。这种塑胶罩杯放在胸罩里，会轻轻压住乳晕，让乳头从特殊设计的开口往外突出。在怀孕最后几个月开始戴这种乳房保护罩，可以使乳头渐渐往外突出。

♀ **第二，寻求支持。**

多跟支持你喂母乳的朋友在一起，远离那些爱批评你养小孩方式的人。不同的人对宝宝的哺育问题有不同的见解。一旦宝宝发生任何问题，不论是腹绞痛、便秘、腹泻，还是半夜不睡觉，都会有人说："一定是你的奶水有问题。"这种信口开河的话，具有很大的杀伤力。而爱子心切的新妈妈很容易被影响，以为自己的奶水不好，当不了好妈妈。事实上，大部分的批评，可能都来自于从来没有喂过母乳的妈妈。多跟支持你的朋友在一起，能让你更有自信，确信自己做了正确的选择。

有的新妈妈知道母乳对宝宝最好，但她并不晓得喂母乳要付出多少的精力，尤其在头几周，感觉宝宝好像整天都要吸奶。对于新妈妈来说，如果没有可以学习的榜样或得不到家人的支持，想成功地喂母乳并不容易。准妈妈在产前3个月，就可以查询相关资讯，包括如何踏出正确的第一步、喂母乳对家庭的影响，以及让喂母乳更加顺利的诀窍。除了提供资讯外，母乳会也是认识其他新妈妈的好地方。等到宝宝出生后，这些新朋友都会成为彼此鼓励、打气的伙伴。看看别的妈妈是如何顺利地哺喂母乳，如何在喂母乳的过程中跟宝宝合作无间。

专业人士教新妈妈如何哺喂母乳，能帮你踏出正确的第一步，而且新妈妈认识的授乳专业人员，将来也可能会成为你个人的好朋友。

♀ **第三，咨询医生。**

大多数的新妈妈和宝宝都需要有人教，才能学会正确的授乳姿势与含住技巧。新妈妈不仅要积极给宝宝喂母乳，更重要的是，新妈妈要喜欢喂母乳。为此，咨询医生显得更为重要。

医院都会有相关专家为新妈妈提供授乳咨询。新妈妈帮宝宝选医生时，要让医生知道喂母乳在你全部的哺育方式中占有最优先的地位。你选的医生，不能只是把喂母乳挂在嘴上讲讲而已。宝宝出生后的头几个月，

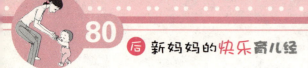

你要向医生咨询的有关喂食的问题会比任何问题都多。你几乎要把照料宝宝的事情托付给这位医生了，只有懂得如何给予宝宝最好营养的医生，才值得你信任，医生可以给你知识和技术上的支持。

新妈妈也可以在生产前跟专业的授乳咨询人员联络，以便在宝宝出生前24至48小时内，请授乳咨询人员实地教导你正确的授乳姿势与含住技巧。以下将针对这方面的问题做详细介绍。

开始时奶水什么时候会来

母亲真正的奶水通常在宝宝出生后2至5天内出现，取决的因素包括是不是第一胎、生产过程的疲惫程度、宝宝是否学会了含住技巧，以及宝宝吸奶的频率与效率等。在真正的奶水出现前，宝宝所吃到的都是初乳，初乳含有丰富的蛋白质、免疫因子，以及其他对新生儿有益的成分。初乳约会持续1周，然后渐渐从初乳转为真正的奶水。宝宝出生后10至14天，新妈妈的奶水就会变成成熟乳。

以下情形会让你的奶水来得更快、更舒适：

生产过程顺利；

母婴同室；

鼓励宝宝尽早开始吃奶，并增加吃奶次数；

除非有健康上的理由，否则不要给宝宝吃奶瓶，请教授乳专业人员；

有丈夫、亲朋好友、专业医护人员的支持。

事实上，喂母乳不是做数学习题，新妈妈们根本不需要计算宝宝一天内吸奶的次数。在开始喂母乳的头几周，宝宝吃奶的时间会很不规则，有时宝宝只吃一小会儿，有时却长达一个小时。宝宝常在吃奶时睡着，半个小时醒来后，又想继续吃奶。

在这方面新妈妈要记住：宝宝吃奶的频率比时间长短更能刺激泌乳激素的分泌。只要喂奶姿势与含住技巧正确，你的乳头并不会因为宝宝吸乳频率过高而疼痛。也许有人会建议你一开始让宝宝每个乳头吸3分钟，然后每次增加1分钟，直到宝宝每个乳头都吸10分钟，10分钟左右就够了。但是这个建议并不科学，新妈妈不要听这种建议。宝宝不会喜欢这种束手束脚的规定，有经验的哺乳妈妈也不会喜欢。

新妈妈可能得等宝宝吸吮两分钟后，乳房才开始有泌乳反应。慢吞吞的宝宝，吃完一餐的时间可能比较长，而狼吞虎咽的宝宝，则可能10分钟就吃完一个乳头。喂母乳几个月后，妈妈和宝宝便可以合作无间，许多宝宝在吸乳的前10分钟内就能获得所需的全部奶水，但大部分的宝宝还是会继续吸吮乳房。

在这方面新妈妈要记住：乳头疼痛是因为宝宝含住和吸吮技巧不正确，而不是宝宝吸吮得太久。如果宝宝采用不正确的吸吮或含住方式，就算只吸3分钟，也会造成妈妈的乳头疼痛。

实际一点说，宝宝在出生后4周到6周之间，可能每两个小时就要吃一次奶，然后开始逐渐减少吃奶的频率。刚开始几周，新妈妈和宝宝正在建立适当的乳汁供需量，所以在你的生活方式允许的范围内，尽量让宝宝想吃就吃，想吃多久就吃多久。一旦乳汁供需系统建立起来，你跟宝宝就会彼此喜欢并满意这个喂奶习惯。虽然有时为了安抚哭闹不安的宝宝，你可能会继续经常地、没有限制地喂母乳，但慢慢地宝宝就会接受其他的安慰方式了。

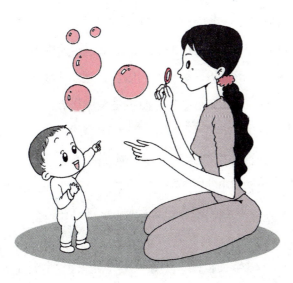

3个月前宝宝的身高和体重

伴随着清脆的哭声，你知道，你们的宝宝平安来到这个世界了。从此，应该是家有家宝，幸福满满。你是那么想亲亲宝宝的小脸，摸摸宝宝柔嫩的小手和小脚丫。你更想知道这个小东西出生后最初的发育是怎么样的，如他的体重是多少，身高是多少等。

一般来讲，宝宝出生后体重在前几周平均每周会增加115至200克，3个月男婴体重约是6.40千克，女婴体重约是6.24千克。在之后的6个月里，每个月平均会增加450至900克，从6个月到1岁大之间，则是每个月增加450克左右。在头6个月，宝宝每个月约会长高2.5厘米。

如果宝宝体重增加的速度正常，看起来十分健康，那么多半没问题。营养充足的宝宝的肌肉与骨骼上有很多脂肪，而营养不良的宝宝，如果你捏起他的一块皮肤，就会发现他的皮肤是松松的、有皱褶，这是因为营养不良的宝宝的皮肤和肌肉间的脂肪不足，所以没有其他宝宝的饱满外观与触感。

体重增加不足，看起来和摸起来又像上面描述一样的宝宝，在医学上被称之为"生长迟滞"。造成这种情况的原因是后乳不足，也就是说宝宝吃到很多稀薄、水状的前乳，却没有吃到高脂肪、高热量的后乳，通常跟泌乳量不足有关。简而言之，这些宝宝吃到的是脱脂母乳，而不是全脂母乳。

有些宝宝体重增加缓慢是正常的。他们通常属于瘦形体质的宝宝，用在长高上的热量比用在长胖上的多；还有些宝宝因父母体形原本就较小，受遗传因素的影响看起来也比较小，这也是正常的。这些宝宝跟生长迟滞宝宝不同，他们的大便次数正常，皮肤看起来也不会松垮垮、有皱褶。

宝宝时期身高以至整个机体的生长发育是连续不断的过程，但发展速度并不平衡，一般来说年龄越小体格生长越快，生后头半年尤其前3个月生长最快。3个月男婴身长约63.35厘米，女婴身长约为61.53厘米。后半年生长速度较慢，以后逐渐减慢，到青春期生长变快。

宝宝器官功能的逐步复杂化，使宝宝的心智变得越来越高级，聪明的大脑为他们一生的作为奠定了基础。宝宝功能的发育是个渐进的过程，如语言是由简单开始，以后渐说复杂的话；动作是从简单开始，而后复杂细致。各个器官组织的增长和功能的分化，都是由低级到高级，由简单到复杂，尤其高级神经活动的发展，更是如此。

刚出生的宝宝机体运动主要靠大脑中最原始的部分来调控，这一部分控制着神经反射，而且此处神经之间的网络联系已经牢固形成。随着时间的推移，宝宝的大脑皮质逐渐发育成熟，开始能够有意识地控制自己的活动，更清楚表达自己的思想。经过反复练习，神经之间的网络联系就建立起来了。宝宝的这种对身体控制力的发育是先从头部开始的，然后是手，再是脚，也就是说，是从近到远的离心性发育。

出生后第一至第四周的宝宝充满了神奇，当他躺在你怀里时，能找到妈妈的乳房吮奶；睡觉时，会无意识地把头偏向一侧，这样不仅能轻松呼吸，而且不会因为口水、食物的积聚而窒息，也会通过打喷嚏把分娩以前堵在鼻腔里的黏液排出。还喜欢吮吸小手儿，这种出生后的吸吮反射是他了解世界的基础，慢慢的他会弄明白嘴和舌头是怎么活动的。

宝宝还会经常把攥成小拳头的手放进嘴里，但是有意思的是，有时他会不小心放到脸上去。这些动作有助于宝宝肌肉、关节力量以及自身控制能力的发育。到4周左右，开始敲那些能发出声音的画或玩具。情绪激动时，会踢腿，安静时，则两腿自然弯曲，踝关节交义。

到出生后第五至第八周时，宝宝开始对自己的头部已经有一点控制能力了。躺着时，头也不再偏向一侧，在大人的帮助下能支起一小会儿。趴着时，能仰起大约45度。6周左右的时候，开始意识到怎样能使一些东西移动或者让它们发出声音。这时他用的还是胳膊或腿的力量，还不能控制自己的手指。但是对胳膊和腿的掌控能力每天都在提高，而且已经开始喜欢

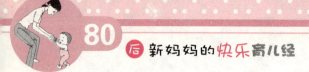

踢那些能发出声音的东西。

出生后第九至第十二周的宝宝，在躺着时不仅能踢腿，还可以把小脚儿扳到腰部，站着时也能独立支撑起头部一小会儿。还喜欢把所有东西都往嘴里送。此后，就能慢慢地完全抬头挺胸了。在这之后的两周左右，能在外力的支撑下独自坐上几分钟，紧攥的小拳头也开始打开，以后对手的控制会越来越精确。

有科学研究表明，宝宝在肚子里时就对自己是人类的一员有一种与生俱来的直觉，并和他们所接触到的人极为相似。宝宝的基因经过了几十万年的自然进化选择，在这一过程中，环境对他们的影响也非常大，因此，外在环境和基因共同影响着宝宝。

 最初3个月宝宝的认知能力

对刚出生的宝宝而言，这世界就仿佛是感观上的盛宴。他的嗅觉、听觉以及身体的触觉都相当敏感，但视觉仍有待进一步的发育。在最初的3个月里，宝宝所接触到的事物对他而言都无比新奇，随着大脑的发育和身体协调性的改善，慢慢地他会学着把见到的和听到的、感觉到的联系起来。但此时的宝宝还是完全依赖着他人，如果缺少某种感官的刺激，宝宝就不可能健康全面地成长。宝宝需要父母如此长时间哺养和照顾，这在所有的哺乳动物中是独一无二的。

♀ 第一，宝宝的交流。

尽管宝宝刚出生时还不知道自己是谁，但却通过声音和气味记住了你。他的需要得到满足时，就会心满意足，否则，就可能嗷嗷大哭。宝宝从出生的那天起就是交际高手，他会"诱使"父母或照看他的保姆进入他甜蜜的小世界，并希望得到他们的关注。他们天生具有这种强大的本领。

在第一至第四周，宝宝没有意识到自己出生后就已经是一个独立的人了，尤其是和母亲，他认为还像十月怀胎时那样是一体的，其实这只是宝宝的一种感觉而已。他希望得到所有需要的东西，却不知道很多时候你很难猜透他的心思。他也非常期望跟你呆在一起。由于宝宝的大脑主要经过丘脑的情感中心来处理所见所闻，因此往往带有很重的感情色彩。

宝宝的交流欲望非常强烈，非常喜欢别人能和他近距离地相处、交谈。到4周左右，听到你的声音时能想到你，或是看到奶瓶时想到该吃饭了。尽管还不能用肢体语言进行交流，但是总会通过一些其他方式，比如哭、神情紧张或放松让你明白。

在第五至第八周，宝宝对家人和来访的朋友们的问候方式已相当熟悉，比如，当你吻他或者其他人挠他痒痒时，他会对你们微笑。他还会记住哪些玩具是喜欢的，哪些玩具踢一踢就能发出声音。6周左右的时候，宝宝能发出生平的第一个元音："喔"或"啊"，而且跟大人们交谈时会更加兴奋。但是，此时的宝宝仍没意识的自己已是一个独立的人了。

到了第九至第十二周，宝宝会和熟悉的所有人玩，包括父母、兄弟姐妹以及保姆等等。只要他认为没有恶意，甚至会对任何人微笑。因为他知道对你微笑，你也会对他报以微笑，这会给他带来好心情。他还会时不时地来点小幽默，而且还会试着学你说话，并乐在其中。

♀ 第二，宝宝的视觉。

宝宝的世界和你看到的截然不同。最初的时候，宝宝的大脑是一张没有任何痕迹的"白纸"，外界的刺激会让大脑收到电信号，从而根据这些电信号得出外界的印象。宝宝非常热衷于探索这个未知的世界。

到3个月底的时候，眼睛以及大脑视觉中枢的发育已经能让宝宝看清这个世界。原先只能感应到光和模糊形状，如今已能看清楚物体，并且喜欢抓他认为是自己的东西。对色彩的辨别力也是在这段时间形成的。

在第一至第四周，宝宝在出生后，他能看清20至25厘米远处。这个距离正好能让他躺在你怀里吃奶，或是舒舒服服地休息时可以看清你的脸。

除此之外，他还能辨认出颜色和形状的变化，并且能够大致感觉出哪些是人类的活动。

宝宝大脑里一处特别的区域，让他对脸尤其痴迷。他会慢慢但是彻底地把你的脸部研究个透，从你的发际、眼睛、眉毛到嘴唇，并会深深地印在脑海里，而且这也是未来12周中让他最为感兴趣的东西。接着他会模仿你的说话语气、口形以及眼神等。

宝宝喜欢注意会动的物体，以及对比强烈或有影子的任何东西，或是黑色、白色、黄色，红色等有助于他视觉发育的东西。这些东西对宝宝的眼和脑是一种很好的练习，有助于他们区别不同事物。

在第五至第八周，宝宝能转动头部"跟踪"那些慢慢移动的物体。到了8周左右，他能排除另外一个移动物体的干扰，而把注意力集中在其他地方。从此时开始，宝宝就能控制自己的注意力了，之前对移动物体的反射性注意也将不再发生。

如果宝宝对你笑了，就会非常热切地期待着你的反应。他会仔细观察你脸部的细微变化，然后研究每个表情的含义。到8周左右，会伸手去抓看到的东西。如果抓到了，无论是出于偶然还是其他原因，对他而言都是一个巨大的进步，因为他已经靠自己的能力来探索这个世界了。在未来的几周，宝宝会不断练习抓这个动作，通过练习，眼和手的协调能力将越来越好。

在第九至第十二周，随着宝宝眼、头部和颈部的发育，视力会不断提高，尽管此时远不及成人的正常视力，但能比以前看得更远。两只眼也开始相互配合，如看到的景象传到视觉中枢并整合到一块，形成一种景象而无需通过头部转动来判断距离。这些都意味着宝宝的手眼配合得更加协调。到3个月底的时候，你会发现宝宝已经能够意识到家人的活动了，听到你靠近的声音时，他甚至还会回过头去看看你在哪儿。

第九至第十二周的宝宝对颜色的反应，更喜欢长波颜色，如红色、橘色和黄色，而对短波颜色如蓝色和绿色就不是很感兴趣。但是在他眼里，彩色总比灰色好看。然而宝宝的经验比色彩感知力更重要，因为他的视觉发育依赖于大量的外界刺激。

刚出生的宝宝对声音还处于迷茫状态。刚开始时，他根本不知道不同声音代表着什么意思，你的声音和各式各样的噪音一样，如关门声、汽车声、音乐、足球甚至敲他头的声音，对他来说没有任何区别。但是慢慢的，他就会发现声音从何而来，并排除一些噪音的干扰。到3个月底的时候，宝宝已经能对不同的说话语气和方式做出回应了，他还能模仿你说话。

在第一至第八周，他的听觉已经发育得相当完善。这个世界对他而言也不再是无声的，而是充斥着各种频率的声音，但是他可能只对父母的声音还有怀孕晚期听得多的音乐感到熟悉。

宝宝尤其对妈妈轻快的语调感兴趣。刚开始时，他只能找到位于面前的声源，并被它吸引。随着年龄的增长，妈妈和他的谈话会越来越多，有时是面对面的，有时是他躺在你怀里，这种从不同角度发出的声音对他来说是一种不错的听力练习。这样，到第2个月底时，他已经能开始注意来自旁边的声源了。但此时如果你在背后和他说话，他还是不知声音从哪儿来的。他会通过一些肢体动作如踢腿、扭动身体或哭来表示"抗议"，并希望能离你更近点儿，参与到你们的谈话中。

在第九至第十二周，一听到妈妈的声音，宝宝就会给你一个微笑，尽管此时他可能还没看见你在哪儿。宝宝还会陶醉于自己发出的各种声音中。他会把说话人的口形和听到的声音联系起来，比如，如果你把嘴噘成"〇"形，他就会和你一块发出"喔喔"声。这只是宝宝在语言学习进程中迈出的第一步。等到他发现宝宝车旁边的铃铛碰一下就能发出声音时，就会故意制造出这种声音。其实，宝宝通常最早到4个月底的时候才知道玩具会发声，有些则要到6个月底。

♀ **第四，宝宝的嗅觉和味觉。**

宝宝的嗅觉和味觉联系密切。如果没有这两种灵敏的感觉，宝宝接触到的将是一个到处都是模糊影像和奇怪噪音的世界。宝宝经常用小嘴儿去感知外界事物，他的小嘴儿比手和手指更灵敏。

在第一至第四周，宝宝的舌头和嘴唇发育较早，而且由于羊水的变化，在你体内时就已经体验了各种味道，如酸、甜、苦、咸，因此出生后，他不仅嗅觉灵敏，而且非常喜欢母亲初乳的芳香。出生后5天左右，宝宝就能识别出妈妈的体味，并且也是通过灵敏的嗅觉来认的。喜欢舒舒服服地躺在妈妈的怀里，妈妈的体味会给他一种安全感。相比之下，他对父亲的怀抱就没那么感兴趣了。

在第五至第八周，宝宝在嗅觉方面已经积累了相当丰富的经验了。这对他认人和事物起着重要的作用，对记忆发育亦是如此。你会发现当他闻到什么难闻的气味时就会把头转开，或对有诱人气味的地方流连忘返，那会儿你可能还没闻到这诱人气味呢。

在第九至第十二周这段时间里，宝宝的舌头发育非常快。会把玩具、小毯子等东西放到嘴里，然后用舌头、唇还有嘴等感官来判断质地以及味道。此时，消化系统还没有发育好，不能消化固体食物，因此记住不要给宝宝吃冰淇淋或你吃的食物。

♀ **第五，宝宝的触觉。**

有人认为，在几十万年以前，胎儿要在怀胎12个月之后才能出生。后来随着人类的进化，胎儿的头逐渐变大，不得不提前两个月出生才能挤过狭窄的骨盆。不管这一说法正确与否，宝宝需要你的爱抚和按摩却是毫无争议的。皮肤是从外胚层发育而来的，从同一组织发育而来的还有大脑和神经系统，因此，通过抚摸宝宝可以促进宝宝的大脑发育。

前3个月通常是怀抱期，拥抱的感觉对他而言非常重要。触摸对宝宝的正常发育是非常必要的，还可以保证你们之间的亲密接触。宝宝对抚摸反应敏感，不仅有助于身体发育，而且鼓励他信任你，加深你们之间的感情。这已不仅仅是安抚和刺激，通过接触宝宝，体表的细菌会进入你身体并产生抗体，抗体再通过母乳进入宝宝体内防止发生感染。

在第一至第四周，怀孕期间的子宫为胎儿提供了全方位的保护，到出生时，触觉是宝宝所有感觉中发育得最为完全的。第一至第四周的宝宝能感觉出你的爱抚、温暖舒适的小毯子以及给他带来愉快感觉的肌肤之间的接触。他会通过脸颊的触觉来寻找你的乳头，还会本能地通过手的触摸来了解你的身体。记住，即使是刚出生的宝宝也需要你的爱抚。

在第五至第八周，通过触觉宝宝能学到很多东西。会留心接触过到的东西的感觉，如你的肌肤、他的衣服、头发、小毯子，并把触觉和眼睛所见到的外观、形状、阴影联系起来，从而得出一个初步印象。下次再接触以前，他就会根据记忆中的印象来猜测大致是什么感觉。此外，宝宝还会有一个"抓紧反射"，即如果你把手指或玩具放在他的手掌心，他就会反射性地抓紧它。脚也是如此。这个反射是没有意识的，宝宝要等3个月后才可能开始有意识地抓东西。

在第九至第十二周，随着活动范围的扩大和经验的积累，宝宝会把手和皮肤接触到的、眼睛见到的和鼻子闻到的综合起来，得出一个整体印象，触觉在这个过程中发挥了很大作用。他还会开始摆弄自己的小手儿，并惊讶于自己能控制手指。

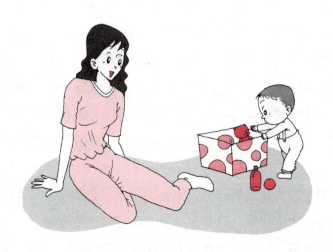

怎样抱着你的"小不点儿"

照顾刚出生的"小不点儿"会带给新妈妈惊奇、快乐，还有那种爱的幸福感觉，当然除此之外还会有迷惑和不解。然而，和其他所有新妈妈一样，你也很快就能学会怎么照顾宝宝。刚开始时，如果宝宝哭闹不停，查看一下尿布是否湿了，也许是你的最后一招，而且给宝宝洗澡可能也让你觉得很沮丧。但不久之后，当看着宝宝躺在你怀里，或者含着你的乳头吮奶，你会觉得非常自然，一点都不会觉得奇怪。照顾宝宝会成为你的习惯，几个星期过后，你和宝宝会越来越了解。

新妈妈可以有很多爱宝宝的表达方式，其中经常抱抱他是最常用的一项了，爱你的宝宝吗？那就多抱抱他吧。抱抱具有非常重要的意义，这就是培养宝宝的爱心。

刚出生的宝宝当然不可能具备人类的情绪，严格地说，所具有的只是动物的本能而已。说得极端一点，只有高兴与不高兴而已。心情好的时候能够安安静静的，一不高兴时，就会张开嘴，哇哇大哭。要培养宝宝人类的感情，必须有人将这些情绪加以传达，这就是养育者的任务。

抱抱的行为是包容宝宝身体的全部，抵挡外来的危险。对宝宝而言，自己身边有一个时刻保护者的存在时，一定从内心倍感安全，而且这个人就是妈妈。在他肚子饿了，或感觉不舒服时，马上能够解决问题，使他保持心情愉快。这个人一直有着同样的味道，一直用同样的声调对他谈话。

在日常生活中不断重复这些过程，宝宝的内心就会萌生出对人的爱，只要妈妈保持爱心与宝宝接触，这种爱心就一定能传达给宝宝。宝宝已经具有了这种感受的感觉。所以，那种以为"反正宝宝什么也不懂，跟他讲话也是对牛弹琴"的想法完全错误。不仅要时常抱宝宝，更要对他说话。只要是类似"哇，今天天气真棒！"、"好舒服哟！"的内容就可以了。在抱着宝宝时，请随时跟他说说话，宝宝虽然无法理解内容，但是，却在听谈话的节奏和旋律。重要的是妈妈要将自己的心情传达给他。

其实，宝宝之所以会认人，是因为与妈妈的感情亲密所致，由于对妈妈依赖的增强而表示出对其他人的抗拒反应。所以，当宝宝有开始认人的现象时，是代表着宝宝内心"依恋"的感情已经产生了。当然，有一些生活在大家庭中的宝宝不会发生认人的情形，因为在他对某个特定人物产生依恋以前，就有很多与其他人接触的机会。无论哪一种情况，都不会使母子关系受到影响。

可能有的人会担心多抱可能惯坏了宝宝，宝宝会不会整天吵着要抱着，而脱不了手，但其实完全没有担心的必要。等宝宝开始学走路时，抱的时间自然就减少了。即使到了三四岁，偶尔也要抱抱他，更何况是未满1岁的宝宝，新妈妈不必有这些顾虑，随时多抱抱宝宝。

如果不经常抱他的话，反而会发生各种问题。如果没有人抱他，宝宝会觉得"自己是个无人疼爱的小孩"。在这点上，大人和小孩都一样。如果自己心仪的人对你完全不加理睬的话，你又有什么感受？会逐渐失去对对方的信赖，会怀疑对方真的爱自己吗？也会因此感到不安。更何况对刚出生的宝宝而言，妈妈是他的整个世界，如果没有妈妈，他甚至无法生存。如果对他而言如此重要的人完全不理会他的话，他当然会情绪不稳定，进而发展为无法相信他人。这样的话，即使在长大以后也无法交朋友，无法适应团体生活，变成一个爱哭、垂头丧气的小孩。

即使宝宝本身有着多彩多姿的能力，如果无法保持情绪稳定，就无法发挥这些能力，因为他根本无法集中自己的注意力。这种情况对日后人格的形成也有很大的影响，千万不可掉以轻心。即使宝宝有着再优秀的能力，如果缺乏爱的教育，就无法发挥自己的能力。

宝宝期是建立人与人信赖关系基础的时期，如果无法使宝宝切身感受到被爱的话，他也无法去爱别人。为了培养宝宝的爱心，希望新妈妈能够带着自己的爱，紧紧地拥抱自己的宝宝。

那么，在照料宝宝的过程中，抱着宝宝外出时应该注意什么。

大多数当新妈妈的女性，在宝宝出生后的1个星期或更长时间内，会和宝宝在卧室里休整很长时间后再出门。有些母亲则在产后几个星期就带着宝宝四处串门，而有些母亲则要待在家里，等身体完全康复，再带着宝宝去看外面精彩的世界，每位妈妈都不一样。在家时，要把居室收拾得舒舒服服，外出时，带上你和宝宝可能需要的所有东西。

宝宝喜欢你用什么样的姿势抱他，可能每天甚至每个小时都不一样。有时他喜欢被抱得紧紧的，这样就能打瞌睡，或者趴在你胸前、躺在你胳膊上，这样能听得见你熟悉的心跳声，你走动时能感觉得到自己的移动。如果他想四处看看，你就把他放在肩上，这样他的耳朵靠近你的嘴，能清楚地听你说话，或者让他的背靠在你胸前。

新妈妈在学着照顾宝宝的过程中，宝宝能给你以指导。如果他吃饱了，就算是喜欢吃的东西也不会再要，这会儿他可能准备玩了。在出生后的一个星期，他可能喜欢躺在你胸前，但是到后来就不喜欢这样了，有时换个姿势就能使宝宝停止哭闹。

每当新妈妈把宝宝从地上举到肩膀上时，这段距离是宝宝身高的9倍或10倍。他会赖着你，不用花上多长时间，你们俩就能自由自在地相处了。要保护好他的头，这点很重要。和他弱小的身体相比，你的大手和胳膊能做他的坚强后盾。试着慢慢来，用一只手托着宝宝的头和脖子，另一只手托住他的背，然后轻轻地把他举到胸前。如果你是弯曲膝盖地把宝宝从地上举起来，就能减少宝宝举起的距离，以免拉伤你的背。当你把宝宝从肩上放下来时，直到宝宝安全"着陆"之后再松手。如果你想换个姿势，要告诉宝宝，他能从你的语气知道接下来要干什么，从而提前做好心理准备，更有安全感。

对于宝宝来说，不在你怀里时，最舒服的姿势是平躺着。这有助于他的脊柱发育，也能让他无所拘束地踢腿、扭动身体。这些动作不仅能锻炼身体力量，也能让他了解自己的身体。起初，他可能不喜欢一个人躺着。有些宝宝的确需要花上几天或者两个星期时间才能建立起自信，才能有足够的信心在脱离大人安全怀抱的情况下完全放松自己。

等宝宝安静下来之后，新妈妈应该挨着他坐，拿点好玩儿的东西逗他玩，或者让他好好"研究研究"你的脸，宝宝总是对爸爸妈妈的脸很感兴趣。此外，趴着是宝宝锻炼身体的一种很好的方式，趴着时抬头看的姿势，能增强颈部和肩部的力量。但是新爸新妈通常认为，趴着是不安全的，很少会让宝宝趴着，从而使宝宝没能锻炼到上半身，也没有机会学习爬。实际上，如果宝宝没有睡着，又有爸爸妈妈在身边看着，趴着一般不会有危险。此外，还可以试着让宝宝脸部朝下趴在你膝盖上，他不仅不会蒙住脸，还可以毫无拘束地活动下肢。

给宝宝穿脱衣服应注意什么

在宝宝出生以前，新妈妈比较关注的可能是宝宝衣服的数量、尺码和颜色，但是等宝宝出生以后，关注的焦点马上变成了怎么给宝宝穿衣服、脱衣服。一天下来，你得给宝宝穿衣服、脱衣服好几次。刚开始的时候，白天和晚上你不会给宝宝换不一样的衣服，两个月以后，到晚上睡觉的时候应该给宝宝换上睡衣，这样能帮他养成良好的睡眠习惯。

大多数宝宝都不喜欢脱衣服，一是因为脱下暖和的外套后就得接触冷空气，二是在脱衣服的时候，胳膊和腿很容易被挤压。因此，在脱衣服的时候，应该尽量减少脱衣给宝宝带来的不舒适。可以让宝宝仰卧在暖和的台面上，而且脱衣服的动作要轻柔、迅速。给宝宝脱衣服时，应先用拇指把衣服撑开，把手伸进衣服内撑着衣服，这样宝宝的脖子才能穿过。记住，一定要把衣服撑起来，不能盖在宝宝的脸上，并且要用手护住他的头，不能让衣服遮了他的前额和鼻子。此外，尽量使用前面开襟的外套，把外套敞开铺在台面上，让宝宝仰卧在上面，这时再系上或摁扣子就很容易了。穿袖子时，先把你自己的手从袖口穿进去，再拿起宝宝的小手儿，轻轻地带着他的小手儿穿过袖子。如果穿宝宝袍，系扣子要从上至下，这样不容易扣错。

保温是日常照料中非常重要的一项内容。胎儿在子宫内从来都不需要适应温度的变化，因为子宫内的温度较为恒定。出生后，宝宝会觉得身体的产热能力比较弱，而且如果没有穿足够暖的衣服，身体还会散失多余的热量。有些宝宝的脂肪储存量很少，对温度的变化尤其敏感。在宝宝出生的第一个月，要非常注意室内外温度的变化，不能让他吹冷风，也不能让他处于太热的环境下。大约四个星期之后，宝宝储存热量的能力有所提高，但是散热对他来说仍然不轻松。12周左右，或者体重高于5.4千克之前，会依赖你来调节自己的体温。

宝宝进入梦乡之后，要多关注他的体温变化。在他的体温升降之前，就要增减衣服，而不是等宝宝觉得太热了或太冷了才动手。新妈妈要注意，一进入温度较高的室内，就要给宝宝摘掉帽子，脱去外套和其他多余的衣物。晚上睡觉时不要使用儿童床床垫、枕头和羽绒被，也不要让床单被褥之类的东西盖住宝宝的头。外面太热时，不要把宝宝裹得严严实实，穿少一点会比较舒适。

太热时宝宝会以自己的方式告诉你，即他两颊通红、出汗，甚至还有可能哭闹。太热有时是由于密切的身体接触、室内温度过高、穿得太多或者盖得太多等多种原因引起的。可以通过减衣服，少盖一层毯子帮助降温，也可以把宝宝抱到室温低的房间内，但也要注意不能一下子降得太快。

天热时，给宝宝穿件汗衫就够了，尽量避免阳光的直射，待在凉快的地方，比如树阴下，也可以使用其他遮阳的工具。如果在车里，而车内温度又高，就让宝宝坐在凉快的地方，把车窗打开一点。挂一条湿毛巾或者一块湿布，即刻就能起到降温的作用。也可以用你的手掌或者书给宝宝扇一扇，或者用海绵或湿的棉花给宝宝轻轻擦拭身体，通过蒸发来降温。

如果宝宝觉得冷了，先抱抱他，你的体温很快就能使他暖和起来。但是加盖一条毯子却并不一定能起到同样好的效果。

宝宝出现以下表现，就可能是着凉了：即不正常的快速呼吸、哭闹，苍白的脸色、胸前和背后冰冷。不到3个月的宝宝颤抖机制还没有完全建立起来，即使冷了一般也不会颤抖。这也是宝宝冷了不能自己暖和过来的一个原因。颤抖能使身体的肌肉表层活动起来，从而提高身体的温度。宝宝觉得冷时，把他抱到暖和的环境下，通常就可以暖和过来。

宝宝冷到一定程度的时候，反倒会表现得很安静，因为已经没有多余的力气哭了，他可能静静地、一动不动地躺。但是如果你抱起或者把他抱到一个暖和的地方，吃点能使身体暖和起来的东西，他的反应还是很热烈的。如果冷到一定的程度而没能及时采取保暖措施，很可能伤害到宝宝的身体，甚至可能出现危险。万一真的出现这种情况，手和脚都会变成粉红色，神态懒散，反应迟钝，这是新生儿冻伤的表现，需要立即送往医院。

 ## 给宝宝换尿布切莫大意

很多新爸新妈在宝宝出世之前都没换过尿布。如果作为新妈妈的你也是这样，不用着急，要相信自己很快就能学会，而且还能熟练到即使宝宝的身体不安分地扭来扭去，或者坐在汽车后座上的时候，你也能又快又好地换上尿布。这就是母子之间让人称道的奇妙的默契！如果你能在宝宝出世之前，先花点时间学习怎么照顾宝宝，就会有一个很不错的开始，也会对自己更加有信心。

换尿布的次数主要取决于宝宝的饮食、皮肤的敏感度，以及消化功能。如果尿布让宝宝不舒服了，他会"告诉"你，而且不久之后他就会形成自己的日常习惯。

在宝宝出生后的前几个星期，建议每天换6至10次尿布，大约每隔3个小时换一次。如果不小心在尿布上弄上了粪便，应该马上换新的。宝宝可能要花上5分钟才可能排完大便，因此，不要以为换上干净尿布之后就万事大吉了，而是应该等他把大便排干净了。

除非尿布弄脏了，宝宝的皮肤过分敏感，或者得了尿布疹，否则没必要在睡觉时叫醒宝宝换尿布。你可以等到第二天早上再换。如果你想叫醒宝宝吃奶，或者宝宝醒来之后为了能让他更好地进入梦乡，也可以顺便把尿布换了。

换尿布用不了多长时间，等你熟练之后速度就更快了。宝宝嬉戏时应尽可能不用尿布，让他可以不受拘束地打闹，皮肤也可以直接和空气接触，这对患了尿布疹的宝宝尤为重要。要把换尿布需要用的东西放在你方便拿的地方，这样换起尿布来才能更加得心应手。

可以用棉织法兰绒被子或者毛巾来防止宝宝着凉，而不应该用塑料垫子。此外还要有一块备用尿布、一只尿布袋、一只触手可及的塑料袋或者一个广口箱、一些棉花和温度适宜的水。新生儿的皮肤非常敏感，因此，离家外出时或者清理宝宝的大便时，要用新生儿专用的湿纸巾。根据自己的需要，让宝宝躺在地板上或者宽而安全的台面上。如果让宝宝躺在地板上，你可以跪着清理脏物，也可以专门准备一个高度合适的桌面，这样操作起来更加方便。

如果是个女宝宝，清理脏物时要从前面往后面擦洗，以免引起尿道感染，因为女孩儿的阴道口在尿道口前面。如果是男孩儿，注意不要把阴茎包皮往后扯，换上干净的尿布后，要让阴茎处于自然的位置。否则，他会把尿液喷到你身上或者自己的脸上。如果你把他的阴茎朝上，尿液会从尿布上端漏出来。顺便提一下，新鲜的尿液是无毒的，不会伤到你和宝宝，但是换完尿布之后要洗手。如果宝宝最近刚刚接种了某种疫苗，洗手就更加重要了，因为在宝宝的粪便里可能带有活的病毒。

为了保护宝宝的皮肤，每次换完尿布之后，可以在尿布接触的皮肤上擦点杏仁油，葡萄子油或者金盏草霜。有些新妈妈习惯用起隔离作用的护肤霜来预防尿布疹，实际上，还是让皮肤能自由呼吸比较好。有些护肤霜会变潮，而有些则吸水性不好，这类护肤霜往往含有石油成分。

注意宝宝的排泄及健康状况

宝宝在出生以前，肠内充满了黏稠的、黑绿色的胎便。有些胎儿在子宫内时就会把胎便排出，而有些则要在出生后才会排出，但大多数新生儿会在出生后的48小时内开始第一次肠蠕动。如果宝宝出生48小时之后还没有开始排便，助产士就会建议你去看儿科医生，检查是否有肠梗阻。

母乳喂养的宝宝很快就会开始排便，大便的颜色从亮黄色到浅绿色，大便通常也比较稀，没有人造黄油那么稠，气味稍微比发馊的牛奶重。有时大便里混有黏液，尤其是当宝宝得了感冒时，有时大便会凝固。人工喂养宝宝的大便比较黏稠，颜色较深，气味也比较重。

有时换完尿布还不到两分钟，宝宝就又拉了，有时隔三四天才拉一次，如果宝宝身体健康，这两种情况都是正常的。母乳喂养的宝宝不定时排便的情况更常见。大约6个星期之后，他会养成每天定时排便的习惯。

如果好多天了都没有排便，或者拉出来的是硬结的大便，可能是便秘了。可以给宝宝喂点儿稀的食物来缓解便秘，如果不奏效，就带着宝宝去看医生。喂稀食物的方法是在消过毒的杯子里或者奶瓶里把奶粉稀释，然后加热到和体温接近的温度。

如果宝宝每次拉的都是稀软的大便，症状有点类似腹泻，注意把弄脏的尿布装在一个塑料袋子里，带给医生做检查，看是否有肠道感染。出现这种情况不用太担心，很快就能好起来的。但是，如果宝宝嗜睡、发热或者呕吐，就得马上去医院。

健康的宝宝排尿很频繁，如果在喂奶两小时之后发现宝宝的尿布还干着，就得注意了。宝宝不排尿的原因有两个，一是天气炎热，身体的需水量比平时多，二是发热，此时宝宝想喝多少水就让他喝多少水。如果过会儿排尿了，说明没问题。如果尿液颜色深而且浓缩，说明还需要喝更多的水。吸水效果好的尿布尽管能使宝宝的皮肤保持干燥，但也会带来另一个问题：需要取尿液做检查时，会因为尿液都已经被尿布吸干而很难采集样本。

出生不久的女孩儿阴道经常会排出白色黏液，有时还混有少量从阴道里出来的血迹，这是宝宝出生后，其体内来自母体的激素量减少的缘故，并不是身体出了问题。不管是男孩儿还是女孩儿，刚出生后的几个星期，尿布上会留下粉红色的污迹，看起来好像是混合的血迹和尿液。实际上，这些污迹不是血液，而是一类粉红色的称为尿酸盐的化合物。

3个月前的宝宝身体还很脆弱，免疫力低，容易感染病毒，患上婴宝宝常见的疾病。比如"空调病"、呼吸道感染等。

在高温夏季，室内的空调环境往往是门窗紧闭，空气不新鲜，氧气稀薄，特别是空间比较狭小的地方，宝宝可能患上"空调病"。因此，在气温较高时，可将温差调到6到7摄氏度左右，气温不太高时，可将温差调至3至5摄氏度；每4至6小时关闭空调，打开门窗，令空气流通10至20分钟；避免冷风直吹，特别是床等不宜放在空调机的风口处；在空调环境中，可给宝宝略增加衣物或用毛巾被盖住腹部和膝关节，因腹部和膝关节最易受冷刺激。

两个多月宝宝的呼吸道对寒冷耐受性非常差，寒冷来临，即使足不出户，也容易患呼吸道感染。因此，新妈妈要有意锻炼宝宝的耐寒能力，增强其呼吸道抵抗力，使宝宝安全度过肺炎高发的冬季。如继续户外活动，使宝宝接受更多的阳光照射。户外活动还可有效预防佝偻病，这比药物补充好得多。应该按时给宝宝洗澡，有条件的家庭最好每天给宝宝洗澡。

另外需要注意：满两个月的宝宝要服小儿麻痹糖丸。

洗澡时要护理宝宝娇嫩的皮肤

宝宝洗澡的频率取决于你个人的喜好，以及当日的具体情况。有些新妈妈认为应该天天洗澡，会在早上和晚上给宝宝洗澡；有些新妈妈则是每周只给宝宝洗一次澡，平时只是轻轻地擦洗身体。宝宝的清洁计划还取决于他自身的具体情况。如果宝宝不喜欢洗澡，那就尽可能地少洗，直到他开始喜欢水了再增加洗澡次数。

宝宝皮肤比成人细腻娇嫩，有着更多的感觉受体、气孔和脂肪腺，每平方厘米的毛囊也较成人多，这意味着宝宝皮肤的吸收能力比成人强。因此，护理宝宝娇嫩的皮肤时一定要格外小心，护肤品也要用最纯净温和的。

尽可能给宝宝穿棉制的衣服，不要穿尼龙的衣服，尼龙衣服会妨碍皮肤的自由呼吸，而且会阻断皮肤和从天然植物中提取出来的油、霜或者沐浴用品的接触。这些用品有保湿作用，能维持皮肤的自然清洁。而有些产品是从原油中提取出来的，会堵住皮肤的气孔。

如果宝宝喜欢水和洗澡，洗澡将会成为他一天当中非常美好的事情。也有的宝宝不喜欢洗澡，洗澡时会生气地尖叫、吵闹和踢腿。宝宝刚出生后的几个星期，除非不小心被乳汁、呕吐物、粪便弄脏身体，就没必要每天都洗澡。如果宝宝不喜欢洗澡，每次都应该尽可能快地给他洗完，即使只洗了一分钟也可以。等他慢慢地熟悉水之后，会喜欢在水里的感觉。

宝宝身体重要部位要保持清洁。每次换尿布时，都要擦干净肛门，还要用凉开水蘸湿棉布，轻轻地把他的小脸擦干净，然后再用另一块棉布把小嘴、鼻子、眼睛和耳朵擦干净。尤其要注意保持颈部的洁净，因为颈部的皱褶很容易堆积喂奶时滴落的乳汁和残留的呕吐物。还要擦干净其他可能堆积脏东西的地方，如腋窝、耳朵后面、大腿根部、手掌。不要去擦那些有自我清洁作用的部位，如鼻孔和外耳道，这些部位很容易弄伤。

在给宝宝洗澡时，不必专门准备一个浴缸。事实上，一些新爸新妈喜欢和宝宝共用家里的大浴缸。洗澡的时候你也可以带上宝宝，让他和你一块儿洗。首先要抱稳宝宝，然后把他慢慢地放到水里，让他感觉一下水接触皮肤的感觉。等宝宝放松下来之后，在你的帮助下可以让他在水里漂一会儿。

给宝宝洗头实际上并不难。用一只手掌托住他的背，手指托住他的头，另一只就可以洗了。等你熟练起来，和宝宝一块儿洗澡，对你俩来说将是一件非常放松和有满足感的事。你可以和宝宝亲密接触，和他一起嬉戏，而且还可以给他喂奶。等你俩都洗完之后，先把浴巾摊在一块平面上，把宝宝放在浴巾上包裹好，然后自己再从浴缸中出来，这样宝宝就不会着凉了。如果你家的浴缸足够大，你的丈夫也可以和你们一起洗，或者你们轮流和宝宝洗澡。

当然，也可以用一个大浴缸专门给宝宝洗澡。你半跪在浴缸边，然后轻柔地把宝宝放入水中。宝宝会喜欢在水里漂浮，也会喜欢水在皮肤表面滑过的感觉的，这将是他第一次尝试游泳。根据浴缸里的水深情况，也可以让宝宝"坐"在里面或者"站"在里面。毛巾、橡胶、浴缸座椅等辅助用具，能对宝宝起到一个很好的支撑作用，让新妈妈给宝宝洗澡时更加得心应手。

准备洗澡水时如果先放冷水，再加热水，很可能烫伤宝宝，因此，新妈妈要格外小心。洗澡水的水温应该是25到28摄氏度，而且洗澡之前为了防止宝宝感冒，还要先将浴室温度升到29摄氏度左右，因为在这个温度下，宝宝即使不穿衣服也不会感冒。洗澡的同时也要保持住水温，水温降低之后也可能使宝宝感冒，可以先用肘部或者温度计试试水温。如果你担心地面太滑，可以在浴缸底和浴室地面上铺上一层橡胶垫。

使用宝宝专用的浴缸，会减少你和宝宝亲密接触的机会，从而妨碍爸爸妈妈们找到初为人母的感觉，因此，没有必要给宝宝用专用的浴缸。如果一定要用，用之前请确保浴缸已经安置稳妥，或者已经把浴缸安置在了专用的底座上。可以的话，也可以把宝宝浴缸放在成人浴缸里。但是要想给宝宝彻彻底底、舒舒服服地洗个澡，还是用成人浴缸比较合适。

等你把浴缸准备好了之后，先给宝宝洗头，再洗身体。步骤是先给宝宝脱掉衣服，用一块棉布清洗一下皮肤上的尿布区，再用一块毛巾把他包裹起来，把他的胳膊也包裹在毛巾内，但头部要能自由活动。然后你可以跪在浴缸旁边，把他的头放在你的手掌上，用你的前臂托住他的身体，使他的小脚正好能从你肘关节的弯曲处往后伸，用空着的另外一只手慢慢轻柔地弄湿他的头发。你轻柔的动作往往能使宝宝对水产生良好的第一印象。洗完头之后，先用毛巾轻轻地擦干他的头发，然后把毛巾解开，开始洗身体。

给宝宝洗澡最轻松的姿势是，把他的头放在你的左前臂，把你的手放在他的胳膊下面，环抱着他的上身。如果宝宝能抓住你的手指头，并且能感觉到你的手在背后托住他，他会觉得很有安全感。

给宝宝洗澡时，要注意避免宝宝脐带残端感染。肚脐眼上用线缠着的那段短粗的棕色脐带，并没有神经分布，因此，宝宝不会感觉到疼，在他出生后的两个星期左右，通常都能自行愈合。护理这个特殊部位并不困难，最好的办法就是不用对它进行特殊照顾。即使洗澡时肚脐碰到水也没有关系。平时闻起来会有一点点的臭味，属于正常现象，因为皮肤表面的细菌是帮助脐带残端脱落的。

脐带发生感染的症状时有很重的臭味、表面潮湿或者有渗出。不要用手碰它，即使看起来好像快要脱落了，因为它会自行脱落的。必要时把尿

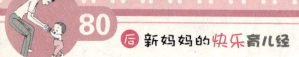
布的一端往内翻折一下，免得摩擦到肚脐，洗完澡之后，要把肚脐擦干。用不了多久，宝宝就会有一个非常完美的、漂亮的肚脐眼儿了。

新妈妈在保持宝宝的日常清洁时，宝宝指甲的修剪也是不可忽视的一项。宝宝的指甲可能很锋利，你可以给他戴上手套来防止他抓伤自己。但是戴了手套之后，宝宝就不能像不戴手套时那样"研究"自己的小手了，也不能吮吸自己的小手指头了，更不能感受小手和你的皮肤接触的那种亲密感了。

开始时，你可以用牙齿来修理他的小指甲。能否在不弄伤宝宝的前提下干好这活儿，取决于你舌头和嘴唇的灵敏度。等他的指甲开始变硬之后，可以用专门的宝宝剪刀给他修剪指甲，这种指甲刀形态小巧，而且两端是圆的。

宝宝日常护理的必需品

衣物。在宝宝出生以前，你不可能知道宝宝的身长是多少，而且2至4周以后，有些衣服就短了。有时一天之内你就得给他准备3套衣服。要选天然材料织的衣服，并要检查衣服是否合适，衣服的领口不能太紧，裤子要有弹性或者穿方便换尿布的开裆裤。所有的衣服和床单被褥在用之前都要先洗一遍。

新妈妈为宝宝准备的衣物有汗衫或者宝宝套装，包括短袖、不带裤腿的和天冷时准备长袖的；宝宝用长袖、长裤腿的长袍；夏天给宝宝准备太阳帽，冬天准备棉帽；天然材料织成的开襟衫，开襟衫比套头衫要方便；至少两条裤子和两件贴身衬衣，要男孩儿女孩儿都可以穿的那种；外套，冬天时准备防雪服；短袜，冬天时准备长筒靴；手套，可以防止宝宝用手抓脸；备用的围兜。

在带宝宝外出时，你需要带宝宝车，折叠式轻便宝宝车或轻便手推车；妈妈背包，可以有条理地放置宝宝和妈妈外出时的必备品；宝宝背带；安全座椅，要有舒适的把手，并能支撑宝宝头部。

玩具。对出生不久的宝宝来说，最好的玩具就是其他人的脸。他可能也喜欢看图片或者颜色对比明显的图案，如黑与白的对比。把这些图片放在宝宝床或者宝宝车的一侧，可以让宝宝清楚地看见。

出生不久的宝宝还会对能动的东西感兴趣，如移动的物体、树上的树叶、微风中轻轻摆动的窗帘，或者是在房间内嬉戏的其他宝宝们。而且还喜欢音乐，尤其是别人抱着他轻轻摇摆的时候。

宝宝卧室需要准备的用品，包括摇篮或者宝宝床，舒适温暖的床垫，和宝宝床配套的天然纤维床单和多孔毯子，宝宝室或者卧室的温度计。

护理宝宝的用具，包括高脚椅子、宝宝车和折叠式轻便宝宝车、宝宝背袋或者吊带，以及车内宝宝用的安全座椅等。买高脚椅子的时候要考虑清楚宝宝是现在用还是以后用。宝宝还小时，你需要一些夹子来保证其安全，等他大点了，安全带会比较合适。

有些高脚椅比较适合年龄大点的宝宝。高脚椅的高度设置有很多种，可以根据餐桌的高度和宝宝的不同需要进行调节。带有移动托盘的高脚椅适合年龄稍大的宝宝，这样他就能和爸爸妈妈共进晚餐。不管你选择哪种类型的高脚椅，椅子结实与否很重要。如果为了移动方便或者不至于在厨房里占太多空间，可以选择能和成人椅或者餐桌固定的高脚椅。

还有宝宝车和折叠式轻便宝宝车。如果家里有足够的空间，可以把宝宝车放在房间里、院子里或者花园里哄宝宝睡觉。当然，你也可以推着宝宝车带宝宝散步。大多数宝宝车都是可调节的，宝宝既可以把它当作宝宝床，舒服地在里面睡觉，等学会了坐之后，还可以变换成推车，让宝宝坐在里面。有些宝宝车可以变换成适合宝宝12周以后用的折叠式宝宝车。此外，还有一种多功能的宝宝用车，既可以当作宝宝车和折叠式宝宝车，还可以作为支撑车辆座椅的底座。如果你考虑买一辆二手宝宝车，买之前一

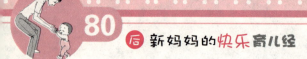
定要仔细检查车子的前轮是否灵活，稳定性如何，还要为车配备一张新的底垫。

不管是买新车还是二手车，选车时都要注意是否方便折叠和移动，自己重新卸装的难度如何？车身会不会太沉？大小是否适合你家的车？能否进出家门？刹车是否灵敏？手柄的高度是否合适？车罩拆洗是否方便？是否附带有防雨篷和遮阳伞？有没有防蚊网？宝宝多久才能适应这辆车？有的车对3个月大的宝宝来说，可能太小了；有的车能变成折叠式宝宝车，可以用4年。是否附带有宝宝学步安全带？可以让学步的宝宝不出现危险？如果没有安全带，宝宝会从车里掉出来。能不能摇摆或者悬挂？能摇摆或上下弹跳的宝宝车可以帮宝宝进入梦乡。有储物袋吗？有购物箱吗？如果有，是否会影响你推车？

宝宝背袋或者吊带是必不可缺的。不管你带宝宝出门还是在家做家务，如果你不能把宝宝扔在一边，用宝宝背袋或者吊带是把宝宝带在身边的最好方式。他能紧挨着你，闻到你身上的气味，听得到你的心跳，感觉到你的走动，就像在你肚子里时一样。这样还能增强宝宝的肌力，促进他的脊柱发育，对你也有好处，它能刺激你椎骨中钙的沉积，从而减低你将来得骨质疏松症的概率。等宝宝大点之后，如8周或10周后能自己控制头的时候，当你用宝宝袋带着他散步的时候，他还可以欣赏路边的风景，因此，可以考虑买一个开口朝前的宝宝背袋。

选购宝宝背袋时要注意检查肩带是否是宽肩带，即使你长时间背宝宝，或者当宝宝变重以后，宽肩带也不会给你的肩膀很大的压力。有没有支撑宝宝头部的设计？能否朝前使用？你的丈夫背起来是否方便、合适？宝宝的安全带系起来是否方便？比如当你们在车上或者要在拥挤的街道上停车的时候？夹子扣起来是否方便？有些宝宝背袋后面的夹子不能单手扣上。宝宝袋的大小能否调节？夏天时你可能用来背刚出生的宝宝，而到了冬天宝宝不仅长大了许多，而且还会穿上厚厚的防雪服，如果大小不能调节，能用的时间很短。

车内宝宝用的安全座椅是开私家车的新妈妈必须考虑进来的一项，因为不管你什么时候驾车带宝宝出门，也不管出门时间长短，你都要带上安全座椅。如果车的气囊设置在前排座位，那么，宝宝用的安全座椅就要放在后排，因为在交通事故中，气囊可能导致严重的人员伤亡。

有些安全座椅是半固定在车内的，安全带从座椅后面穿过，有些座椅则是不固定的，你要先让宝宝在座椅内坐好了，再把座椅移动到车内放稳、扣紧。如果你不想把座椅移来移去，半固定座椅会比较适合。如果你选择不固定的安全座椅，就要注意安全座椅只能在车内使用。因为它是乘车的时候专门用来确保宝宝安全的，而不能给宝宝起到一个很好的支撑作用。宝宝后背的肌张力只有在你抱着他，用吊带背，或者让他平躺着的时候才能受到刺激，正常发育起来。所以如果平时滥用安全座椅，时间长了会影响宝宝的身体发育。

除了安全座椅之外，还需要车窗的遮阳伞，在风挡玻璃上安置后望镜，来照看坐在后座安全座椅上的宝宝。

选购安全座椅时，需要注意座椅要有安全标志；买二手的车辆座椅时，注意检查车罩下面和车身后面，看是否有开裂的地方？要注意金属和暗色塑料等装置，因为不管汽车在太阳底下停放多长时间，这些地方都最容易变热；检查安全带是否合适？系起来是否方便？能否把座椅从车上移动？有没有可以支撑头部的靠垫？如果有，宝宝坐起来会更舒服；是否所有的罩子都可以拆洗？这辆座椅能用多久？座椅能否和宝宝车的底座一起使用？对你是否合适？

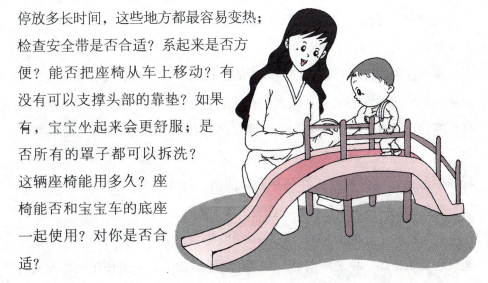

乳头疼痛和宝宝咬痛怎么办

新妈妈一发现有乳头疼痛的迹象，应该立刻检查喂奶姿势与宝宝含住技巧是否有误，看看是不是宝宝在对乳头而非乳晕施压。尤其要确定宝宝的嘴是否张得够大，而且双唇都往外翻，特别是下嘴唇。

有的时候，新妈妈很难看到宝宝的下嘴唇是否往外翻。你可以请有喂母乳经验的妈妈帮你观察宝宝的含住技巧，并依前面描述的技巧，让宝宝的下嘴唇往外翻。如果你马上觉得乳头不那么痛了，那么问题可能就在于宝宝含得太紧。此外，也可以改变宝宝的角度，并让宝宝先吸不痛的那边乳房。

为了防止乳头疼痛，新妈妈应该保持乳头干爽，也就是乳头不在"使用中"时，表面应保持干爽。你可以使用没有塑胶衬里的干净防溢乳垫，替细嫩的皮肤隔绝湿气。在戴回乳罩前，先用软布轻轻将湿气吸干。以前有人建议，让乳头风干、晒太阳，或用吹风机快速吹干，但对某些女性来说，快速风干反而可能会破坏皮肤柔软跟弹性所需的水分平衡，使细嫩的乳头龟裂。

许多女性的乳头在适应宝宝吸吮的过程中，会经历一段触痛过渡期。如果你觉到这种乳头触痛，那么你应该检查宝宝的含住技巧是否正确。此外，喂奶后可以自己按摩乳头，以促进血液的循环。乳汁就是最好的按摩霜。此外，乳晕上有许多小小的隆起，是能分泌具清洁与润滑功能的液体物质的腺体，能保护乳头并保持乳头清洁。因此，应避免用肥皂清洗乳头，以免洗去自然的油分，导致乳头干燥、龟裂。

有些皮肤干燥的新妈妈，就算喂奶姿势与宝宝含住技巧都正确，也可能会有乳头干燥、龟裂的情形。如果出现这种情形，不要使用润滑油或乳液，就算是医院给的也不要用，因为这些东西在喂奶前都得洗掉。在用乳汁按摩无效后，你可以用医生推荐采取的措施来促进伤口的愈合，而且哺乳前也不需洗掉。

如果上述方法仍不能阻止乳头越来越痛、龟裂或裂伤，就需要授乳咨询人员的协助，教你如何改善喂奶技巧或宝宝的吸吮方式，并在问题解决前，教你如何喂宝宝。

很多宝宝都喜欢通过吸吮的方式来寻求安慰，而不只是把肚子吃饱。再也没有比妈妈更好的安抚者了，她的乳房可以让心烦气躁的宝宝安静地睡着。不过事实上新妈妈也需要休息，但在宝宝学习正确吸吮乳头的前几周，新妈妈最好不要使用安抚奶嘴。等到宝宝学会吸吮，不必担心有乳头混淆时，就可以用奶嘴来拯救疲倦的妈妈，并满足贪得无厌的宝宝。

宝宝咬乳头时，新妈妈的自然反应通常是把宝宝从乳房拉开。这不能怪妈妈反应激烈，尤其是当宝宝咬得很用力时。可是有些宝宝会因为妈妈突如其来的剧烈反应，连着几天不愿意吃奶。事实上，宝宝在学习使用牙齿的过程中，有这种让妈妈受不了的轻咬动作是正常的，而且这种情形会逐渐减少。

当新妈妈感觉到宝宝的牙齿要咬乳头时，大吼大叫并非最佳办法，你可以将宝宝抱近乳房，而宝宝为了要把嘴张开并让鼻子有呼吸的空间，自然会把牙齿松开，不要硬把乳头从宝宝合紧的牙齿中拉出来。每次宝宝一咬人，你就把他往内抱紧，几次之后，宝宝就会知道咬妈妈会让他自己不舒服，他就不会再做这种动作。你可以对宝宝说不可以，因为宝宝需要知道他咬人时会出现一些负面的反应，不过不要吓着他。

新妈妈可以将宝宝为何咬人、何时咬人一一记录下来。如果宝宝是在喂完奶后开始嚼牙，你就应该在他有机会咬你时停止喂奶。长牙会让宝宝有嚼牙的冲动。在冰箱里放一点给长牙宝宝用的玩具，比如冰冻的香蕉、冷毛巾，让宝宝在喂奶前或喂完奶后咬。这些技巧再加上"哎哟，你把妈妈弄痛了！"有助于宝宝学习喝奶的方式，并保护妈妈的乳房不再被咬。

怎样知道宝宝吃奶够不够

新妈妈在宝宝开始吃奶一两个月后，她的直觉就会告诉她宝宝是否吃够了。吃饱了的宝宝感觉起来、看起来都会比较重。不过在头几周，可能不太容易判别，尤其是对新妈妈来说。

以下是在头几周，可以用来判断宝宝是否获得足够奶水的迹象。

首先是尿布的变化。在开始吃奶3天后，宝宝若是获得充足的奶水，通常每天至少会尿湿4至8片尿布。足够数量的湿尿布等于告诉你，宝宝没有脱水。

其次是宝宝大便的变化，宝宝大便的变化也能透露出宝宝吃奶水够不够。在头几周，宝宝的大便应该从黏黏的黑色，转为绿色，再转为棕色；等到浓稠的后乳出现了，宝宝的大便会变得较黄。一旦宝宝的大便变成黄色、一粒粒的，就表示宝宝吃到了足够的高热量后乳。一两个月大的宝宝，如果吃到足够的高热量奶水，每天通常至少会有两三次黄色、粒状的大便。由于母乳有天然的通便效果，有些吃母乳的宝宝甚至在每次吃奶时或吃奶后就会大便。

最后是新妈妈对乳房的感觉。在喂奶前，你可能会觉得乳房肿胀，而喂奶后胀满感减轻，或者在两次喂奶间有乳汁漏出，这些都是乳汁量与授乳量足够的迹象。

宝宝吸吮的方式与满足的程度，是奶吃得够不够的另一个指标。如果你觉得宝宝吸吮得很起劲，听到他吞咽的声音，感觉到自己的乳房在泌乳，看到宝宝满足地进入梦乡，那么十之八九就是宝宝获得了足够的奶水。

怎样才能增加奶水量

大多数新妈妈泌乳延迟都是以下几个原因中的一个或数个造成的，诸如喂奶姿势与含住技巧不正确，母亲与宝宝间的和谐关系受到干扰，家务繁忙让妈妈疲于奔命以及照时间表喂奶，等等。

我们给新妈妈提供这些建议，可以帮新妈妈解决这个问题。经常给宝宝称体重：跟医生商量，带宝宝每周到诊所检查两次体重；寻求协助：请教授乳专业人员，请她帮你看看喂奶姿势与含住技巧是否正确，并评估宝宝的吸吮方式；寻求积极的支持，避免听负面的建议，增强信心；检查一下家里的状况，家里是不是太忙了，暂时将所有会占用你哺喂母乳精力的事，统统搁在一旁；在喂奶前及喂奶时按摩乳房，这能帮助后乳释放。

为了增加奶水量，重要的是要做到以下几点：

跟宝宝一起躺在床上。喂奶时，跟宝宝亲密地依偎在一起。午睡前喂奶和夜间喂奶都能有效促进乳汁分泌，因为促进乳汁分泌的激素在你将要睡眠时分泌量最大。喂奶时将宝宝衣服脱下，如果宝宝很小，你必须将他用毯子包住，保持温暖，但最好还是让宝宝和你肚子贴肚子。肌肤相亲能唤醒想睡的宝宝，也能刺激那些吃奶不起劲的宝宝。

增加喂奶频率。至少每两小时喂一次奶，如果宝宝白天睡觉超过3小时，就把他叫醒。如果宝宝想睡觉，就让他依偎着你的乳房睡，这样的肌肤接触能刺激乳汁分泌。

想着宝宝、想着喂奶，这一点非常重要。哺喂母乳时，要边搂着宝宝、边抚摸，多做肌肤上的接触。这种特有的母性行为，能刺激泌乳激素。

宝宝睡时你也睡，新妈妈一定要做到这一点。新妈妈必须将许多看起来非做不可的家务事晚点做或交给别人做。如果你有个总是要吃奶的宝宝，你可能会觉得："我什么事都做不了"。但其实你正在做事，你正在做一件世界上最重要而伟大的工作，这就是你在照顾一个新生命。

试着换奶头喂奶。传统的喂奶方式是鼓励宝宝在某一边乳房想吸多久就吸多久，然后再让他吸另一边，下一餐则从另一个乳头开始吃。换边喂奶又称为"打嗝排气"与"换边技巧"，做法是让宝宝吸一边的乳房，直到你感觉到宝宝的吸吮与吞咽强度都逐渐减弱，眼睛也开始要闭上。不要看钟、看表，只要注意看宝宝是否没兴趣继续吸下去了。一旦这些迹象出现，将宝宝抱离乳房，帮他打嗝排气，再换另一边喂，直到他的吸吮再度减弱；再次把宝宝抱离乳房并帮他打嗝排气，重复上述的整个过程，然后再回到第一边乳房，如此反复。

这种打嗝排气与换边技巧，能促进营养较多、热量较高的后乳释出，因为每次换边时都会刺激新妈妈泌乳。这种技巧对于爱边吃奶边睡觉、提不起劲吸奶的宝宝特别有用。经常换乳头能让宝宝建立母乳"银行"，你母乳喂得很顺利，你的乳汁的供应量符合宝宝的需求，你根本不会想让宝宝喝配方奶。可是再好的哺喂母乳计划，有时也会偏离轨道。比方说如果你突然有病住院，喂母乳的工作就得暂时放下。你应该未雨绸缪，在冰箱里开个"户头"。至少储存几天份的母乳。这对宝宝的营养，绝对是聪明的投资。保持清醒，打嗝排气则能让宝宝的小肚子里多点空间装奶水。

试着重复喂奶。这项技巧跟上面提到的换边喂奶的原则相同，能增加奶水量和奶水中的脂肪含量。如果宝宝喝完奶后，看起来满足了，你可以用背巾带他到处走走，不要马上把他放回床上。帮他好好排气打嗝，20分钟左右之后，再喂一次奶。把宝宝抱直10至20分钟，能让宝宝肚子里的气泡排出来，腾出空间再多喝点奶水。

把宝宝背在身上。不喂奶时，新妈妈最好用宝宝背巾将宝宝背在身上，让宝宝亲近你的乳房。这样做不仅能刺激乳汁分泌，还能提醒宝宝吃奶。当宝宝在寻找乳头时，就让宝宝在背巾里吃奶。有些宝宝在妈妈走动时吃奶吃得比较好。

喂奶时尽量放松。新妈妈身体或情绪上的紧张，都会抑制泌乳。你可以运用在生产课程中学到的放松技巧，诸如用枕头、请人帮你按摩背、想象流动的溪流、播放柔和的音乐，并要对自己有信心。

除了上述办法之外，医疗手段也可以增加奶水量，比如喝药草茶就是方法之一。新妈妈可能会听到许多民间方剂，有各种能促进乳汁分泌的天然疗法，但这些来自于民间的疗法并没有多少科学证据。这里有一个葫芦巴茶制作的家传秘方，可以供新妈妈参考。因为相对来说，这一疗法是科学的，因此是可以信任的。它的制法是将1茶匙的葫芦巴种子放进煮沸的热水中浸泡5分钟，或等到水稍微变色、有香气，然后就可以饮用了。有些新妈妈说喝葫芦巴茶很有效，其实在公认的母乳茶里就含有一些葫芦巴。还有一些药草文献记载了其他有助于乳汁分泌的茶。无论这些茶是真有用，还是心理作用都没关系，姑且试试吧！你可以放轻松，享受一下这些茶的独特味道。

 ## 奶水太多乳房充盈怎么办

乳房充盈使乳房长时间饱满、胀大，造成乳房变硬、疼痛，这种情形是身体在告诉你，母乳的供需关系已经失去平衡。乳房充盈是妈妈的问题，也是宝宝的问题。对于新妈妈来说，乳房充盈时会伴随着剧烈疼痛，如果不加以处理，甚至会演变成严重的乳房感染。

乳房充盈对宝宝来说也不好受。当妈妈的乳房胀满时，乳头的角度会变平，让宝宝无法好好含住，结果宝宝只吸吮到乳头，而无法将足够的乳晕组织含入嘴里，向输乳窦施压。这样一来，宝宝刺激更多乳汁进入乳房，却无法将乳汁吸出，使得妈妈乳房充盈更加严重，从而造成恶性循环。随着乳房组织的肿大，乳汁也无法顺利流出。宝宝喝到的奶水变少，于是喝奶的次数更加频繁，导致妈妈的乳房充盈问题更加严重，母婴的喂奶关系就出问题了。然而，只要在开始哺喂母乳时，遵循正确步骤做，就能避免乳房充盈。这些正确的步骤包括前面讲的母婴同室、宝宝一饿就喂奶、喂奶姿势与含住技巧正确等。

如果新妈妈在产后还未出院就发生乳房充盈的情形，可以用电动挤奶器，将多余的奶挤出，让乳晕恢复柔软，这样宝宝才能正确地含住乳头，才能更有效地将乳房中的奶吸出。

通常在第一周时，新妈妈的乳房会缓慢、稳定地累积奶水，而宝宝喝奶的速度，应该跟乳房分泌乳汁的速度一致。在第一周时，随着奶水量的增加，乳房胀满是正常现象，如果喂奶姿势与含住技巧正确，喂奶次数频繁，且获得充分休息，胀奶的情形应该会改善。有时候奶水会在第三或第四天突然增加，以至于新妈妈在半夜被胀痛的乳房痛醒。这种情形一旦发生，新妈妈可以立刻用电动挤奶器挤奶，在乳房充盈恶化前及时缓解。

曾经有人建议用热敷方式来改善乳房充盈，但热气会增加组织的肿大，反而给新妈妈带来更多伤害。你可以用冷敷方式或冰袋。在冰袋与皮肤间垫一层薄布，免得冻伤。直到乳房肿大减轻，奶水可以流出为止。这种冷疗法还能缓解乳房发热与疼痛。

在家里时，新妈妈也可以预防乳房从胀满感变成乳房充盈。站着冲温水，将乳房浸泡在温水中，或者在挤奶或喂奶前，先用温湿毛巾在乳房上敷10分钟。这样做能刺激乳房，让宝宝喝奶更顺利，把乳房中的奶水吸完。如果乳晕太胀，宝宝无法正确含住，在喂奶前应该先挤出一些奶水，使乳晕柔软，让宝宝不只能含住乳头，还能含住乳晕。

如果乳房从胀满感发展成乳房充盈，不要坐等乳房充盈消退，应该在没有喂奶时持续冰敷，这样可以减轻疼痛，并改善肿大情形。如果需要的话，除了用电动挤奶器挤奶，还可以找那些授乳咨询人员教你哺喂母乳的正确技巧。最重要的是，不要停止喂奶！乳房中的奶水一定得排出来！乳房充盈如果不加处理，往往会导致乳房感染，也就是乳腺炎。

用正确的姿势给宝宝喂奶

宝宝出生后几分钟，就应该把他放在妈妈胸前。除非宝宝身体出现严重问题如呼吸困难，否则一出生就可以放在妈妈胸前，用毛巾盖着宝宝，保持温暖，让母子肌肤相亲，使宝宝的脸颊自然地靠着妈妈的乳房。如果是剖腹生产，则须稍做调整。

新妈妈在最初的这个过程中要放轻松，不要急，慢慢来，让宝宝熟悉妈妈的乳房，不要在这时候想把在妈妈教室学到的东西全搬出来。宝宝现在不需要大吃一顿，大部分宝宝这时候只会轻轻舔几下、吸几下，然后再舔几下、吸几下。通常在宝宝出生后几小时、甚至几天内，宝宝吃奶都是吸吸停停的。

大多数宝宝在出生后几分钟内，就会进入安静灵活状态，最适合与母亲互动。这时候，宝宝的眼睛会张得大大的，认真寻找妈妈的眼睛和乳房。事实上，有些新生儿一被放在妈妈肚子上，就会往上爬，找寻妈妈的乳房，通常他很快就能找到。当宝宝在安静状态时，你可以用乳头按摩宝宝的嘴唇，刺激宝宝吸吮，这就是所谓的"寻乳反射"。

这种第一次互动非常重要。母亲的初乳是最佳的食物，宝宝越早开始吃越好。吸吮能帮助刚出生的宝宝，在经历过分娩与生产的紧张后放轻松。吸吮具有镇定作用，能帮助宝宝适应新环境。除了在宝宝　出生立刻哺喂母乳外，母婴同室也能帮妈妈与宝宝踏出正确的第一步。母婴同室能让你更了解宝宝发出的信息，当你看到宝宝张开眼睛，四处张望，还把拳头放进嘴里时，你就知道该把奶头给他了。经常喂奶能让新妈妈体内的母性激素丰富起来，让妈妈与宝宝的照护系统动起来。

正确的姿势与含住技巧，是成功哺喂母乳的关键。喂母乳常见的问题，像是乳头疼痛、乳汁不足或妈妈不喜欢喂母乳，都是因为没有掌握正确的技巧。开始哺乳前要让自己感觉舒适，乳汁才能顺利出来。坐在床上、摇椅里，或有扶手的椅子上，都是轻松的哺乳姿势。枕头也是必备品，可以让妈妈感觉舒适，也有助于宝宝保持正确姿势。你可以在背后垫一个，膝上放一个，抱宝宝的手臂下再放一个。如果你是坐在椅子上，可以放个垫脚的小椅子，帮助你抬高膝部，这样要把宝宝抱着靠近乳房时就不会弄得背酸、手酸了。让身体与心理都准备好迎接吃奶的宝宝，想着奶水，想着宝宝，想着当个好妈妈。

刚开始喂奶时，宝宝不要穿太多，甚至不要穿衣服，以便与妈妈做到最亲密的肌肤接触。如果宝宝看起来很困，脱掉宝宝的衣服，可以让宝宝不会睡着，并且吸奶吸得更好。

那么，新妈妈在哺乳时有哪些姿势与含住技巧呢？

首先是调整宝宝的姿势，这是必须掌握的要领：

用手臂托住宝宝，让宝宝的脖子靠在你手肘弯曲的地方，背部靠着你的前臂，用手托着宝宝的屁股。

将宝宝的身体整个侧过来，让宝宝面对你，肚子贴着肚子。宝宝的头、脖子与身体应该成一直线，不向前倒，也不向侧倒。宝宝应该不用转头或拉长脖子就能碰到乳头。你可以试试看把头转向一边吞一口水，或者把头往后仰或向胸前弯吞一口水，你会发现怎么样都比不上头自然伸直喝水舒服。

把宝宝放在你膝上的枕头上，或者用矮凳子把脚垫高，让宝宝跟你的胸部齐高。用膝上的枕头支撑你的手臂和宝宝的重量。如果只靠手将宝宝抱高，会造成妈妈背部和手臂的肌肉酸痛。而如果宝宝的位置太低，则会拉扯到妈妈的乳房，造成不必要的拉扯与咬伤。将宝宝往上、往内抱，而不是让妈妈往前倾。

不要让宝宝的手成了障碍物。在将宝宝身体侧过来、肚子靠肚子时，把宝宝的手放在你的腋下。如果宝宝的上手臂还是很碍事，你可以用抱住宝宝的那只手的拇指将它往下压。

在放置宝宝手臂的同时，让宝宝整个身体靠着你，肚子贴肚子。这种基本姿势称为摇篮式抱法。如果宝宝是早产儿或者很费劲才能含住乳头，你可以试试橄榄球式抱法。

新妈妈可以先用一只手挤出几滴初乳，湿润乳头。用手托住乳房，拇指在上面，手掌和其他手指在下面，手尽量贴近胸部，要使手指不会挡住宝宝含住乳晕。如果你的乳房很大，可以把手巾卷起来，放在乳房下面，帮忙支撑重量，以免乳房位置低于宝宝下巴，把宝宝累坏了。

其次是妈妈要采取正确的哺乳方式，这是最重要的步骤，也是较为复杂的步骤。

妈妈可以用乳汁湿润过的乳头，轻轻按摩宝宝的嘴唇，鼓励宝宝把嘴张得大大的，像打哈欠一样。宝宝的嘴就像小鸟的嘴巴一样，会张得很大，然后很快就会合起来。要耐心地逗弄，直到宝宝嘴巴真的张得很大。当宝宝把嘴张大时，直接把乳头放进他嘴里，同时很快地用手臂将宝宝抱着贴近你。

这种技巧称为手臂快速动作，这能帮妈妈记住正确含住方式的两个要领，即手臂的移动与动作要快。大多数的新妈妈对于这一动作都有点害怕，或者是被动地，希望由宝宝自己来移动，宝宝抱得不够贴近，或不够快。

注意：不要往前倾！不是让乳房靠近宝宝，而是要用手臂的动作将宝宝抱近乳房。否则你就得弯腰驼背地喂奶，最后弄得自己腰酸背痛了。如果你手臂的动作太慢，或者因为迟疑而让宝宝把嘴合起来了一点，那么宝宝可能只含住了乳头，就不符合正确的姿势了。

在将宝宝往内抱的同时，宝宝的牙龈应该不在乳头底部，而是要含住半径至少为2.5厘米的乳晕。如果只含住乳头，妈妈喂一两次奶就会觉得乳头酸痛。宝宝要含住乳晕下方的输乳窦，如果没有压迫到输乳窦，宝宝可能无法获得足够的乳汁。所以，宝宝应该吸的是乳晕，而不是乳头。

正确含住姿势的另一重点是，宝宝的嘴巴要张得够大。许多宝宝会把嘴巴闭紧或噘起来，尤其是下嘴唇。在把宝宝拖近时，你可以用支撑乳房那只手的食指，将宝宝的下巴用力往下压，帮他把嘴张大一点。刚开始你可能会需要别人的帮忙。如果宝宝嘴巴闭得太紧，让你的乳头有被夹住的痛感，你可以暂时将支撑乳房的那只手拿开，用食指把宝宝的嘴唇往外翻。如果宝宝不合作，你可以将手指轻轻塞进他的牙龈之间，让宝宝停止吸吮，然后重新开始。就算你得重新开始好几次，才能让宝宝和你都做到正确的姿势，也要坚持做下去。这是很好的练习。有助于宝宝学习正确的动作。就当这是调教（也就是教导和引导）宝宝的第一次机会吧，深呼吸，再试一次。

在宝宝把嘴张大，嘴唇外翻的同时，尽量将宝宝抱近一点，让他的鼻尖碰到乳房。不用担心宝宝会不能呼吸，就算压到鼻尖，宝宝还是可以呼吸得很好。如果宝宝的鼻子看起来真的被堵住了，将宝宝的屁股往内抱一点，稍微调整一下宝宝的角度，如果有必要，也可以用拇指轻轻压住乳房，让宝宝的小鼻子露出来。

当宝宝正确地含住时，在整个哺乳过程中，妈妈都要用手支撑住乳房，以免乳房的重量累坏了宝宝的嘴巴。等宝宝再长大一点、强壮一点时，就可以不用支撑乳房了，这样你的手就能空下来做其他事。将乳头从宝宝口中抽出来时，一定要先将手指从嘴角塞进宝宝的齿龈之间，让宝宝停止吸吮，以避免乳头受伤。

开始喂奶几周后，你会发现宝宝有了吸吮需求，即寻求安慰与吸收营养。寻求安慰时宝宝只是轻轻吸吮，因为这时候他并不饿，只是想寻求安慰，吸到的是较不容易有饱足感的前乳。吸收营养的吸吮则不同，宝宝脸部的肌肉较用力，有时连耳朵都会动。这种吸吮方式能让宝宝很快就吃到高热量、较容易有饱足感的后乳。

在宝宝出生的头一周，新妈妈应该多教他几种含住姿势。侧躺式与抱橄榄球式是另外两种不错的喂奶姿势，尤其适用于刚剖腹生产完的妈妈。

侧躺式跟摇篮式很像，只是宝宝和妈妈是面对面侧躺着。在妈妈的头下放两个枕头，背后塞一个枕头，腿底下放一个枕头，宝宝背后也塞一个枕头。一个个枕头听起来好像很多，不过这样才能让母子都觉得舒适。让宝宝面对你侧躺，靠着你的手臂，把宝宝上下移动一下，让宝宝的嘴巴对准妈妈的乳头。含住姿势如前所述。

另一种不错的喂奶姿势是抱橄榄球式。对于含住技巧有问题，或者在喝奶时皱眉弓背、蠕动不安、离开乳房的宝宝，你可以试试抱橄榄球式。体型较小、身体不强壮或早产的宝宝，也适合抱橄榄球式。在床上或舒服的扶手椅上坐好，旁边放一个枕头，或者把枕头塞在你和椅子扶手之间，把宝宝放在枕头上。让宝宝靠近你要喂奶的那边乳房，用同侧的手托住宝宝颈部后方。让宝宝的脚刚好能靠在支撑你背部的枕头上。不要让宝宝的脚去蹬椅背或枕头，这样他就会把背弓起来。如果发生这种情形，将宝宝的大腿弯起，让他的脚和屁股都靠着后面的枕头。依照含住乳头的步骤，用右手托着左边乳房，把宝宝拉近你。一旦宝宝能顺利吸吮，在他的背后塞一个枕头，让他能一直靠近乳房。

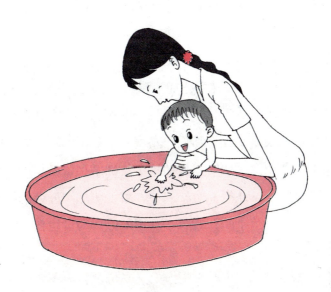

关于配方奶喂养的问题

除了母乳之外，配方奶也是宝宝日常饮食的重要组成部分。如果你想从母乳转向配方奶，或者采取混合喂养的方式，要坚持用宝宝已经习惯了的配方奶。宝宝的消化系统发育得还不完善，总是更换配方奶会让他无法适应。

有的宝宝一时不接受配方奶，这一般有两种可能。一种是形式上不接受，就是指母乳喂养的宝宝不接受配方奶，如果妈妈的母乳真的不够宝宝吃，必须添加配方奶，那么给宝宝喂配方奶的工作就需要由其他的家人来执行，否则宝宝闻到妈妈身上的母乳味道，肯定会更加抗拒配方奶。如果碰到执拗的宝宝，用尽了办法也不接受配方奶，甚至已经影响到他的生长发育，而妈妈的奶水又非常少，这时就可以考虑中断直接母乳喂养，将母乳吸出来放在奶瓶里试试。不足的用配方奶补充喂养。

宝宝不接受配方奶还有一种可能，就是身体上不接受。这可能因为宝宝对配方奶不耐受或过敏，如果经医生断定，宝宝真的对配方奶过敏，就可以考虑给宝宝食用经过特殊工艺加工而成的水解蛋白特殊配方奶粉。

配方奶的量的确不好掌握，但是新妈妈每次可稍微多冲调一些配方奶，如果宝宝这次没有喝完，新妈妈观察一下剩下的量，就知道宝宝这次喝了多少配方奶，下次冲调时就按照这个标准掌握量就可以。反之，如果宝宝把配方奶都喝完了还有点意犹未尽，就说明这次冲调的量有点少，下次需要多冲一点。宝宝不断在成长，食用配方奶的量也在不断变化，这需要新妈妈细心摸索。

有的新妈妈担心，宝宝既喝配方奶又吃母乳，会不会出现消化不良。事实上，如果宝宝身体健康，没有任何疾病，就不会出现消化不良的问题。如果宝宝出现消化不良，新妈妈就要考虑是不是宝宝的胃肠道存在健康问题，或者宝宝对牛奶蛋白不耐受或过敏。

给宝宝喝了配方奶一般来讲就不需要补钙了。因为宝宝配方奶本身就是能为宝宝生长发育提供全部营养的配方粉，配方奶里的钙已经能够满足宝宝的需要，不需要额外添加。如果补的钙超出了宝宝本身的需求，这些多余的钙就会在宝宝身体内积存起来，给宝宝的身体带来不安全隐患。

有一种叫做"奶伴侣"的宝宝食品，最好不要和配方奶放在一块冲调，因为这样会影响配方奶的配比，使配方奶的营养不均衡。因此建议新妈妈最好不要将奶伴侣和配方奶放在一起冲调。实际上，没有医学意义上的奶伴侣。

有的宝宝喝了配方奶就便秘，这并非配方奶本身会引起的。如果宝宝有便秘的症状，新妈妈就要考虑是不是在给宝宝喝了足够的配方奶后又给宝宝额外添加了钙，或者没按照标准冲调配方奶，冲调的配方奶过稠也会导致宝宝便秘。

有的新妈妈认为，多喝水有利于缓解宝宝便秘。通常建议在两次喂奶之间给宝宝少喝一些水。尤其是天气炎热或者宝宝出汗多的时候，水量也要相对增加。新妈妈可以通过观察宝宝尿液的颜色来判断是否该给他喝水，如果尿液是透明无色的，说明他身体里的水分够了；如果尿液发黄，说明他需要喝一些水了。

关于配方奶粉是否适合宝宝，只要宝宝不拒绝，食用后没有不适症状，生长发育也很正常，就说明这种奶粉是适合宝宝的。针对年龄小的宝宝，其配方奶粉所含的营养元素更全面，更均衡，也更容易消化，所以大宝宝可以吃小宝宝的配方奶粉；反过来，小宝宝却不能吃大宝宝的奶粉，年龄小的宝宝对高一阶段的配方奶中的大元素颗粒接受能力比较差，容易出现腹泻或消化不良等症状。尤其是新生儿阶段的宝宝，配方奶的选择必须符合他的年龄阶段，不要超前。如果没有特殊情况，还是应该选择适合儿童年龄阶段的配方奶粉。

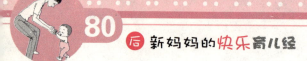

配方奶粉被打开后，一般应该在4周内饮用完。这是因为配方奶粉里含有很多活性物质，潮湿、污染、细菌等因素都会影响配方奶粉的质量。如果宝宝在4周内不能将一大罐奶粉饮用完，下次可以购买小罐的或者小包装的配方奶粉。

通常配方奶的包装上会标明喂奶的间隔时间，但这也是一个平均值。每个宝宝的消化速度都不一样，早吃或晚吃一会儿没有大影响，不用把时间卡得那么死。要学着找到适合宝宝的规律。因此给宝宝喂配方奶的时间不是绝对的。

现在很多新妈妈喜欢从国外代购宝宝奶粉，但这些按照外国标准生产的奶粉，是否适合中国宝宝的体质。专家的意见是，如果宝宝喝了这种配方奶粉后没有任何不良反应，生长发育也很正常，妈妈就不用担心。虽然是不同品牌的奶粉，但营养成分几乎都相同，对宝宝的发育和健康来说，几乎不会产生差异。

当然，不建议经常给宝宝换奶粉品牌，1岁以内的宝宝，他的消化系统发育不成熟，如果频繁地适应不同品牌的奶粉可能会增加消化负担，甚至引发消化不良。1岁以上的宝宝，一日三餐逐渐成为主要营养，换不换奶粉对他的影响也不大，如果经常更换奶粉品牌，他可能会因为口味不同而厌烦喝奶，所以不如保持宝宝自己的口味和习惯。

配方奶的包装上推荐的食用量只是作为参考的平均值，宝宝的食量有大有小，就是同一个宝宝，也会出现有时吃得多，有时吃得少的现象。如果宝宝的食量稍稍高于或低于推荐量，那也没关系，不会带来大影响。

新妈妈其实更多关心的是宝宝吃多吃少会不会影响生长发育，做这个判断不要以食量为基础，而是要观察宝宝的生长发育过程。只要宝宝生长发育正常，那么即使他比别人吃得少也没关系。但是如果宝宝出现反常现象，就要咨询医生，是否需要调整他的饮食。

掌握让宝宝睡眠的成功妙招

刚出生的宝宝大部分的时间都在吃和睡，每次都吃得不多，但吃的次数很多，而且睡觉时会有规律地醒来。宝宝时时刻刻都在成长，即使睡眠中，身体、大脑从不会停止发育，他百分之八十的睡眠时间是用来做梦、探索世界以及在这种潜意识的状态下，重新体验白天的经历。

对新妈妈而言，宝宝睡眠的习惯是最让她和丈夫头疼的事。最主要的原因是，宝宝的睡眠模式短而频繁，很少有那种连续长时间的睡眠，因此，对新妈妈而言很难适应。刚开始的时候，宝宝在晚上醒来两次或两次以上是很正常的，但随着宝宝的慢慢适应，次数会逐渐减少。有些宝宝在出生后不久便开始进入成人的睡眠模式，也就是大部分睡眠时间在晚上，白天会小憩两次。但也有很多宝宝并不这样。

睡眠对宝宝来说就像呼吸一样重要，每天他需要睡多久就会睡多久，而且这绝不是浪费时间，这也是他成长的一部分，生长调节激素在睡眠中会分泌得更多、更频繁。在刚开始的时间里，新妈妈无需做什么就能适应宝宝的睡眠规律，只需在午夜和早晨6时之间醒来喂一次宝宝。宝宝的睡眠时间也有可能和大人不同步，但是用不了多长时间你们就会慢慢相互适应了。

睡眠期包括深睡眠（不做梦）和浅睡眠（做梦，又称为快速眼动睡眠）。宝宝可能看起来已经醒了，但实际上还处于浅睡眠状态。一般说来，如果处于深睡眠中，他就不会被噪音、灯光或其他动静吵醒。5至45分钟之后，他就会从深睡眠过渡到浅睡眠，在梦中他可能还会抽动一下或笑一下。如果不被吵醒或者饿醒，他又会再次进入深睡眠。随着宝宝的长大，睡眠周期会不断变长。

人在从深睡眠进入浅睡眠的时候，可能会醒过来、辗转反侧一会儿，然后又接着睡，可能根本就没意识到自己曾经醒过，因为人处于一个睡眠的环境中：昏暗的房间、舒适的床等。宝宝在浅睡眠期可能醒过来，并睁开眼睛。很多新妈妈会因此认为宝宝没有睡好。如果你这时把他抱起来，他可能因被你弄醒显得相当烦躁，因为此时他正处于睁着眼睡觉的状态。

宝宝正在形成自己的睡觉习惯，也就是说如果他是在吃奶之后被哄入睡，或者是含着奶嘴入睡，那么晚上醒来后，也同样需要妈妈哄他或者含奶嘴才能睡着。新妈妈也可以帮他养成其他睡眠习惯，晚上醒来之后让他自己就能睡着。一个健康的宝宝晚上会醒来20多次，但绝大多数的情况下会继续入睡。偶尔有那么两三次可能睡不着，这对宝宝和新妈妈来说都很棘手。很多睡眠正常的宝宝和新妈妈都在努力达到一种完全理想的睡眠模式，其实这根本就不可能。

出生后的宝宝睡眠周期在逐渐发生变化，醒着的时间越来越长，对睡眠的需求慢慢减少，而睡眠期也会变得稳定。最后，宝宝就能在晚上睡个整觉了。这是一个学习的过程，可能需要几年的时间。因为在宝宝期和幼年期很容易被打断。可见，这些被打断的睡眠在刚开始的几年是多么重要。

有些宝宝习惯在自己的小床上或摇篮里入睡，而有些宝宝离开母亲的怀抱后需要安抚一会儿才能睡着。新妈妈可能非常喜欢让宝宝躺在怀里睡觉，或者每次都和他睡一张床，你可能沉浸在由此带给你的幸福感觉中，但是让宝宝躺在你怀里睡觉的时候，只能持续几个星期。

刚出生的宝宝一般每天会睡16至19个小时，醒过来2至3个小时吃点东西，有时会小睡上不到1个小时。尽管有些宝宝睡得比这还长，晚上的时候甚至可能睡上8或10个小时，但是，很少有一次睡觉超过4个或5个小时的情况。只要宝宝健康，这些都是正常的。

很多种因素会影响睡眠，如出生时的经历，对食物的需要，吮吸、做梦、对光对噪音和其他动静的反应，以及对不同环境的适应能力。宝宝的睡眠模式也会影响到你，他会把24小时分成很多个2小时或4小时，而不再有昼夜之分了。

刚出生的几天，宝宝吃饱之后就会睡觉，有时吃到一半时就睡着了。这个时候的他还控制不了自己，会目不转睛地盯着你看1分钟，然后接着就睡着了。或者刚才还在狼吞虎咽地吃奶，但是突然就进入了深睡眠。尽管他需要休息，但是经常会在一些感观刺激的作用下醒过来，比如饥饿。

宝宝几乎白天需要睡上2至5小时，而且通常在傍晚或者早上醒来的时候比较清醒。等新妈妈逐渐了解了宝宝，就会发现这一规律，还能辨别出他疲惫的一些征象，比如哭泣、打哈欠、眼睛肿胀、眼皮低垂。当宝宝觉得累时，你可以抱起他，哄他睡觉，或者把他放到宝宝车里或儿童床上。记住，平时不要把他放在安全座椅上睡。

刚出生的几天，有些宝宝就像猫头鹰一样，别人都在睡觉的时候他反倒格外清醒和警觉。而有些宝宝则像百灵鸟，晚上睡得香，白天精力充沛。不论你的宝宝是像猫头鹰还是像百灵鸟，都应该试着晚上多睡觉，白天少睡觉。

宝宝还很小的时候就让他知道白天和黑夜的不同。白天，你可以让他睡在起居室的宝宝车里，或者抱在怀里睡，用不着担心外面的噪音是否吵醒他；晚上则睡在安静的卧室，在你的床上或者童车里，白天睡眠较长也可以在卧室里睡。尽量把晚上睡眠的气氛布置得昏暗和乏味。每个晚上宝宝都会从深睡眠中醒20多次，当他醒来的时候，可能睁眼片刻，此时最好不要去打扰他。

新妈妈还可以给宝宝一些暗示，让他知道睡觉的时间到了。已经太多太多经验丰富的母亲们见识了宝宝养成习惯的速度之快，行为科学家们通过研究人脑，也显示宝宝在早期就可以养成习惯。如果新妈妈在固定的一个地方给宝宝洗澡和喂奶，或者在睡觉之前给他听一段音乐，接着重复10天，他很快就能主动养成这个睡觉反射。

刚出生的宝宝通常在晚上8点和10点或者午夜的时候比较警觉和活跃，因此，最好让他在9点或10点左右睡觉。晚上宝宝会醒过来吃一两次奶，这并不重要，重要的是要形成规律。规律形成后你就会发现，随着宝宝月龄的增长，让宝宝提前到7点或8点睡觉并不难。他知道干完哪些事之后就该睡觉了，他只是遵循这个睡觉反射而不是时间。有时，熟悉的睡眠习惯能让宝宝很快安静下来进入梦乡。养成这样一个睡眠习惯，可能需要好几周的时间。但是新妈妈一定要记住：随着宝宝的长大，睡眠模式会发生变化，养成的睡眠习惯也应该相应地进行调整。如果你和丈夫或者其他人轮流照顾宝宝睡觉，就有机会在晚上放松一下，或者选择外出。

在睡眠方式的选择上，新妈妈希望每天的作息都有规律地进行，是不是从第一天开始的并不重要，你还需要时间了解宝宝的节奏，而且他的吃奶次数很频繁。但是最早在第二周，最晚第十周，宝宝哭的次数就会越来越少，晚上睡觉也越发安宁。吃奶的时间也开始变得有规律。如果你愿意，这将是在遵循宝宝节奏的基础上，安排有规律的生活比较适合的时候。

宝宝一天的睡眠时间可能是晚上21点到第二天上午10点，第二天可能就变为晚上21时30分至10时30分了，改天又可能变成20时30分至9时15分了。尽管不可能每天都分秒不差，但是从中却可以发现一个明显的睡眠模式。宝宝可能在晚上8点左右的时候开始觉得累，就会在20时30分、21时、19时上下波动，这是提示你他该休息了。为了让白天的睡眠有规律，并提高睡眠质量，新妈妈可以让他在安静的卧室里或者宝宝床里，睡上一个长长的下午觉。如果他醒了，轻轻地摇一摇或者拍一拍，帮他再次进入梦乡。

宝宝累了，但又睡不着的时候就会哭，很多宝宝入睡的时候都需要大人哄。当他感到非常累，会比平时显得更加敏感，而且需要好一会儿才能放松下来。这时新妈妈要待在他身边，摇一摇或安抚一下他，柔声对他说会儿话，或者唱会儿歌。你也可以在他安静下来的过程中抽身离开几分钟，有些宝宝需要自顾自地哭一会儿之后才能睡着。

可能需要一周或几个月的时间，宝宝才会适应这种睡眠方式，这主要取决于新妈妈帮他入睡的方式，以及宝宝的性格。很多新爸新妈得费上一番心思和时间，才能把睡着的宝宝从怀中抱开，有些宝宝甚至必须有人抱着才能睡着。

到第三个月的时候，宝宝自然就能一觉睡得更久了。除非特殊情况，他只有在饿的时候才会醒过来，这通常是在睡了四五个小时之后，你甚至可以知道他大概什么时候会醒过来。而且如果他在白天睡得不错，在晚上的睡眠会更加安宁。但是如果他觉得不舒服了，做噩梦了或者想让你待在他身边了，就会醒过来。有时，他会睡得比其他任何人都好。

要想减少宝宝晚上醒来的次数，新妈妈应该从入睡时间着手。如果你希望宝宝20时睡觉，可是他却要等到22时吃了东西之后，你可以每隔一天就把22时的吃奶时间提前5到15分钟，通过拥抱和轻柔的抚摸使他提前安静下来。还可以在他的小卧室里喂奶，减少卧室的噪音，如降低电视声、音乐声、聊天声以及其他宝宝的声音，保持尿布干净、舒适，用你常用的办法使他平静下来。然后继续逐步地把睡觉时间提前。记住，要放轻松，别紧张，这种方法可能得几个星期之后才能见效，但是往往能持续作用几个月。

宝宝一旦睡着，就要等到要吃奶的时候才会醒过来。如果他比你预计醒得早，千万别把他丢在一边不理。即使他哭累了再接着睡，过一会儿还是会醒过来，而且会比之前更饿。而你也先后被吵醒了两次，损失了很多的睡眠时间。最好的做法是马上安慰一下宝宝，如果饿了就喂他吃点东西。你可以在睡觉之前即23时或者在午夜先把宝宝叫醒吃点奶，吃奶之后他就能一觉连续睡上六七小时，并会减少夜里因为饿而醒过来的次数。在你抱起他之前，可以先掀开小毯子，让他过渡到浅睡眠，再把他弄醒。但这只对某些宝宝有效，有些宝宝不会醒过来，而是继续睡，直到半夜再醒。这是因为生理作用对宝宝的影响比外界环境大的缘故。

如果新妈妈已经形成了什么时候睡觉，夜间怎么喂奶的习惯，就要坚持下去，但也要有一定的弹性。记住，规矩也并不是固定不变的，即使按计划22时应该睡觉，但是如果20时30分对宝宝更适合的话，完全可以改到20时30分再睡。如果宝宝很累，偶尔也可以早点睡。如果到了该睡觉的时候，宝宝还哭闹不停，可能是需要你的安慰，毕竟他还小，需要你能时刻待在他身边。

白天有规律的睡眠可以给宝宝带来好心情，并且能使他精力充沛。如果宝宝白天要睡上两觉，并且每次的时间长达两个或三个小时，试着把睡觉时间缩短一点，就可以让他在晚上一觉睡得更长。当他从深睡眠中出来时，轻轻地唤醒他，喂奶就能让他清醒过来。新妈妈要注意观察他的反应，或许一个小时的睡眠就能让他休息好，如果效率高，可能半个小时已经足够了。

对很多宝宝而言，下午有足够的休息很重要。如果宝宝在14时到17时睡了一觉，在晚上睡觉之前就别再睡了。美味的食物、游戏，抚摸、舒舒服服地洗个澡都能让他睡个好觉。如果宝宝在中午和15时之间睡了一觉，但是还觉得累，可以在傍晚17时左右再小憩30分钟，然后到晚上再让他继续睡。

日常活动也会影响到宝宝的睡眠。要让宝宝的生活过得积极而又生动有趣，还要满足他的好奇心和感观上的刺激需要，比如和他一块玩儿，让他有机会锻炼自己，让他接触新景象、新声音、新气味，还要动静结合。在宝宝睡觉之前要让他安静半小时或一小时，免得该睡觉了还处于兴奋状态。也别让宝宝饿着或渴着。规律而又稳定的饮食能保证宝宝的能量供给，从而使他有个更安宁的睡眠。

如果宝宝在午休之外的时间还想睡觉，这说明他可能需要更多的睡眠。新妈妈可以相应地调整这天的作息时间，第二天再按照平时的作息习惯，或者干脆根据宝宝的需要调整一下。宝宝睡得时多时少，随着月龄的增长，白天会睡得越来越少。但要记住一点，随着年龄的增长，宝宝的作息规律不会一成不变，你要相应地调整作息时间。

不同的宝宝对睡眠的需求和模式也各不相同。当新妈妈教宝宝开始辨别白天和黑夜的时候，要记住，你对他的影响是非常大的。有些宝宝需要指引时，新爸新妈就会设定一个框架，让他按这个框架行事，但有时这个框架并不适合他。

很多时候，新妈妈的期望只是反应了她小时候的经历，并不是根据宝宝自身的性格特点来设定的。另外一种常见的情况是，有些新妈妈喜欢抚摸宝宝，以至于无意中剥夺了宝宝安宁的睡眠，这反映了新妈妈希望被宝宝需要的感觉。即使新妈妈非常希望宝宝去睡觉，但是如果宝宝看起来紧张不安，新妈妈也要打消这一念头。

有的时候，睡眠能够反应健康状况，如果你担心宝宝的睡眠，可以去拜访医生。其实对宝宝睡眠的担心是很常见的，而且在宝宝出生后不久，大多数父母都会因为照顾宝宝而觉得疲惫不堪。并不是所有的宝宝都会对父母做出反应，但是如果坚持下去通常都能有所收获。如果宝宝夜里还是总醒，新妈妈也要相信一切都会慢慢好起来的。这种想法，可以让新妈妈好好地享受宝宝出生后的前几个月。

作为母亲的新妈妈，最重要的是首先照顾好你自己。走到户外，参加锻炼，和别人聊聊你的感受，当你睡觉的时候麻烦朋友或亲戚照看一下宝宝，你会发现你掌控生活的能力越来越好。保健医生也能给你提供一些好的建议，或者给你开一剂睡眠疗方，你还能找到一系列适合宝宝的小贴士和补充疗法。通常是新妈妈感觉不再像先前那么累，对睡眠的焦虑感也消失了的时候，宝宝的反应也会越来越好，就算花了三个月时间才能适应也很正常。在这之后，改变宝宝夜间醒来这一不好的习惯就会越来越容易。

总之，不管是在何时何地，都一定要保证宝宝的睡眠安全，这是最重要的。那么，怎样才能让宝宝有充足的睡眠呢？这里有过来人给新妈妈支招：

让宝宝采取仰卧的睡姿，以减少发生宝宝猝死的概率。

即使宝宝很小，也有可能把没掖好的床单或毯子弄到脸上，因此新妈妈在睡前要检查一下，以免盖住宝宝的小脸儿。

新妈妈用棉法兰绒织的床单或纤维织的毯子。尺寸合适的床单不容易起皱，宝宝会觉得更舒服。

在宝宝的枕头下垫一块布或者小床单，不仅能接住宝宝的口水或呕吐物，而且清洗方便。

除了宝宝的衣服，床上可以铺4层床单或毯子，但不可超过4层，宝宝的衣服不应多于一件内衣和一套宝宝连身服。新妈妈可以数一下包裹的层数以及床单和毯子，不要用棉被或羽绒被，这样，热的时候可以随时减掉几层。

保证床垫表面平整，并且要有一定的硬度。千万不要太软。这样有助于宝宝脊柱的发育。宝宝床垫应该设计得不会影响宝宝的正常发育。

如果你和宝宝一起睡，要注意你的体温会使他过热，因此，给他少盖一点。过热对宝宝而言是非常危险的。

宝宝有时会把毯子踢开，但是又不会自己盖回去，因此，新妈妈要经常看他有没有踢被子，还要根据外界的温度调整被褥。刚出生宝宝产生的热量少，如果你把他从被窝里抱出来喂奶或者他被冻醒，抱紧他，让他尽快暖和起来。如果他老是踢被子，把自己弄醒，可以试一试睡袋或者宝宝睡袍。但是要注意这些东西都做了隔热处理，因此，无需再盖其他的东西。如果宝宝和你一起睡，一般不会太冷，而是可能觉得太热。

一家三口一起睡。全家人一起睡有很多好处。对宝宝而言，没有比睡在母亲身边更自然的事儿了，他可以听着你的呼吸声和心跳声进入梦乡；对新妈妈来说，你也会非常喜欢和宝宝一块儿睡，不仅能刺激泌乳，而且夜间喂奶也比较方便。这样对宝宝也比较安全，你和丈夫可以随时注意到他，除非有特殊原因，比如喝醉了。

但一起睡也有弊端。睡眠不好会让新妈妈显得疲惫，而且你和丈夫会觉得宝宝介入了你们的私人空间。等到宝宝能打滚或者会爬的时候，安全成了大问题，稍不留神他就会掉下床。

如果现在你和宝宝是一块儿睡的，过段时间后你就会觉得，该给宝宝营造一个自己的空间了。你会把摇篮放在床边，或者把三边有围栏的儿童床紧挨着床，哄他入睡之后，你和丈夫就会有你们自己的时间，或者一起看看书，或者聊一聊什么事情。

训练宝宝的听力和视力

对新生儿视、听觉能力进行合理的刺激开发，可促进视、听智能迅速地成长发育。

♀ 第一，听力训练。

一般来讲，刚生下的宝宝都看不清周围的事物，因此新妈妈要多多介绍，多说他就多听，说什么都行。每天都跟宝宝聊天，逗他玩，他就比别的宝宝哼哼哈哈聊天早，乐的早，翻身也早。

需要注意的是，一些带响的玩具不要离宝宝太近，也不要一下子出生，要循序渐进，否则会吓到宝宝。屋里不要太安静，电视音乐什么的可以适当开大声些，可以预防宝宝一惊一乍的。

训练宝宝的听觉可以用以下方法：

新妈妈要有耐心和责任心，不停地跟宝宝聊天，还要时不时抱抱他，这样他跟你更亲近。多与宝宝"对话"可使大脑正在急速发育中的宝宝，很快牙牙学语，为日后语言发展奠定良好的基础。缺乏母婴语言交流的宝宝，发语均迟于有母婴语言交流的同龄宝宝，而且发语不清，表情不活泼。

可以在他烦躁的时候，让他听节拍器或时钟规律的滴答声，以使他安静。

用高低不同的音调对新生儿说话，但要注意语调高低比字句内容重要。

爸爸妈妈给小儿洗澡、穿衣、喂食和摇他的同时，还可以给他唱歌或跟他说话。

对于人工喂养的宝宝，爸爸妈妈在使用奶瓶授乳时，更应有这种听觉交流。别忘记，宝宝需要爸爸妈妈带他认识这个新鲜的世界。

♀ **第二，视觉刺激。**

新生儿出生两三周以后，视网膜基本形成，但中心尚未发育成熟。因此这时小儿可见距离不会超过40厘米，可见区域限于45度，几乎只能见到眼睛正前方。因此，及早开发小儿的视觉能力是很重要的。此时，新生儿对于人脸，特别是人眼已有识别能力。

对于0至3个月内宝宝的视觉开发，可以采用以下刺激方法：

在哺乳时，妈妈要注视宝宝的双眼，使小儿能尽早地认识妈妈。细心的妈妈一定会发现，在自己给小宝宝喂奶时，小儿总是边吃边用眼睛直视着自己的眼睛，这是小儿情感发育过程中的视觉需要。小儿可在吃奶速度和进奶量上，达到所需要的标准。如果失去这种交流，小儿在吃乳时则会频繁转身摇头，甚至烦躁不安。

可挂些小玩具在小儿的床旁，或在床柱上方拉一条绳子挂玩具，这样新生儿就会被这些光亮、形状不规则的小东西所吸引。

在对宝宝唱歌或说话时，将脸靠近他，距离他15至20厘米。因为这个年龄的宝宝对人的脸孔较对其他事物更为注意。

由于宝宝常将头转向一边，可在小床的左边或右边挂一些会动的小东西，让小儿躺在床上可以看得见。

偶尔可以将宝宝换个方向睡，比如有时睡床头，有时睡床尾。好让他体会不同方向的光线刺激。

经常给新生儿看一些不同形状、颜色和大小的物体。可在新生儿睡的小床上方挂几种颜色鲜艳的玩具，但颜色要纯正，最好是红、绿、蓝色的气球、或吹塑小动物及其他能转动的玩具，甚至塑料花、小花手绢也可以，并注意每周要换换样。关于物品挂的方位不要固定，以免引起小儿的眼睛出现斜视现象。

开发宝宝的嗅觉和味觉

刚刚出生几天的宝宝就有良好的味觉与嗅觉反应，比如对熟悉的母乳的香味，会有强烈的条件反射，能转头寻找乳头；一段时间之后宝宝就能区分不同的气味，尤其喜欢甜味与香味。味觉和嗅觉也是宝宝探察世界奥秘、认识外界事物的重要途径。因此，年轻的新妈妈们一定不要忽视了对宝宝味觉与嗅觉的开发与培养。

♀ 第一，嗅觉开发训练。

对新生儿进行合理的嗅觉刺激，可以很好地开发宝宝的嗅觉智能，使宝宝的嗅觉越来越灵敏，你可以采用以下方法：

有爱心的妈妈，平时可以把带有自己体香的衣服，轻轻盖在宝宝的身上，要知道这对熟悉你气味的宝宝来说，可是有安定心绪的作用哦。

开发宝宝的嗅觉能力，可以将一些宝宝经常用的爽身粉、香水、香皂等让他多闻一闻，并告诉他每种物品是什么味道，这对训练宝宝的嗅觉能力能起到很好的作用。

聪明的新妈妈也可把一些清香芬芳的鲜花放在宝宝的一侧，这会使小家伙转头去找香味的来源，同时也帮助他锻炼了颈部肌肉。

♀ 第二，味觉开发训练。

对新生儿味觉能力进行合理的刺激，可促进味觉智能的迅速发育。下面是开发新生儿味觉能力的具体方法，供年轻的新妈妈借鉴：

可以准备不同种类的饮料、果汁、水等，一次滴少许给宝宝尝试，看他的反应，以训练宝宝对不同味道的熟悉。这样，不但可以刺激宝宝的味觉能力，还可以补充维生素，增强宝宝的体质，并且还能为宝宝以后学吃辅食做好味觉的充分准备。

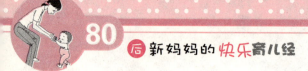
对于配方奶粉喂养的宝宝，聪明的妈妈一开始可以多准备一些"样品"，好让宝宝逐一尝试，最后以宝宝喜欢的为主，这样不但可以开发宝宝的味觉能力，还可以知道宝宝喜欢哪一类或哪一品牌的。不过，对于奶粉种类不宜经常更换。

 从头到脚的最初运动训练

由于80后新妈妈接受了更高水平的教育，养育宝宝已经不再是传统的喂食，哄着入睡或是将宝宝包裹得紧紧的了，他们更注重的是宝宝的发展，也对如何激发宝宝在宝宝期的潜能有更多的需求与期盼。于是有关的各种早期教育的提倡，其中之一便是宝宝通过运动训练出来的健康体魄。

现在的宝宝还太小，活动量不大，新妈妈帮他松弛身体是最好的方法。那么，新妈妈要为宝宝做什么活动呢？

一是抬头训练。抬头运动是宝宝动作训练中重要的一课，而且进行得越早越好。因为抬头训练不但可以锻炼颈、背部肌肉，还会促使宝宝可以早一点将头抬起来，扩大宝宝的视野范围。具体有以下方法：

竖抱抬头。给宝宝喂完奶后，可以将他竖抱起来，使他的头部靠在你的肩上，之后再轻轻让宝宝的头部自然立直片刻，以训练宝宝颈部肌力的发展。不过，做这个动作之前，最好能轻轻地拍几下宝宝的背部，使他打个嗝防止刚吃饱而溢乳。每天训练4至5次，便可以促进宝宝早日抬头的能力。

俯卧抬头。选在给宝宝两次喂奶之间，每天让小儿俯卧一会儿，要注意床面尽量硬一些，可以用玩具在一边逗引他抬头。这个方法，在宝宝出生后十来天就可以进行，但时间不要太长，以免小家伙太累。

坐位竖头。这个方法可以等宝宝满月之后进行，爸爸或妈妈先将宝宝抱来，使他坐在自己的一只前臂上，让他的头部与背部贴在自己的前胸，然后再用另一只手抱住宝宝的胸部，使宝宝面向前方广阔的空间，使他观看更多新奇的东西。这不但能使宝宝主动练习竖头能力，还可以激发他观看事物的兴趣。

二是手部训练法。促进新生儿手指的灵活运动，是提高大脑两半球皮质功能的有效手段。宝宝的手虽然还不能完全张开，但也要有意识地开发小儿手部的活动能力，可以放一些玩具在他手中，如带柄的拨浪鼓、塑料捏响玩具等，要经常训练。具体可参考以下方法：

为了从出生起就开始训练宝宝手部活动能力，爸爸或妈妈要时常抚摸他的手掌，让宝宝逐渐能够抓住你的手指头。你也可以将食指或带柄的玩具塞入宝宝手中，并用自己的手帮他握住片刻。

在训练的开始，你可以先用玩具去触碰宝宝的小手，让他感觉不同的物体类型。待宝宝的小手逐渐地伸开后，就可以将玩具柄放入他的手中。

训练宝宝小手的灵活力，也可以拿起他的小手去触碰某些物体。如在吃奶时，妈妈可以拿起宝宝的小手放在自己的乳房上，也可以拿他的小手触摸你的脸或手臂等。

平时在抱着宝宝时，可以在他的前方放一些玩具，让他去触碰，以帮助他进行早期的手部感知活动。

三是翻身训练。翻身是宝宝应该学会的第一个动作能力，因此，翻身运动对宝宝来说很重要，新妈妈不可忽视。通常，宝宝两个月左右就可以进行翻身练习了，具体方法如下：

用一些好玩的发声玩具，在宝宝的头部两侧逗引他，使小家伙转头注意玩具。每天逗引他几次，就可以很好地促进宝宝颈肌的灵活性和协调性，为日后的侧翻身做准备。

先用一个发声玩具吸引宝宝转头注视，然后妈妈或爸爸一手握住宝宝一只手，另一只手将宝宝同侧的一只小腿搭在另一只小腿上，以辅助宝宝向对侧翻身注视，可以左右轮流侧翻练习，这可以帮助宝宝早日感觉体位的变化。

等宝宝大一些，侧翻运动练熟以后，妈妈或其他看护人可以将小家伙喜爱的玩具放在他身边，并不断逗引他去抓，使宝宝在抓玩具时顺势又翻回侧卧姿势。

需要说明的是，这些练习并非强迫性的，这也不是工作，你必须是喜爱与宝宝一起玩、乐，并和他同享欢乐的时光。

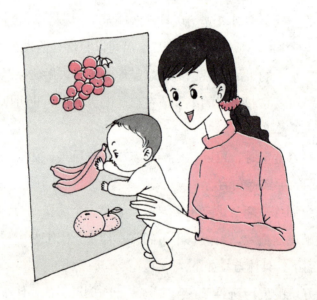

　　3至6个月宝宝的语言开发可以促进宝宝的语言发展，锻炼宝宝感知觉的能力，培养宝宝注意力和反应的灵活性，鼓励宝宝与成人间的交往，激发宝宝愉快的情绪，为日后真正学说话打好基础。翻身练习是动作训练的一项主要内容。宝宝身体各部分的发展日臻成熟，会出现一些反射反应，跃跃欲试地想来个"咸鱼翻身"。先是尝试着趴下，再试着平躺，小宝宝好有韧劲啊，一刻都不停息。小宝宝从会抬头到会翻身，从爬行到站立，每一个进步，每一次跳跃，都渗透着宝宝的努力和妈妈的惊喜。如果新妈妈能够细心观察，留心训练，一定会让宝宝更顺利度过每个阶段。

　　这部分内容介绍了3至6个月宝宝的语言和翻身练习，提供了便于自我操作的技巧，供80后新妈妈们参考。

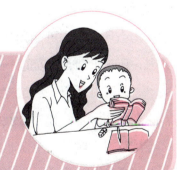

6个月前宝宝的
语言和翻身练习

3至6个月宝宝的身心·发育

从第三个月开始，宝宝就踏上了对周围世界的、快速而奇妙的探索之旅！慢慢地他会发现自己能动手完成很多事，也会学着控制自己的手，知道怎样通过身体的移动或者采用什么样的姿势，取到想要的东西。宝宝不仅对自己身体的控制能力有所提高，而且在与他人的交流上，也会取得令人欣喜的进步，这些都能帮助他与人更好地交流相处。此外，他玩的每一个游戏，参与的或听到的每一段谈话，都能让他的大脑接受和储存更多的信息，也能让他对社会形成更全面的印象。

到宝宝4个月的时候，他已经很爱笑了，不仅冲着你笑，还冲着玩具笑，冲着你的朋友笑，而且笑得很开心，这说明宝宝的幽默感已经开始形成了。他还会形成自己特有的语言风格，到6个月的时候，你几乎可以用喋喋不休来形容他了。

宝宝的笑声和语言，能帮他更快地加入他人的谈话，也能让他玩得更加开心。到6个月的时候，他已经能坐，而且也能让自己站起来了。他会拿食物当玩具，也可能爱从房间的一头移到另外一头，不管是慢吞吞地移过去，还是扭动着可爱的小身体爬过去。

此时，新妈妈和宝宝之间已经非常熟悉，新妈妈也越发按照母亲的本能来照顾宝宝。你一眼就能注意到他是累了，还是哪儿不舒服了，是饿了还是觉得无聊了。宝宝也会很了解你，知道你能明白他的心思，在他和别人"交谈"时也需要你当翻译。在玩的过程中宝宝能学到很多，你不仅是他最重要的玩伴，还是他的启蒙老师和安慰他的人。宝宝对别人的信任程度，不仅反映出一个新妈妈是否给他打下了良好的信任基础，而且还能从中看出他学到了多少东西。

尽管现在宝宝明白了妈妈和他自己是在身体上两个完全独立的个体，但他还不知道你俩有着完全独立的思想，或者说还根本无法理解思想是什么。6个月时，他的短暂记忆只持续3至5秒，因此，即使你拿走了他的玩具，会让他那会儿哭闹不已，但是只要你给一个替代物，或者不把那个玩具放在他的视力范围内，他很快就会停止哭闹，开始关注其他新的东西。当有人离开时，宝宝的反应也同样如此。如果能有人陪他玩儿，逗他开心，让他有安全感，失落感很快就会消失。

　　另外一种和短暂记忆相对的是长期记忆。长期记忆能让宝宝记住一些人和物。尽管当你离开之后他可能不会想你，但是当你再次出现在他面前的时候，他就会认得你，而且会希望见到或听到其他能代表你的东西，比如你的声音、你的笑容还有你身上的气味。

　　尽管他不会记得10分钟之前在干什么，但是不管怎样，他已经越来越熟悉这个世界了，熟悉的感觉能让他更加信任这个世界。当他遇到新事物或者试着自己解决问题时，如怎样才能够得着那个玩具，就会看你或者照顾人的脸色，来判断自己的反应对不对。6个月时，宝宝已经会用多种不同的方式来招呼不同的人了。比如，当他看到你时，会把胳膊伸出来，仿佛在说："抱抱我吧！"

　　尽管宝宝的很多动作都是无意识的，但是他正在逐渐有意识地支配自己的身体。他会摸你的脸，用手指头儿好奇地抓你的鼻子。

　　如果看到你手里拿着一个奶瓶，他会急切地上下挥舞胳膊，嘴巴一张一合。如果他饿了，但是还没见你拿奶瓶，也会用这样的肢体语言告诉你，他饿了，你该给喂奶了。

　　新妈妈会注意看他想玩哪个玩具，就把那个玩具递给他。到4个月或5个月的时候，他就会顺着你的视线饶有兴致地观察其他事物。你抱着他时，他会用手抓你的肩膀或胳膊，作为对你的拥抱的回应。吃饭时他还会碰你的餐具，"告诉"你他想尝尝你的食物。

　　大多数时候，新妈妈都能和宝宝顺利交流，你甚至不用费心捉摸他的

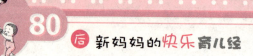

手势和表情，就知道他的心思。你会很自然地模仿他的用语，他也会模仿你。模仿很重要，通过模仿，他能学到很多东西，如说话的语音语调，体态和肢体语言，而这又可以让他明白很多东西都是要通过学习获得的，而不是天生就会的。

到6个月的时候，他已经学到很多社会规则了，而且还学着如何积极地融入这个社会中。他现在所学到的肢体语言，将为7个月或者9个月以后的社交打下良好的基础。

起初，宝宝只能用眼神和肢体动作进行交流，慢慢的，就会学着怎么发声，怎么控制声音，怎么把音节连起来，怎样能发出悦耳的声音。不断练习使他的听力越来越好。如果顺利，差不多到6个月底的时候，宝宝就能向你展示几个跟你学到的音节了。

宝宝4个月的时候喉头会下降，这样就能发出一些介于元音和辅音之间的喉音了，通常是一些没有实际意义的牙牙学语。但他现在所能理解的东西远远超过了自己的表达能力。

有研究表明，对6个月的宝宝说话时，如果你发出了不正确的重音，他就会露出惊讶的表情，而且还能区别出陈述语气和疑问语气，能通过你的眼神和肢体动作，知道具体的意思。到6个月底的时候，他能听得出自己的名字，而且会观察你用什么样的口形，发出什么的声音。其实，他正尝试着想在脑海里绘出一副口形—声音图谱，希望不久之后的某一天，能根据这个图谱发出自己的声音进行交流。

从视觉上看，3至6个月宝宝对脸上的细节和离他近的东西，比较容易集中起注意力，他的视野至少能看到5米远的东西。他现在已经能够双眼并用，把两眼看到的事物整合成一个三维立体的实物。这就是他为什么能精确地判断出速度、深度和方向的原因。他能够判断出熟悉的物体的移动方向，能用眼睛追踪做离心运动的物体，比如其他小朋友正在玩的三轮车的轮子。等到他的双手协调性更好的时候，就可以开始研究能见到的，让他感兴趣的东西了。

到第五个月的时候，他的眼神就更富有表现力了。一个邀请的眼神就能让你明白是想邀你和他一块儿做游戏；孤单的眼神是想告诉你，他快忍不住哭了。他会非常仔细地观察你的面部表情，并通过模仿，学习如何通过面部表情来表达心理的看法。如果你不像往常那样对他微笑，而是面无表情，他就会一脸诧异。等他开始意识到，手是他身体不可分割的一部分时，会非常开心地重复做把手交叉起来，再往外翻的动作。

到第六个月时，他的视力已经达到20／200左右了，这大约是成人的十分之一水平。他能清楚地看到视野范围内的事物，但是还不适应去感知距离和深度。等他理解的东西越来越多，看见的事物，如妈妈的脸、自己的玩具、扶手椅、厨房的炖锅，还有电话，接触越来越频繁的时候，他对这些东西也就记得越清楚。每次看到熟悉的东西，宝宝都会试着判断它的质地和重量，并且会从记忆库里调出以前储存的有关这个东西的信息，比如它是不是能动，怎么动，会发出什么声音，闻起来什么气味，放在嘴里的感觉如何，等等。到6个月底的时候，即使你和他分别两个星期以上，当你们再见时，他也能毫不费力地认出你来。

在这几个月中，宝宝定位声源的能力大大提高。说得更具体一点，他已经能判断出，位于前面和侧边的声音是从哪儿发出来的，不久之后，他又能取得一定的进步，正确判断位于头顶上和脸部以下的声源。尽管在1岁以内，他的判断速度还不能和你比，但是，到6个月的时候，能判断出位于身后的声源。等到他能灵活使用小手儿的时候，开始关心是不是任何东西都能发出声音，从自己发出的牙牙学语声，到用脚后跟拍击地板发出的啪啪声，如果在他的摆弄之下能发出声音，他就会大受鼓舞。

此时宝宝花在听力上的精力，主要和语言学习有关。当他注意到别人张开嘴的时候，就会等着别人发出声音，如果等了一会儿之后还没听到说话声，就会觉得非常奇怪。

宝宝一直在无意识地使用他的嗅觉，而且嗅觉也是他最灵敏的一种感觉。味觉当然也很重要，通过味觉，3至6个月的宝宝能感觉出放进嘴里的东西的质地、大小以及味道如何。他的舌头和嘴唇能品尝出很多种不同的味道。这两种感觉在他认识世界的过程中起着举足轻重的作用，能协助他的大脑把具体事物的外观、给人的感觉、味道以及气味整体结合起来，从而使他即使只能看见事物外观，或者只能听见声音时，也能大致猜出这项事物的特征。

如果他玩过球，如用嘴舔，用手击球或者把球滚来滚去，球在他脑海里的特征就是能滚动。如果你已经开始给他添加辅食了，那对他而言，就相当于开始了一场全新的味觉盛宴，很多他以前只能看一看或者只能闻一闻的美食，现在都能开始细细品尝。他结合背部、腿、胳膊、肩膀还有颈部的力量，开始会翻身了。同时，他的身体还比以前更有弹性，即使是躺着，也能用手去抓自己的脚趾头儿，能把脚趾头儿放到嘴里，还会手脚并用抓玩具。

3至6个月的宝宝会尝试着站起来，也很欢迎你的帮助。4个月时，他会很喜欢站在你的腿上，在你双手的支撑下做弹跳动作，一会儿之后，当他膝盖没力了。就会"扑通"一声坐下去。

宝宝从出生到会坐也要花几个月时间。4个月时，如果让他坐着，他差不多已经能支撑起上身的重量了，但是会不安分地扭来扭去。如果把放在他后背的靠垫弄开，没多久，他就会坐不住倒下来。5个月时，即使没有靠垫等物品的支撑，他也能自己坐上一会儿。6个月时，他已经能在你的搀扶下站30秒钟了，尽管可能还是晃晃悠悠地不能站稳。

宝宝肌肉控制力的发育是离心性的，先从肩膀开始，最后再发育到指尖。因此，大概到3个月的时候，尽管胳膊的肌肉控制力已经发育得差不多了，但是手的定位还不是很准确。到4个月的时候，他会用两只手去抓东西，而且当他把胳膊往前伸的时候，还会借助下身腿部的力量。等到他的身体协调性发育得更好的时候，就能准确抓到想要的东西了。

刚开始时，宝宝不知道怎样才能把东西抓住，于是，他会用拇指抓东西，放在胸前很低的位置，结果当他想尝尝是什么味道时，发现小嘴够不着。但是即便如此，他也会"毫不气馁"地继续尝试。甚至看到地毯上的花，或者图片里的人脸，也会用手去抓，结果当然没有成功，偶尔也能抓到来回摇摆的小玩意儿。

等到积累了一定实践经验之后，他就会慢慢明白，哪些东西是抓得到的，哪些是不能的，而且手的精细调节能力也会慢慢提高。说不准哪天他就能把一样小东西在左右手之间传来传去了，而且也知道该怎么用大拇指了。到6个月的时候，他已经能在维持身体平衡的情况下单手抓东西了。

 ## 语言刺激能提高宝宝智能

宝宝在这个阶段语言能力进步较快，嘴里时常会发出一些咯咯咕咕的声音。对此，一些有经验的过来人说，宝宝语言能力每天都在进步，即使他今天只跟你说出一个"啊"字，或许明天小家伙就会和你说出一连串的"啊"字。因此，一定要抓住宝宝的这个特点，开发他的语言能力。

语言智能是指有效地运用口头或书写文字的能力。这项智能包括把方法、音韵、语义、语言实际结合在一起并运用自如的能力。宝宝一生下来，便开始为学习语言做各种准备。其中最主要的就是在听力方面的准备，这使他能够听到并区分各种不同的语音。

新生宝宝最初的听力表现为，听到响亮的铃铛或拨浪鼓的声音，会立即引起他增加或减少全身性运动，有的宝宝还会出现闭眼动作（如果他的眼睛总是闭着的，则会收紧眼睑）。在1个月左右，宝宝会对声音注目"凝视"，在声音出现以后，他的眼睛是固定的，好像他正在凝视什么东西、有的宝宝会做出微笑表情或停止哭叫。在3个月左右，他开始搜寻声音来源，朝着它转动自己的头和眼睛。如果宝宝在听到声音时没有上述各种反应，则可能是因为听力受到了损伤。最好带他去医院检查一下他的听力。

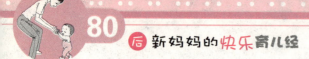
宝宝一生下来就会哭，这是他发出的第一声语音。以后的各种语音就是从这里分化出来的。而且，这种哭叫使宝宝学会了一种独特的呼吸方法，这种呼吸方法是说话时必须采用的。简单地讲，正是最初连续让妈妈心烦的哭声才使宝宝学会了发音和说话。

在1个月左右，宝宝就会在喂奶时发出一些新的声音，这不是哭声，而是一些我们汉语拼音中所讲的韵母声，如"u"、"e"、"i"等音。这些声音都是由于连续吞咽活动和吸奶活动引起的，一次发一个，并且不常重复。这些声音在他的语音发展中占有非常重要的作用。不到三四个月中，宝宝开始尝试新的发音方法。这就进入了下一阶段，到了咿呀学语的时期。

用语言和声音刺激宝宝：妈妈在给宝宝穿衣、喂食和洗澡时，要坚持跟他说话。这种简单而又始终如一的谈话，虽然他并没听得懂，但是，却对其语言发展起着非常重要的作用，同样要坚持。要尽量让他听各种不同的声音，以帮助他迅速发展听力，但切忌不要听太强烈的声音和噪声。可以在他的小摇篮上挂一些铃铛、时钟、能播放轻音乐的小录音机或者发音玩具等。这样就能很快地发展他的听力，使他很快将声音与一定的物体联系起来。

♀ 第一，妈妈要多抱抱宝宝。

在宝宝刚生下来几个星期里，一定要多抱抱他。亲密的身体接触会使妈妈和自己的宝宝产生相互依恋的情感和亲密无间的交流。尤其是在他清醒的时候，更应该抱抱他，逗逗他，与他说话。这种与宝宝之间亲密的"皮肤交流"，对其最初的健康成长来说是非常重要的。当他不安时、饥饿时或是疲倦时，都需要妈妈来抱抱他，或是安抚他。这种轻柔的抚摸、镇静的话以及和蔼的目光，都使他感受到妈妈对他的爱意，不仅使他身体感到舒服，更使他心里感到无比"惬意"。有关的研究发现，这种经常性的拥抱和抚摸能够迅速促进早产儿的发育，也能使出生体重偏轻的新生宝宝迅速增长体重。而缺乏拥抱和抚摸的新生宝宝的增长速度则要慢得多，因为他们的皮肤处于"饥饿状态"，缺少拥抱和抚摸等精神营养。所以，千万不要使自己的宝宝得"皮肤饥饿症"。正是通过这种早期的搂抱、抚摸、哺乳以及各种皮肤间的接触，宝宝才开始对外界各种事物感兴趣并迅速学会对成人的各种行为做出正确的反应，这其中就包括对成人的语言做出各种反应。

♀ **第二，利用宝宝的玩具，手铃和拨浪鼓。**

妈妈可以在宝宝的手上套一个宝宝用的手铃，这样就可以培养他最初的注意力和手眼协调能力。他会不断地摇动手腕以使铃声不断。也可以在他的脚上套一个小铃铛，这样在他踢腿时，就会听到铃声。同样，这也会促进他听力和一些能力的表现。妈妈还可以自己拿一个手摇拨浪鼓。经常对着他摇。这样既增强了亲子的感情，又发展了宝宝的能力。

♀ **第三，爸爸妈妈和宝宝的发音游戏。**

如果有时间最好多跟宝宝玩一些发音游戏。所谓的"发音游戏"就是，爸爸妈妈发出一些简单的语音来逗宝宝玩。宝宝也慢慢模仿出发声，爸爸妈妈再模仿宝宝的声音。如果反复。一来一往，这样，就让宝宝听他们自己的咕咕声，或是在重复这些声音中获得愉快的感觉。这是爸爸妈妈和宝宝都爱玩的一种学习语言的游戏。一开始，爸爸妈妈只能发出一些简单的韵母音，如"a"。这样的音宝宝容易模仿。可以先叫他的名字，然后用目光注视他，并开始用一种唱歌的声调来发出"a"这个音，接着再抚摸他、冲他微笑。稍停一会儿，看看他是不是会给你也发出一个音（这时一定要有耐心，要学会等待。这一阶段的宝宝一般要10秒钟左右才会有反应）。如果他真的发出了声音，那么，应立即重复他的声音并且和他反复进行这种游戏。如果听见他发出咕咕声音时，就立即和他说话，就像已经听懂他的"说话"一样。这个游戏能够使宝宝很快学会发出一些声音并学会模仿发音。爸爸妈妈对他的模仿又鼓励了他对这些反复的练习。这样，就为他在以后阶段里真正学习语音做好了准备。而且，这种游戏的另外一个好处就是，经过这种发音游戏训练的宝宝，以后不大爱哭，他们反而喜欢发出叽叽咕咕的声音。这可是一个意外的收获。

♀ 第四，与宝宝玩呼唤名游戏。

这一阶段宝宝主要对人尤其是对其抚养者感兴趣。他喜欢看你的脸，喜欢看你跟他说话时的面部表情的各种变化，眼睛睁得大大的，仿佛要把你看个够似的。这时，你如果靠近他并呼唤他的名字，跟他做这种"唤名游戏"则非常好。虽然他一时还不明白你呼唤的是什么，但是，如果坚持在每次接近他时，都这样面带微笑地呼喊他的名字的话，用不了多久你就能发现宝宝会在你每次呼唤名时给予积极的响应，并表现出幸福安逸的样子。

♀ 第五，与宝宝玩摸脸游戏。

出生2个月以内的宝宝一般只能直视15至30厘米范围内的物体，这刚好能使他在妈妈抱着他，或者喂奶时看清妈妈的脸。一开始，他注意的妈妈的脸部轮廓，如下巴、发型。然后就是脸部的具体细节，特别是眼睛盯着妈妈的眼睛，这是出生后最初几个月中最重要的交流方式。在宝宝进行这种自发的目光交流时，妈妈如果握住他的小手，让他的小手在你的脸部慢慢的、仔细地抚摸，并告诉他摸的是什么，例如在小手摸到鼻子时，妈妈就对他说"鼻子、鼻子"，在小手摸到他的小嘴时，就说"嘴、嘴"，则非常有利发展他的语言能力。如果在这同时妈妈的面部表情再丰富一些，眼睛睁大一些，频频微笑或者撅嘴发出劈劈啪啪的"亲吻之声"，则教育效果更佳。这种亲子之间温馨、愉快的游戏非常有利于宝宝的身心健康发展和交流能力的培养。

♀ 第六，让宝宝玩抓握游戏。

妈妈在给宝宝喂奶时会发现，他有时会抓你的手指紧紧不放，有时给他一个东西他也会抓住不放。因为，这样抓、握是他的一种本能动作，也是他认识世界的一种方式。如果能在平时多给他一些东西，让他试着去抓，并且告诉他抓的是什么，则非常有利于他的语言和智力方面的发展。比如，可以拿一块木制积木或金属饭勺，或一块柔软的布，轻轻放在他的手中，然后告诉他"这是木头"、"这是勺子"等。你会发现他也许会特别喜欢抓其中的某些物品。

♀ 第七，爸爸妈妈可以自编摇篮曲。

当妈妈给宝宝洗澡时，或者是在穿衣、哄他入睡时，如果能即兴唱一些摇篮曲则效果会更好。睡眠时的摇篮曲都是现成的，但是，可以根据具体性情况把词改一改，改成宝宝的名字。其他活动时也可以即兴哼一些好听的歌曲，但歌词都可以改为与宝宝相关的内容，如"睡吧，睡吧，我心爱的XX，妈妈爱你，爸爸喜欢你……"等。

 多和宝宝说说话

新妈妈应该利用各种机会向宝宝介绍其周围每一件东西的名字，例如，从早上他要喝的牛奶到晚上与他相拥而睡的毛毛熊。为使宝宝自然地掌握这些基本名词，你可以在与宝宝玩耍时，给他注入这些语言的概念，例如指着他的小嘴，告诉宝宝这是他的"嘴"，或拉拉自己的耳朵告诉他这是"妈妈的耳朵"，使宝宝既开心，又能掌握这些名词的发音和所含的意义。在对宝宝讲话时，一定要面对着他，让宝宝清楚地看到你的脸部表情。

有关的专家表示，宝宝熟悉的名词多少以及对这些名词的理解程度，对他今后语言表达的流畅程度和准确度有很大的影响。所以，在这个阶段，新妈妈对宝宝讲的话要尽可能的规范化，准确化。同时，不要用多种方式表达同一个概念，以避免给宝宝留下许多模糊的概念。

在宝宝出生以后的前8至12个月里，初为人母的新妈妈或许会有幸听到宝宝叫出的第一声"妈妈"或"爸爸"。这时，你的宝宝还会用肢体语言，例如点点头、摇摇头与你交流。有关的科学研究表明，在这个时期，宝宝不但会更加注意大人讲的话，而且也会试图模仿所有的大人讲的话。因此，这时新妈妈对宝宝讲的话，对其今后语言能力的发展具有十分重要的影响。

新妈妈在每次和宝宝说话时，应该尽可能地用一些固定的名词，并且反复地用这些名词，而且，说的句子要尽可能规范，并且不要变音，例如"这是什么"，不要说成"这什么"。新妈妈在回答自己提出的问题前，应该稍加停顿。宝宝这时虽然不能说完整的句子，但是仍然有提问的能力，例如他会用手指着某个物体，同时发出单音节的声音"吧"，这就表示疑问。

在新妈妈训练宝宝学说话这个阶段，新妈妈应该利用各种机会向宝宝介绍其周围每件东西的名称。为了使宝宝自然而然地掌握这些基本名词，新妈妈可以在与宝宝玩耍时，给他注入这些语言的概念，例如点着他的小脚趾，告诉他这是宝宝的"指头"，或者指着自己的眼睛，告诉他这是"妈妈的眼睛"，使宝宝既开心，又能掌握这些名词的发音和所含的意义。对宝宝讲话时，一定要面对他，让他清楚地看到爸爸妈妈的脸部表情。

此外，新妈妈还可以通过唱歌的方式，选用节奏感强的摇篮曲、儿童歌曲，教宝宝学说话。宝宝对一首歌曲听多了，就能记住其中的歌词。但是，这个时候宝宝虽然能重复歌词，不见得能明白歌词的意思。所以，可以通过减慢歌曲的速度，一边做动作，一边唱的方式，让宝宝明白歌词的大概含义。

在完成以上过程的基础上，新妈妈可以给宝宝看一些大开本的画册或相册，鼓励宝宝自己翻书或相册。新妈妈可能会注意到，宝宝有时对一个画面就要看上半天，这时新妈妈得有耐心，对书中的图画提出问题，也需要有耐心等宝宝"回答"。

在这个阶段，宝宝发育的方向有两个，一是行走，二是说话。有些宝宝掌握行走能力先于掌握说话能力。好动的宝宝一般要等学会走路以后，才会将注意力放在发展自己的说话能力上。据有关的专家介绍，这两种能力的发展基本上不会同步进行。

儿童教育专家建议，从宝宝出生之日起，新妈妈就应该多和宝宝说话，尽管他们还听不懂，但是，这样做有利于增进宝宝与爸爸妈妈的感情。而有关研究的科学家认为：跟宝宝说话可能会增强他们的语言能力。

现在有许多80后新妈妈不知道怎样跟自己的宝宝沟通，下面我们向年轻的新妈妈提供几条建议，不妨试一试。

创造良好的环境。与宝宝说话时，最好在安静的环境中没有任何背景噪声，以便让宝宝高度集中注意力，并且保证他们能清清楚楚地听清你的发音。

掌握谈话的时间。宝宝的注意力难以较长时间持续保持集中。每次"谈话"最好不要超过5分钟，在宝宝长到9个月以后，每天累计的"谈话"的时间可以加长至半小时左右。

细心观察琢磨。宝宝长到2个月时，便可以有意识地跟他说说话，同时，在说话时仔细观察宝宝的目光和面部表情，看看他究竟对什么"话题"最感兴趣。

注意语调与动作。在大人跟宝宝说话时，不仅要面带笑容并且辅以手势或身体动作，而且语调必须注意抑扬顿挫。

用道具配合。说话时有玩具、动物、图片、鲜花等实物作"教具"效果往往更好。

谈话对象忌清一色。说话人可以是宝宝的爸爸、妈妈、爷爷、奶奶，甚至邻居，说话人的变化可以增加宝宝对"倾听"的兴趣。

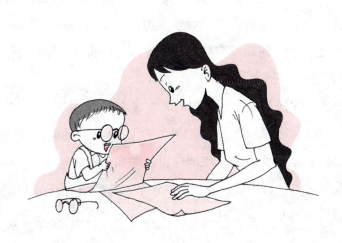

逗引宝宝学发音

宝宝在生下来就有模仿能力，当新妈妈对着宝宝张口说话时，宝宝就会用口来模仿大人的动作。因此，新妈妈除了在生活上多关心宝宝以外，也要多鼓励宝宝发音，这不仅与宝宝有情感的交流，也可以促进宝宝语言的发展。

逗引宝宝发音的具体方法如下：

找声音。平时新妈妈要多训练宝宝对声源的反应，可以拿一些发声玩具做辅助，让宝宝试着辨别声音是从哪里发出的；也可以常在宝宝的两侧说话，让他学习转向声源。此外，有时也可以拿块布将发声玩具盖住，让宝宝去寻找声音来源。这样可以帮助宝宝建立"听觉的物理恒存概念"。

听声音。训练宝宝的听声能力，也可以给宝宝一些会发出声音的小玩具，让他拿着玩，学习操控声音；也可以在宝宝床前摆放一些音乐铃或播放一些轻柔的音乐。

通常，当妈妈对宝宝说话令他高兴的时候，宝宝就会和妈妈"对话"，小嘴里不断地发出a、e等音，而且逐渐地还会发"ma—ma、ba—ba"等重复音节。因此，细心的新妈妈，对宝宝说话时千万不要口若悬河，使宝宝无法应答，要一字一句地说清楚，并且在两句话之间停顿一下，以给宝宝更多对话的机会。

叫名回头。平时可以多叫宝宝的名字或者小名，比如，"小明"或"琪琪"，看小家伙是否会立即回头。如果宝宝没有反应，就需在不同的场合反复地练习，经常这样称呼他，使他与自己的名字联系起来。当宝宝听到名字，回头向你微笑时，你最好能将他抱起来，并亲吻一下，以作鼓励。

多指看。平时抱着宝宝时，看见什么可以一边指给他看，一边给他讲解，比如，"这是杯子，用它可以喝水"，"这是电灯，它可以照明，让你看见东西"。这样边说、边看、边指认、边触摸，并且，经常这样重复，宝宝就能在潜意识里记住它们，大约到了七八个月时，他就可以将词和物联系起来了，等你一说到这些物品时，宝宝就会去看，会用手指。

教儿歌。平时可结合生活及活动，朗读一些简短的儿歌。比如，当你们在玩照镜子时，可边看边配上儿歌。如"小镜子，亮闪闪!宝宝照镜，笑眯眯!"等，再如"拉大锯，扯大锯，外婆家，唱大戏，妈妈去，爸爸去，小宝宝，也要去。"

练习沟通。可以半躺在床上，让宝宝面对面坐在自己的大腿上，和蔼地与宝宝进行亲切的交谈，并且，一边抚摸一边与宝宝说话。

辅音学习法。宝宝在这个阶段，都会用口唇发出辅音，有时会自言自语地说"啊不"或"打打"的语言。这时，新妈妈也应同时与他呼应地说"啊不"或"打打"，以鼓励他多叫几声。

带手势对宝宝说话可使宝宝智力超群。经研究发现，宝宝学习一种简单的手势语言，学说话会学得更快，并且在日后的智商测验中，他会表现得更佳。有专家认为，学会手势可使大脑功能增强。在11个月时学习了手势语言的宝宝，几个月之后语言能力就超过同龄人，而且，这种语言优势一直可以保持到3岁。不仅如此，一直到宝宝8岁的时候，小时受过手势语言训练的人，在智商测验中会出类拔萃。但也有人认为学语言借助于手势，会使宝宝懒得张口说话。

研究人员考虑了家庭收入、教育和其他因素对智商的影响后发现，对小时候受过手势语言训练的儿童与没有受过手势语言训练的儿童相比，受过手势语言训练的儿童智商要高12分。使研究人员感到惊讶的是，那些受过手势语言训练的儿童的智商会超过比他们大1岁的宝宝。

语言培训要有计划

　　一个人的道德修养、文化水平、社会身份往往可以从他说话用词、语调口气中看出。宝宝期是语言发展的一个非常重要和关键的时期。因此，提高宝宝的语言表达能力是新妈妈的一项艰巨的任务。新妈妈要掌握宝宝学习语言的规律，有计划地进行培养和训练。

　　有计划地进行培养和训练的具体做法如下：

　　♀ 第一，通过直接感知，在认识周围事物中发展宝宝语言。

　　宝宝学习语言，要与周围的现实的人、物、大自然及社会现象紧密相连。通过各种感官直接感知，听、看、触、摸、尝、闻等，获得周围的一切知识，继而发展宝宝的语言。语言的发展提高了宝宝的认识能力，而认识范围的扩大，内容的加深，又丰富了宝宝的语言。因此，要根据宝宝直观感知的特点，给宝宝创设条件、丰富生活内容。例如新妈妈可在家里设立自然科学角，种植一些白菜头、胡萝卜根。萝卜挖空后，可在里面种蒜，上水后撒上小麦等，让宝宝仔细观察它们的生长过程，引导宝宝用恰当的语言表达出来，如"嫩绿的叶子"，"绿油油的麦苗"。

　　在下雪天，实际观察雪花的形状，宝宝可以观察到雪花有六个瓣，一团团飘落下来的。引导宝宝欣赏房上、树上、地上全是白茫茫的一片，美极了。然后，向宝宝提一些具有启发性的问题："这白茫茫的白雪像什么呀？"有的宝宝说："像雪白的棉花。""像白糖。""像厚厚的毯子。"宝宝根据自己的生活经验去欣赏雪景，相应地丰富了词汇。

　　在春天，新妈妈可带宝宝种植，让宝宝亲自动手实践，从中得到丰富的印象。带宝宝松土、选种、种植、移植……在做每一项工作时，都要一边干一边讲解，使宝宝知道这种劳动叫什么，相应地丰富宝宝词汇。新妈妈可以选几类种子，让宝宝观察，比较它们的异同。宝宝会说："有的像小米粒，有的像橘子分瓣一样……"通过种植与照料花草，不仅丰富了知识，也陶冶了情操，使宝宝充分感受到自然界千姿百态的变化。宝宝生活内容丰富了，思路也就开阔了。在宝宝直接感知中丰富知识和发展语言。

♀ 第二，新妈妈应致力于发展宝宝思维能力。

语言与思维有着密切的关系，语言在思维活动中的主要职能是参与形成思维，没有语言思维无法进行，而思维活动的成果，必须用语言表达出来。宝宝思维能力的发展和语言能力的发展是同步进行的，宝宝掌握语言的过程，也就是思维发展过程；而思维的发展，又促进语言的构思能力、逻辑能力和语言表达能力的发展。

在宝宝教育过程中，新妈妈要采用多种多样的形式，发展宝宝观察力、记忆力、想象力和思维能力，不单让宝宝具有模仿语言的能力，还要学习举一反三，会依照原有的语言范例，换新的内容，表达新的意思，从而具有口语表达能力。如教儿歌《我给月亮做衣裳》时，宝宝问："月亮为什么没有一件合体的衣服？"为了培养宝宝的求知欲就说："是呀！为什么呢？"新妈妈建议宝宝每天晚上观察月亮的变化。经过一段时间的观察以后，请宝宝说说月亮是怎么变化的？宝宝说："有时像小钩子，有时像小船，有时像半圆……因为它老在变化，所以没有办法给它做合体的衣服。"在实际观察中，宝宝得出了结论，丰富了知识。在实践活动中，宝宝动手、动脑，发展了宝宝的注意力、观察力，分析比较和判断的能力。

另外，在语言教育活动中，要注意采取综合教育手段，较好地达到教育目标。例如在讲了"小蝌蚪找妈妈"的故事以后，新妈妈让宝宝用剪纸的方法，用橡皮泥和各种自然物做一套故事角色：青蛙、蝌蚪、鹅、金鱼、乌龟等。做好以后，让宝宝一边演示一边讲，加深宝宝对故事的记忆与理解，调动了宝宝学习的积极性、创造力和想象力。

♀ 第三，在学习语言的过程中，新妈妈要让宝宝多看、多听、多说、多练。只有这样，你的宝宝才能很快地学会说话。

宝宝只有真正学会了说话，把自己的愿望用正确的语句表达出来，才能自由地和人交往。培养宝宝多方面的兴趣，使他们知道在浩瀚的大自然中，有许许多多还不清楚不知道的事情，启发宝宝的求知欲望，引导宝宝仔细观察，认真分析思索，扩大和加深对周围事物的认识和理解，发展宝宝的口语表达能力。

要有计划地带领宝宝直接观察，给宝宝多创造条件，采用直观形象的方法，引起宝宝学习的兴趣。如给宝宝讲"春天"的故事之前，先告诉宝宝："春天到了，大树、天气、人、花、草、小动物呀，都有一些变化。一看到这些变化，就知道春天到了，你找一找，看一看，春天到了有些什么变化，以后讲给大家听。"宝宝根据自己观察判断的内容，亲身的体会，积极地发言。宝宝说："小燕子飞回来了，青蛙妈妈有宝宝（小蝌蚪）了，小草偷偷地从泥土里钻出来了"等，宝宝列举了许许多多他生活中的经验，兴趣很高。

图画读物是宝宝的精神粮食，是宝宝喜爱的一种文学形式。它形象生动可爱，色彩鲜明美丽，深受宝宝喜爱。欲想发挥图书作用，也需要教师与爸爸妈妈做具体指导。如采用以下几种方法，先教宝宝看书的方法，拿到一组图画，要求宝宝先看页码，或按情节排好顺序，然后找出书中的主要角色，记住他们的形象，观察他们的动作，想象他们在干什么？联想组合成故事。如《刺猬树》是由6幅画组成，让宝宝按顺序找好每一幅画，看完图后，第二步让宝宝看里面有谁？第三步让宝宝看它们在干什么？发生了什么事？看完以后，请宝宝根据自己的理解和想象讲述故事。如此，宝宝虽然一个字都不认识，却能看出画中的内容，并能根据图画内容讲述，既丰富了他们的知识，又发展了语言表达能力。

培养宝宝注意倾听，这是发展宝宝表达能力的先决条件。宝宝学习语言，首先要学会听，听得准确，听得懂，然后，才有条件正确地模仿着说。讲故事是向宝宝介绍文学作品的基本方法。因为宝宝不识字，他们是文学作品的听众。将不识字的宝宝引入文学世界，就需要给宝宝讲，让宝宝认真地倾听，达到教育目的。给宝宝积极创造听的环境，可以是多种多样的。如给宝宝听录音故事、听别人讲故事；邀请宝宝谈话，互相倾听并交谈；带领宝宝听多种声音：乐器的声音、动物的声音……让宝宝听后模仿、想象，并讲出他们听到的声音好像在说什么。

让宝宝多听，是为了发展倾听和区别周围声响的能力，发展宝宝听觉器官，加强对语言的声音结构分析。培养宝宝良好的倾听习惯，要求宝宝会听，听得懂，认真听不打断别人的话，这也是文明习惯的一种表现。

在日常生活中，利用与宝宝接触的一切时机进行交谈，在交谈中建立感情，使他们无拘无束，愿意讲出来。当宝宝用语不恰当时，教师要及时的予以纠正。新妈妈应该善于利用宝宝饭后、游戏、放学等分散时间，有计划、有目的地与宝宝交谈。在交谈中，新妈妈和宝宝易于进行感情交流，关系可更加亲密，宝宝有什么事就都愿意告诉老师。这不论对宝宝发展语言能力，还是形成对事物的正确态度都有积极作用。新妈妈在组织宝宝集体学习时，更要注意启发宝宝学习的积极性，新妈妈应注意给每个宝宝"说"的机会。宝宝学习语言是靠"听"和听后的模仿"说"。因此，我们要给宝宝创设一个"说"的环境，让宝宝练习"说"，学习"说"，在说中学说。

发展宝宝语言表达能力的任务，主要是培养宝宝正确的发音，吐字清楚，丰富宝宝词汇，并能正确地运用。教会宝宝按照汉语语法规则讲话。这些内容，都得在语言实践中学习，掌握。这就要让宝宝多练习，重复地练习，逐渐地掌握。给宝宝提供多练的机会，创造多练的环境。宝宝的发音不准，爸爸妈妈注意及时地纠正、练习，就能掌握得快，说得好。

♀ **第四，要教宝宝礼貌用语。**

新妈妈要教宝宝礼貌用语，培养良好的语言习惯。这是十分重要的，好的习惯要从小养成，长在了就会习惯了，如果一旦养成了不好的习惯，再想改正就难了。因此新妈妈一定要教育你的宝宝学习礼貌用语。

礼貌是人们的道德准则，一是礼貌行为，二是礼貌语言。两者结合起来，才能给人一种谦逊文明，恭敬有礼，落落大方的好感。礼貌也反映着一个民族的精神状态。因此，礼貌教育要从小抓起，新妈妈要为宝宝创造使用礼貌用语的条件和环境，使宝宝从小就会使用礼貌语言，有良好的语言习惯。培养宝宝的礼貌言行要从以下几个方面入手：

教育宝宝尊敬长辈、成人。要求宝宝能用礼貌语言主动、热情、大方地打招呼、称呼人，会问好，道别。教育宝宝当遇到困难需要帮助时会说："请您帮我……"得到帮助以后，会说："谢谢。"教育宝宝当自己不注意影响别人时，会主动诚恳地道歉，而当别人影响了自己时，能克制、谅解别人，会说："没关系，不要紧。"教育宝宝当别人在谈话时，应不插嘴、不妨碍；大人和自己讲话时，要专心地听，不打断别人讲话，不离开，不嫌烦。有急事需要及时谈时，要打招呼。别人向自己提出问题时，要认真地回答。教育宝宝要有良好的语言习惯，讲话时声音要大，让大家能听见；速度要适中，不快不慢；语言要准确，吐字要清楚。说话的时候，应该看着对方，不要东张西望，不要骂人。

进行这些文明礼貌的言行规范教育时，我们应始终坚持"正面教育与具体行为相结合"，使宝宝直观地理解礼貌用语的含义，并会正确使用。如称呼问题，我们教给宝宝根据不同年龄、不同场合，会用礼貌语言称呼别人。看见老年人，知道称呼："爷爷、奶奶；"看见像学生一样的人，知道称呼："大哥哥、大姐姐；"班上来了参观、听课的人时，就要知道问："客人好。"等。通过反复的教育，宝宝们掌握了许多人称名词，他们逐渐会合乎情理地称呼了。另外，利用文学作品，如故事、诗歌等，向宝宝进行教育，培养宝宝"语言美"，也是很重要的一种教育方式。如通过诗歌《客人来了》使宝宝知道妈妈不在家时，客人来了，小朋友要像主人一样热情有礼貌地招待客人，给客人倒上一杯茶，说："阿姨（叔叔），请喝茶。"客人走时，要送到门口，会说："阿姨再见。"宝宝在文字作品里，学到了礼貌言行，并且运用到日常生活中去，用礼貌语言进行交往。这也是全社会的道德风尚。我们大家都应做宝宝的模范，处处以身作则。

怎样为宝宝读书最有效

　　宝宝也需要读书，哪怕每天只有几分钟，也会使宝宝受益无穷。如果不相信，就一起来看看吧！有一个宝宝迷上了妈妈给他买的画书，总是指着上面的小猫"猫，猫"地嘟囔，像在自己给自己讲故事。回想起来，他5个月就开始玩弄那画书，不过那时他只会把画书放在嘴里，到了8个月的时候，他学会一页一页地翻书，在每天晚上，他喜欢让妈妈给他讲那画书上的故事，现在他快1岁了，能认出书上的图案。他从这本书里学会了很多，妈妈也惊奇地发现，原来宝宝也需要读书。

　　有关的研究显示，在宝宝成长的第一年，经常让他接触书，会对他的智力和情感的发育有很大的帮助。从宝宝时期就开始读书的宝宝，大脑发育要比其他的宝宝快一些，而且他们更容易接受即将学习的知识和技能。美国早期教育专家解释说：当你大声读书给小宝宝听的时候，你实际上正在教会他识别不同声音所代表的不同含义。而这些都是宝宝学习语言和理解事物的基础。可见，对宝宝而言，书不只是一个任他乱撕乱咬的"玩具"，还会带给他更多的好处。

　　用一些图画书上的鲜艳的颜色，简单的图案，新妈妈可以给宝宝视觉发育提供适当的刺激，还能提高宝宝的认识能力。所以，在给宝宝选书的时候，你可以找一些有图画的。在读给他听的时候，你就可以　边指着图画让他看，一边再解释给他听："宝宝，看这只可爱的黄色袜子，和你脚上穿的黄袜子是一样的！"这样，可以帮助宝宝把具体的东西和它的名字联系在一起。也可以让宝宝把书中的图片和生活中真实存在的东西相比较，这样印象会更深刻。

　　新妈妈和宝宝一起共同讲故事时间，能推进他的情感发展。有关专家建议我们，应该给宝宝一个固定的讲故事时间，在给宝宝讲故事的时候，新妈妈可以让宝宝坐在你的腿上，这样宝宝就会有稳定感和安全感。

即使是给宝宝读书，也不能总讲同一个童话故事，否则宝宝也会觉得无聊的。有些宝宝能安静地坐在那专心致志地听你讲故事；有些宝宝就不会这么听话，他会不停地动来动去，或是迫不及待地想从你手中把书拿过去。当宝宝没有把注意力集中在听你读书时，新妈妈也不要着急。通常你第一次读书给宝宝听的时候，他都会这样。只需多加练习，多一点耐心，大多数宝宝都会喜欢讲故事时间，最终学会安静下来听你读书。

那么，怎样为宝宝读书最有效呢？下面这些办法供参考。

宝宝读书兴趣的培养。为了培养宝宝的读书兴趣，首先要消除那些让宝宝分心的事，把他想要的东西给他。比如他的奶瓶、玩具，至少能让宝宝集中注意力。其次，在读书的时候，你要尽量做到感情丰富。升高或者降低你的声音，表情也要丰富，时而惊奇、时而高兴。最后，你要多和宝宝交流。读到有小动物的时候，你可以学着动物的样子，用手做个犄角，或是捏着鼻子学学动物叫。如果宝宝看到你这样做很兴奋，你就要抓住这个机会，和他一起享受这份快乐，比如，你们可以一起鼓掌。这样他就会着迷于听你读书中。但是，如果宝宝实在不愿意听你读书，一直在你腿上扭来扭去想要下来玩。这时候最好先把书放起来，等宝宝情绪好点，再去试着读书给他听。有关的专家提醒我们，读书给宝宝也要看宝宝是不是愿意，不能强迫宝宝。

将亲子读书养成习惯。每天中你可以多给宝宝读几次书。只要挑选你和宝宝心情很好，很放松的时间。比如午睡醒来之后，晚上上床睡觉之前。这个时候宝宝会更容易接受书中的故事，更喜欢你们的读书时间。帮宝宝养成读书的习惯，有一些细节上的技巧。首先，刚开始给宝宝读书时，速度可以快一点，你可以简单读一下故事内容，让他也有个适应的过程。等他习惯听你读书后，就要放慢读书的速度，给宝宝留下思考的时间。其次，读书的时候尽量要把书放在宝宝眼前，让你们俩都能看清楚上面的图画。最后，尽早让宝宝享受读书的乐趣。即使是一个刚刚出生的小宝宝，也会喜欢在你怀中，听你诉说的感觉。

读书时要掌握好音调。在给宝宝读书时，最好使用高声调和富有表现力的声音说话。说话的速度要放慢，吐字要更清楚，让宝宝听清楚每个字，分辨出每个字发音的不同。据有关的研究发现，宝宝喜欢妈妈和他交流的时候，使用那些比较夸张的声音。还有就是听歌曲里抑扬顿挫的声调。

再重复一遍。如果宝宝喜欢你读的内容，就多给他重复几遍。有关的专家认为，和宝宝说话时，不断地重复可以让宝宝加深对这些语言的印象，有利于宝宝学习语言。而且宝宝熟悉了这些故事后，就能在你下一次读给他听的时候感到舒适，安全，自信，因为他已经很了解了。

跟着宝宝的感觉走。比较小的宝宝会更喜欢拿着书玩，没关系，就让他玩。这能增加宝宝对书的兴趣。所以，新妈妈可以让他用各种方式多接触书，摸一摸，甚至用嘴啃啃。到了8个月的时候，你就可以教他一页一页地翻书。普通的书可能禁不住宝宝的折腾，你可以准备一些画书，或者比较结实不容易被撕坏的书。

宝宝看书的时候，你一定要在旁边，如果宝宝做得太过分，例如在他撕书、啃咬书的时候，要及时制止他，并且告诉他这样做是不对的。这样，他才能知道爱护书。读书对宝宝来说是件很有意义的事，即使每次只是简单的几句话，宝宝也很可能受益终身。

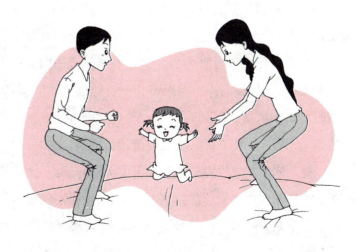

怎样给宝宝放音乐

　　音乐是一门听觉艺术。从小开展各种训练听觉的游戏，能培养宝宝倾听音乐的兴趣，能让宝宝感受到音乐的美，开启宝宝的智慧。

　　音乐的胎教功能已得到广泛证实。近来有关的医学专家又发现，特定的音乐在宝宝看护方面也具有明显的作用。曾经有音乐人与医学专家合作，在临产孕妇的配合下，通过听诊器从孕妇腹部获得原始声音，然后将其扩大并加以采集，再利用电脑对声波进行频谱分析与过滤，最后将胎儿在母体中听到和感受到的妈妈心跳声、血流声、通过听诊器听到的其他特殊声响加以合成，并且融入中医理论配制成音乐。研究实践表明，这类音乐明显能使正在哭闹的宝宝停止哭泣。

　　据中医学专家刘寿永介绍，我国的五声音阶为宫、商、角、徵、羽；五行学说为木、火、土、金、水；人体的五脏为肝、心、脾、肺、肾。根据传统中医学，五音与五脏的对应关系为"宫动脾、商动肺、角动肝、徵动心、羽动肾"。根据这一原理，春天对应人体五脏为肝，情志为怒，选用属木的角音，奏出生发、柔和的旋律，能起到养肝明目，舒筋制怒的作用；夏天对应人体五脏为心，情志为喜，选用属火的徵音，奏出阳热、上炎的旋律，可通脉养心；秋天对应人体五脏为肺，情志为悲，选用属金的商音，奏出清肃、坚劲的旋律；冬季对应人体五脏为肾，情志为恐，选用属水的羽音，奏出寒润、下行的旋律，能益肾聪耳。

　　这里向新妈妈推荐一些适合宝宝听的音乐：《快乐颂》、《生日快乐》、《小蜜蜂》、《玩具进行曲》、《梦幻曲》、《祝你圣诞快乐》、《杜鹃圆舞曲》、《小小羊儿要回家》、《小象进行曲》、《天鹅之舞》、《送给你，妈妈》、《安睡吧，小宝宝》、《致爱丽丝》、《回家》、《忘情水》、《祝你一路顺风》、

《婚礼进行曲》、《我将永远爱你》。其他的还有很多，新妈妈们可以根据各自需要来选择。

一个人的聪明与否应该从各个年龄阶段的各个方面来综合判断，科学上对人类的智慧有比较广泛的定义，那就是包括了文字、语言、数学逻辑、肢体运动、人际沟通、视觉空间，甚至连音乐的感受分析都算是智慧的一部分，这更说明了不管一个人的遗传如何，智慧可以在后天的训练培养中有更大的空间。我们在评估一个宝宝的成长智能时，有经验的爸爸妈妈都知道从宝宝开始会坐、翻身、爬行、站立到讲话，都是属于智能的发展，宝宝用音乐也可以做很好的智能评估和发展训练。

其实宝宝无法学文字或语言，他们的学习本能来自于对原始知觉的反应，像视觉、听觉会有相当不同程度、不同表情的反应，就以听觉来说，他会有好奇、喜悦甚至害怕、惊吓的反射。所以，我们常用声音来逗宝宝，也用表情来遏止宝宝的不当行为，这说明了以音乐这种听觉来做发展训练，对宝宝是可行的。

有这样一个感人的情景：1岁的宝宝躺在摇篮里，新妈妈没事就过来逗他，拿着一个小手鼓转来转去，随着鼓声，新妈妈叫着："咚咚、咚咚……"过一会儿，新妈妈发现小手鼓被宝宝拿在手上玩，他竟然对着妈妈叫着："妈妈、妈妈……"

从有关研究专家的分析来看，宝宝最早发育对音乐的感受在两三个月的时候，就能够有节奏的认知，到了6个月的时候对音乐的强度能做辨别，在7至9个月的时候能够分出不同的音色，到15个月的时候，就能够听得懂旋律。所以，以这个顺序来对宝宝做音乐的智能教育，可以研发出多种不同的教材，其实这也是一些专门机构在训练有智障、自闭、过动症宝宝的原因。这些智能未发育的宝宝，以较慢的速度来做音乐的智能开发，就是现代音乐治疗的原理。

为宝宝做听觉或音乐的训练，可以先观察他们的反应，经常会从没什么反应到注意声音的来源，我们可以依照宝宝的年龄大小做不同声音或音乐的刺激，像节奏的改变、声音强度的改变甚至到不同的音色，然后变换旋律，宝宝注意到这些声音之后开始会分辨，会有不同的反应，我们会知道他们喜欢什么声音或音乐。慢慢的，他们也会记住这些音乐，所以重复再给他们听，发现他们会有同样的快乐，我们就可以经常用这种音乐把宝宝逗得"呵呵"笑个不停，或让他们停止哭泣。

较大一点的宝宝，可以让他们在房间内自己尝试去玩不同的乐器，新妈妈可以从暗中观察他们的喜好来做积极的培养教育。除了观察宝宝对音乐的反应之外，可以和他们以音乐"对谈"。当大人敲一下乐器他模仿敲一下，或兴奋的敲好几下之时，就是一种无言而会心的回答。较大的宝宝，当他们懂得音强、音色甚至理解旋律的时候，这种"对谈"会更精彩，新妈妈和宝宝用音乐聊天，并且乐此不疲，除了开发宝宝音乐的智能之外，也可以和他们沟通，让新妈妈和宝宝更早建立温馨的母子关系。

由于音乐的单纯、可爱，使宝宝接受度高，目前，已经广泛用在智障儿童的治疗中。如果用在一般宝宝的发展训练，说不定还能意外发现音乐神童呢！

当宝宝还在腹中，不少准妈妈就已经用听音乐的方法进行"胎教"了。的确，音乐具有独特的魅力和明显的促进智力发育的作用，它对宝宝的健康成长也有很大的帮助。

每个宝宝都喜欢音乐。当宝宝上床以后，新妈妈给他轻放一首节奏平稳、亲切温存的"摇篮曲"，宝宝很容易随着优美的乐声进入甜蜜的梦乡。当宝宝游戏的时候，新妈妈为宝宝播一首欢快的、节奏鲜明的乐曲，宝宝便会更显活泼可爱。

虽然并不是每一个宝宝都能成为音乐家，但是让宝宝学习音乐，特别是学会欣赏音乐，可以培养宝宝的艺术修养，丰富和美化宝宝的精神生活，给宝宝送去欢乐，让宝宝通过音乐那美妙的旋律来感受美好的生活，使宝宝全面发展，成为一个具有高度文化素养的人。

学习音乐，可以提高宝宝的听觉感受，促进宝宝的情感体验，陶冶宝宝的情操，久而久之，使宝宝的言谈举止变得文雅大方。

学习音乐，还可使宝宝的左右大脑平衡发达，手指的运动也促进了脑的发育，所以，学习音乐特别是学乐器的宝宝往往更聪明。许多学习优秀的宝宝都学习过乐器。当然，对于3岁前的宝宝来说，学习音乐还只是让宝宝有一个初步的感性认识，这就是让宝宝听音乐，学唱歌。

在宝宝3个月以前，每天可定时给他放一些旋律优美的古典乐曲，每次15分钟即可。到了宝宝半岁左右，播放音乐的时间可以适当延长，除了过于铿锵有力的和近乎疯狂的乐曲不宜给宝宝听以外，从节奏轻快、富有生气的到舒缓流畅、优雅动人的各种风格都可以让宝宝听一听。再大一些，宝宝开始学唱歌了，此时，播放一些宝宝歌曲常能引起他极大的兴趣。

宝宝到了2岁以后，唱歌的兴致会更高，而且具有了比较强的接受能力。如果爸爸妈妈不教他唱宝宝歌曲，他也会从街上、商店、电视、广播等处学会唱流行歌曲。不过，流行歌曲的词往往不适合宝宝演唱，也没有宝宝歌曲中具有的教育内容那么生动有趣。所以，当爸爸妈妈的应该为宝宝选择一些宝宝歌曲，教他唱。

到宝宝3岁时，就可以让宝宝接触一些乐器了，不过此时宝宝尚小，坐不住，理解力也差，还不宜学乐器。此时接触乐器只是让他先有些感性认识，调动他的兴趣，可以等到他4岁左右再学习。

音乐不但可以开发宝宝的智力，还能使小家伙快乐地成长。平时，聪明的新妈妈如果能在以下几个时刻让宝宝听一些合适的音乐，就更能起到明显的作用：

让宝宝听着优美的音乐吃奶。进食可以说是一件愉悦又放松的事情，而宝宝吃奶不是在吃快餐，因此，在给宝宝喂奶时妈妈可以选择一些优美平缓的音乐，就像那些高级餐厅里进餐时的背景音乐，让小家伙边吃边听好好地享受一番吧。

让宝宝枕着音乐睡觉。让宝宝枕着音乐睡觉是件美妙的事情，一些轻柔的摇篮曲是最佳的选择，不过，有爱心的妈妈也可以自己轻轻地哼一曲催宝宝入睡，因为妈妈的歌声对宝宝来说简直就是天籁之音。入睡前的时光是非常温馨的亲子时刻，这时让宝宝听着安静柔和的音乐，不仅有助于宝宝的睡眠，也激发了宝宝对音乐的感觉。

让音乐陪宝宝一起玩。新妈妈可以放一些节奏活泼的音乐，与宝宝一起玩耍。这时，宝宝会在无形中把乐感和自己的心情联系在一起，而这种对音乐的感受又会很自然地被宝宝记在大脑里。如此不断积累对音乐的印象，就能提高宝宝对音乐旋律的感受，而宝宝的智能也会从中受到启发。

让宝宝在音乐中越来越乖。如果宝宝有"闹睡"的现象，每到入睡前都会大哭一阵子，那么，这时你可以让他听一听《莫扎特的小夜曲》、《土耳其进行曲》、《摇篮曲》等，这些曲子具有催眠的作用，可以使吵闹的宝宝安静下来入睡。

在给宝宝倾听音乐时应注意的问题是：

带宝宝到大自然中去，倾听各种声音，感受自然界中的音乐美。各种鸟儿、虫儿、小动物的叫声，马路上各种车辆的行进声，风声、雨声……都能够激发宝宝倾听、探索自然界奥秘的欲望。

选择的音乐要适合宝宝的年龄特点。刚出生的宝宝，可以选择轻柔、缓慢的音乐让他们倾听，让他们感到安全、舒适。比如1岁半到2岁的宝宝，可以选择有象声词、反映各种音响的音乐让他们倾听，鼓励他们模仿发音。2岁半到3岁的宝宝，可以选择短小、具有鲜明音乐形象的音乐让他们倾听，发展他们的音乐理解力和想象力。

成人陪宝宝倾听音乐，态度一定要认真，不要随便讲话，让他们养成安静地听音乐的习惯。可以运用形象的玩具，帮助宝宝理解音乐的性质，增加听音乐的趣味。例如听摇篮曲时，成人可怀抱布娃娃，做诱导娃娃睡觉的动作。

鼓励宝宝用简单的动作和语言大胆表达自己的感受。例如在宝宝听完一段欢快、活泼的音乐以后，可以让宝宝做小鸟飞、小兔子跳的动作，说一些简短的话语：小鸟飞飞，小兔跳跳，宝宝笑笑，多么快乐！

掌握欣赏音乐的时间。宝宝的有意注意持续时间很短，每次倾听音乐最好控制在5至10分钟之内，以免时间过长，使宝宝感到疲倦，失去了兴趣。

给教宝宝绘画的新妈妈的建议

很多新妈妈都喜欢教宝宝绘画，这是一个很好的做法。只是在教授当中如果能在下面这些事项上加以注意，相信教的效果会更好。

在宝宝绘画时，新妈妈不要不停嘴地在一旁评论，也不要追究每个细节的真实，并且要求立即更正。在宝宝作画时，爸爸妈妈们可以放些轻音乐，有益于宝宝发挥想象力。

当宝宝使用绘画工具时，新妈妈不要总是不厌其烦地强调笔和纸的价格，提醒宝宝不要浪费，而且唠唠叨叨地要宝宝注意手和环境的清洁，使宝宝不能集中注意力或因为怕挨骂而放弃绘画。

当宝宝把作品送给大人观赏时，切忌不愿痛快地进行表扬，总要重复"不要骄傲"之类的话，并且要求宝宝达到尚无能力达到的绘画技巧。当宝宝解释自己的绘画意图时，爸爸妈妈要注意倾听，遇有不解的地方及时提问。

不要总是同其他宝宝进行比较："你看人家××比你画得好"，以为这样可以刺激宝宝的上进心，实则适得其反。

要在家中开辟一面墙专门悬挂宝宝的作品，或开辟一个角落供宝宝潜心创作。爸爸妈妈们要为宝宝提供不同规格的纸张和多种绘画材料。在使用大块油彩时可用成人旧衣物作为工作服使用，活动完毕爸爸妈妈们要让宝宝学会自己收拾屋子。不要过早地把宝宝送去学成人画，束缚其自由的想象力。

不要因为宝宝的画技尚不成熟，当众打骂宝宝，大人们要以表扬为主，不加任何附加条件，对独具个人创意的作品尤应多加鼓励，并以"建议"的口吻提出改进意见。

每逢家中亲戚朋友过生日时，爸爸妈妈们要鼓励宝宝作画相送，以此让宝宝表达感激之心。爸爸妈妈们要带宝宝多参加成人聚会，并且随身携带绘画工具，走到哪里画到哪里。

当宝宝因叙述能力有限，无法讲清自我感受或现实情景时，爸爸妈妈们请他画下来，以利于宝宝再次归纳思考，并组织想要表达的语言。如果宝宝情绪过于紧张或伤心郁闷，爸爸妈妈可以用画画的方式与宝宝对话，起到发泄疏通的作用。

要挑选宝宝的作品进行收藏，标上日期、题目，以及宝宝特有的解释。未经宝宝同意，大人不要擅自处理宝宝喜爱的作品。

 ## 快快乐乐练翻身

一些有经验的人说，平时新妈妈在抱起宝宝时，最好能让宝宝与自己的身体保持一段距离，而不要让宝宝紧贴着自己的胸部。之后，再不断地与宝宝讲话、逗他玩乐，吸引他看着你的脸，这样可以训练宝宝支撑头部的力量，锻炼颈肌，可以帮助宝宝翻身。

如果妈妈能够细心观察，留心训练，一定会让宝宝顺利地学会翻身。细心的妈妈会发现，宝宝如果有侧睡的习惯，那么学翻身就比较容易，这时你只要在他的左侧放一个有意思的玩具，再把他的右腿放到左腿上，再将他一只手放在胸腹之间，同时轻托住小家伙的右边的肩膀，轻轻在背后一推小家伙就能翻过去。以后，不必再推动，只要把他的小腿放好，用玩具逗引一下，小家伙就会自己翻过去。

一开始，训练宝宝的翻身动作，要先从仰卧位翻到侧卧位，然后再从侧卧位翻到仰卧位，一般每天训练2至3次，每次训练2至3分钟即可。具体可以参考以下方法：

亲子快乐翻身法。先让宝宝俯卧在自己的身上，通过自己翻身来带动宝宝的翻转，这种亲子接触，不仅会让宝宝有安全感，而且在共同翻转的过程中宝宝就有新鲜的刺激，愿意自己去尝试啦。不过，一定要注意与宝宝有一定的距离，不要压到他。

左右侧翻法。宝宝在仰卧时，你可以拿一个玩具逗引使他的脸转向侧面，并用手扶住他的背，帮助他向侧面转动。当宝宝翻身向侧边时，你要称赞他，然后，再从侧边让他转向俯卧，之后要让他玩一会儿。然后，再让小家伙翻回侧边仰卧，之后再休息片刻，再开始。这样使宝宝进行左右侧及俯卧翻身练习，从而使全身得到运动。

侧卧过渡翻身法。用枕头顶住宝宝的后背，使小家伙呈侧卧姿势，爸爸或妈妈在他的背后吸引他，让他有翻过来看的冲动，这时你再将枕头抽走，让宝宝由侧卧变成仰卧，使他看到背后的东西。通过这种侧卧的过渡方法，来进行翻身训练。

被子翻身法。让宝宝仰卧在被子上，妈妈拉着被子的一边，轻轻地带着宝宝一起翻转过去，如此训练几次。待宝宝熟悉之后，就会知道大人的意图，便会自然而然地随着被子一起运动。

体操翻身法。先让宝宝仰卧在床上，妈妈轻轻地拉着宝宝的一只手，然后再借助玩具的吸引，慢慢顺势带动他翻身。不过，要注意不能逆着力量方向，以免对宝宝造成肢体的伤害。

煎饼翻身法。先让宝宝仰卧，之后拿一个玩具在一边逗引，然后走到宝宝的体侧，将手伸到他的后背处，顺势将他翻转过去。之后，再将手伸到宝宝的腹下，再慢慢翻转过来，就像做煎饼一样。不过，做这个方法时一定要注意宝宝的头部和四肢位置，不要扭到。

你的宝宝如果对以上的翻身方法已熟练掌握，并且翻得非常好，那

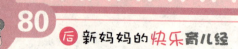

么，你就可以让宝宝尝试练习俯卧翻身了。在教宝宝练习俯卧翻身时，新妈妈可以参考以下方法：

先用一些玩具逗引宝宝，注意逗引的时候玩具要放在小家伙的头上方。当他翻成俯卧姿势后，要帮助他把双手放成向前趴的姿势，这时给他一个玩具，并让他趴着玩一会儿，然后你可以一只手插到小家伙胸部下方，让他由俯卧的姿势，再慢慢翻成仰卧的姿势。在宝宝翻身的时候，你还可以说一些令宝宝高兴的话，比如轻轻推一下，一推就翻过来了，等等。

打开宝宝的感官之门

宝宝与自己周围事物的联系，是通过各种感觉器官开始的。有了感觉，他的小头脑里才会形成对事物的各种概念，之后才会产生记忆能力与思维能力。因此，宝宝的思维智能活动是由感觉开始的，通过感觉和被感知的事物即观念的结合，宝宝才开始产生了思维活动。所以，从小对宝宝进行感官刺激，可以帮助宝宝打开他们智慧的大门。因此，一些"80后"的年轻新妈妈们，可以通过一些方法开发宝宝的感官智能。

♀ **第一，宝宝视觉能力的开发。**

四五个月的宝宝视觉和听觉已建立联系，眼睛与手的动作也协调起来，这时听到声音宝宝已经知道用眼睛去寻找声源；视野能力也增大很多。看到的东西，手能按照视线的方向去抓。在这一时期，新妈妈应特别加强对宝宝视觉能力的训练，可以采用以下方法：

追逐亮光点。妈妈先将房间灯光调暗一点，然后拿个手电筒，让手电筒的光点在墙上移动，这时引导宝宝去看移动的亮光点。如果宝宝对这个光点非常关注，那么，你可以再将手电筒上下、左右缓慢地运动一会儿，以吸引宝宝去追看。

注视小物品。在白色的餐巾上放一粒红色或黑色的糖豆，然后故意逗宝宝观看。宝宝要是伸手去摸、去抓，想把糖豆抓起来放入口中，妈妈要观察宝宝手的协调能力是否良好，要仔细观看宝宝摆弄糖豆的小手是否准确，能否用五个手指把糖豆摆到掌心，这个方法可以很好地开发宝宝对小物体的观察力。

大小不同的玩具。平时给宝宝买的玩具要大小不同，因为不同的玩具可以锻炼宝宝不同的视物能力，越小的物品越能锻炼宝宝的视力，比如一些红色扣子和小绿豆等。不过，在宝宝玩这些东西时一定要看好他，不要让他将这些东西吞进肚子里。

看如何开关灯。开灯关灯也是训练宝宝视觉能力的一个好办法，可以利用数个不同颜色的灯泡，你先随意按亮其中一个灯泡，一会儿把这个关掉，随之再打开另一个不同颜色的灯。让宝宝注意灯泡是怎样开和关的。经常做这种训练，能够锻炼宝宝眼球调节光线的能力。

妈妈可以经常带宝宝到外面散步，让宝宝多摄取各种信息，并且在看到每一处风景时都要告诉宝宝怎么去观察。

有时间，妈妈也可以把宝宝带到一些名画前面，教他仔细地看一遍之后，再将有关这幅画的内容讲给他听。

平时，新妈妈也可以抱着宝宝在家中踱步，比如一边走一边把家里的东西一个一个反复地说给他听。

此外，当每天晚上打开电灯时，你最好注意一下宝宝是否能很好地看到，如果发现宝宝有视觉障碍，就要及早给予纠正或治疗。

♀ 第二，宝宝听觉能力的开发。

培养宝宝的听觉能力，新妈妈可以让宝宝从周围环境中直接接触各种声音，以提高宝宝对不同频率、强度、音色声音的识别能力。比如，平时可以在宝宝的小手、小脚上系一个铃铛，这样当宝贝移动手脚时，铃铛就会随之发出响声，使宝宝在玩耍时就可以得到很好的听觉开发。聪明的新妈妈还可以用手握住发出响声的部位，轻轻对宝宝说："呵呵，这是宝宝的小手""这个呢，是宝宝的小脚"。这样宝宝活动的兴趣就会提高，并且能逐步学习用自己的力量去控制一些事物，甚至能够听到大人的指令来活动相应的身体部位，让铃儿发出清脆的"丁当"声。

练习听音找物。准备几种能发各种声音的乐器，比如小鼓、摇铃、口琴、小钢琴等，爸爸或妈妈弄响这些乐器，引起宝宝的兴趣。然后，你再走到宝宝视线以外的地方，让他凭着声音去寻找。当宝宝找到时，你把玩具给他玩一玩。这对发展宝宝的听觉集中能力和听觉辨别能力都很不错。

辨别乐声的远近。拿一个发声玩具在宝宝眼前晃动，待宝宝的注意力集中在玩具上后，你要拿着玩具慢慢后退，并且在口里说着"小兔子乖乖，慢慢地走来"。然后，再慢慢地走近宝宝，让他听声音。如此反复几次，可以培养宝宝感受音乐远近的能力。

多听一些歌谣。把宝宝抱坐在膝盖上，然后托住宝宝的背部边有节奏地前后摇晃，边念歌谣：摇啊摇，摇啊摇，摇到外婆桥，摇啊摇……这样可以刺激宝宝的听觉与语言接受系统。

♀ 第三、宝宝触觉能力的开发。

感官能力的培养与训练对宝宝的整体发育非常重要，它不但包括智力，还包括心理与生活能力，因此如果能从小就注意全面均衡地进行感官训练，将会使宝宝受益终生。开发宝宝的感触能力可以通过以下方法：

小宝宝来感受一下。准备一些玩具，如小球、积木块、吹气玩具、小绒毛兔玩具等，把宝宝抱过来，然后，将小兔轻轻地在宝宝的小脸上、小脚上、身体的其他部分摩擦几下，让他体会一下这种毛茸茸的感觉；也可以引导宝宝伸手拿这些玩具，让他体验一下不同玩具的不同感受。

小虫子钻手心。妈妈用自己的食指当虫子，在宝宝的手心、脚心钻来钻去，还可以在小家伙的手心或脚心做一些摩擦运动。这样可以提高宝宝的触觉反应能力，通过刺激宝宝的手心和脚心，促进智力发展。

此外，开发宝宝的感触能力，也可以采用以下的小方法：

选择一片光滑的树叶，用它轻轻划过宝宝的前额、脸颊、耳朵、脖子，让他体会这种痒酥酥的感觉，小家伙就会觉得很好玩。

让小家伙裸身躺在平滑的、柔软的、有绒毛的小毯子或小被子上，让他有不同的感觉。准备一些绒毛绒布或塑料做成的玩具动物、娃娃，给小家伙搂抱着玩。

触觉训练。平时，你可以用一些几何形状的玩具，以及一些柔软的羽毛、棉花、头梳、粗细不同的毛巾或海绵等，分别在宝宝的面颊、口唇、眉头、手指头或脚指头等处，轻轻地划过或摩擦，让宝宝产生不同的触觉感受力，从而开发感触智能。

在你平时吃饭时，可以用筷子蘸菜汁给宝宝尝尝；吃橘子或苹果时，不要忘了让宝宝闻闻水果的香味，并尝尝不同水果的味道。这些平常的方式，也都有助于宝宝感知觉的发展。

宝宝与他人"搭话"了

宝宝到了五六个月时，已经能够区分熟悉的人和陌生人，看见自己的新妈妈或经常看护自己的人会十分的高兴，如果你愿意和他玩藏猫儿的游戏，他会非常开心。这时新妈妈应多找时间与宝宝交谈，以逐步提高宝宝的语言交际能力。比如，爸爸每天下班回来时，妈妈抱着宝宝迎上去说："宝宝，爸爸回来了，让爸爸抱一会儿吧。"边说边将宝宝交给爸爸抱一会儿。爸爸接过宝宝后，对他说："好宝宝，叫爸爸，叫爸爸。"同时要耐心亲切地教宝宝发出"爸"的音节。这时，只要宝宝按你的意思发出了音节，不管说得对不对，你都要鼓励他一下。这样，可以增强宝宝和新妈妈的交流，以培养他的交往能力。

在这个时期，宝宝会常常主动与他人搭话，因此，新妈妈无论在忙什么，都应当停下来尽量地给宝宝作出"回答"。新妈妈可以通过以下方法培养宝宝的交往能力：

当你和别人聊天时，不妨让你的宝宝也参与进来。不要否定宝宝的聊天能力，实际上，小家伙会试着用各种新的方法与你交流，简直变成了你家的单人乐团呢，并且宝宝还会对自己成功的表现很满意呢。

在宝宝高兴时，你可以用亲切的声音在背后叫他的名字，当宝宝转头时，要温和地对他笑笑，说："呵，好啊，知道是在叫你呀！"这样能训练宝宝转头向着叫他名字的人，并能培养宝宝发出声音。

既然这时宝宝最爱交际，那么就一定要利用好。平时，新妈妈应多带宝宝去郊游，让他见识各种各样的人，并且在见到他人时，要教宝宝说"您好"，并挥手说"再见"。

宝宝如果用微笑，或者假装咳嗽来引起你的注意，那么，细心的新妈妈就应该从宝宝那闪亮热切的眼神中，读明白他很想与你交流。此时，你最好的做法便是停下手中的工作与他交谈一会儿。

经常抱宝宝出去玩，让他多接触一些陌生人，有助于宝宝社交智能的发展，而且还能减缓小家伙即将出现的怕生现象。

平时，无论给宝宝做什么，都要与他多说话，尤其当宝宝主动向你发出"咿咿呀呀"的声音时，一定要给以积极的回答。

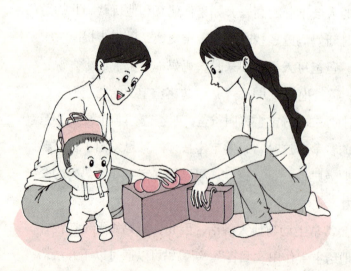

优秀的新妈妈，无论在什么时候都要将宝宝当成你关注的重心，利用一切机会与宝宝对话，为他创造良好的语言条件。随着交谈中语言的发展，无形中便增加了宝宝和其他人的交往能力。

点滴历练培养好习惯

日常生活的历练可以培养出一个优秀的宝宝，所以，培养宝宝良好的习惯应从日常生活做起。

年轻的新妈妈们可以从以下几方面开始：

♀ **第一，培养宝宝快速入睡的习惯。**

为了能使宝宝完全适应夜间睡觉，养成有规律的睡眠习惯，可以在宝宝睡前给他洗个澡，然后脱掉鞋袜，换上宽松的睡衣，放在床上，妈妈守候在身旁，轻声低语，让宝宝放松情绪。最好妈妈再哼唱一个固定的催眠曲，把灯光调暗。要动作轻柔、态度和蔼，一会儿宝宝就能进入酣眠之中。这样，便能培养宝宝不拍、不摇，迅速入睡的好习惯。

♀ **第二，培养宝宝讲卫生的习惯。**

为使宝宝感到干净、舒适，每天早晨起床后，你都为他洗脸、洗手，到了入睡前再给他洗脸、洗手、洗脚、洗小屁股。并且，每次哺喂完，都要给小家伙擦擦嘴，这样宝宝便能从小养成爱清洁的好习惯。此外，爱清洁还要勤换尿布，当宝宝尿湿后感到不舒适，以哭声来提醒你时，你务必要及时地为他更换干净的尿布。

♀ **第三，培养宝宝良好的饮食习惯。**

这时期的宝宝消化系统还很薄弱，只有进食有规律，才能很好地消化食物，吸收营养。因此，新妈妈要让宝宝养成按时进食，合理进食的习惯。若不注意喂养时间，宝宝一哭就喂奶，会因进食奶量过多而造成消化不良。

一般来说，宝宝的胃肠往往会形成每隔3至4小时分泌消化液的规律，因此每隔3至4小时喂一次奶最好。以后，根据宝宝的月龄增长和时间，要

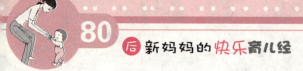
逐步实现定时定量。此外，吃奶时应让宝宝安静地吃奶，不要逗他，也不要让他边吃边玩，以免延长喂奶时间。

♀ 第四，培养宝宝有规律的排便习惯。

排便是将体内不需要的废物及多余的水分排出，若是宝宝仅吃奶而排便不畅，身体就要受到影响。经验告诉我们，一般在2至3个月时，就可观察宝宝每天排尿及排便的次数和时间，之后记录下来，从4个月左右开始用固定的方式刺激宝宝排泄，建立条件反射，逐步养成定时排便的习惯。

处理好宝宝的睡眠

半岁宝宝的睡眠安全成了新妈妈关注的问题。如果他从床上滚下来，会马上大哭，要求被额外照顾，当你把他放回床上，你或者其他人需要哄他入睡，这些都相应牺牲你的时间。新妈妈应该知道降低宝宝受伤害的风险，可以在床边的地上放一个蒲团，也可以在床边放一个软垫子，拦着防止宝宝滚下。有很多小床设计得很适合放在大人的床边，早晨宝宝醒来，就能坐起来开始和你聊天，摸你的脸，热情地跟你打招呼。

新妈妈如果认为宝宝白天不睡觉，晚上就能睡得久的说法是不对的。实际上，如果白天没有休息，会让暴躁的宝宝在晚上更任性，睡得更少。白天的睡眠对宝宝非常有好处，白天平均睡3小时。

宝宝会很高兴按照这种规律睡觉，通常这种小睡是在10时和下午两三点钟。即使你可以在推宝宝车或开车带着宝宝的时候休息，但是设定小睡时间依然会限制你的活动和安排，毕竟不是每个新妈妈都适应有规律的生活。通常这种规律的睡眠和自发随意的睡眠概率都一样。如果你采用一种放松的方式，依然要注意看宝宝睡了多久：如果他一觉睡了3个小时，就要轻轻地叫醒他，还要保证晚上睡觉前3小时内都是醒着的。

如果宝宝精力实在是太旺盛，白天就是不睡，也要给他两段安静的休息时间，每次至少20分钟，上午一次，下午一次。把玩具拿开，放点柔和的音乐或出去散步。宝宝需要时间休息，否则过多的能量会让他像拧紧的发条，晚上很难从白天的世界里走出来进入梦乡。

在整个睡眠程式里，很重要的一环是早晨发生的事情，很多宝宝会在大人希望的时间前就醒来了，既高兴又兴奋。通常这个时间是早上7时，有些宝宝睡得晚点，还起来得更早点。如果是6时30分还可以接受，可是再早到6时或5时30分，那你一天的生活就要受影响。

改变习惯并不容易，对宝宝也一样。早起的宝宝通常会在第二年持续早起。新妈妈首先要注意的是白天睡觉时间的安排，如果宝宝睡得太多，就要减少白天的睡眠时间或次数。要鼓励他吃得更香，多锻炼和呼吸新鲜空气。第二件可以做的事情是直接从过早醒来的习惯下手。拉好窗帘，让屋子很暗，这样宝宝醒来时就不知道，是不是天亮了。你可以用定时开关的灯光来告诉宝宝天亮了。先把开灯时间设定在通常醒来的时间比如6时20分，持续两三天，等于告诉他看看灯亮了，该起床了。然后在接下来的两天把时间依次设定晚几分钟，就这样逐渐把时间设定到你想要的时间。宝宝就会把灯光和起床联系起来，如果他从梦中醒来，但是还没有看到起床的讯号，就会渐渐重新睡去或等待。最后一件事是你可以把一些玩具放在宝宝的小床边，他醒来就可以够到它们，就可以自己玩一会儿。如果他白天很喜欢一样玩具，那睡觉前就把那件玩具放在他的小床上，他一早醒来就会发现那件心爱的玩具，这出乎意料的喜悦会让他多呆一会儿。如果宝宝5时30分或5时是由于饿了而醒来，你就把他带到床上喂奶。如果他用奶瓶喝奶，还可以自己拿着奶瓶，你可以留一奶瓶水在他可以够到的地方，宝宝可以开心地吃奶，而你则可以多睡会儿。

经过新妈妈的调理，宝宝这时已经爱上了睡觉，被带到小床时能开心地挥舞着小手道晚安。大人宝宝都能在沉睡中得到完全的放松，这对他们的情绪和身体健康都很重要。

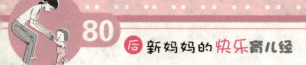
如果宝宝把睡眠看成是24小时周期的一部分，新妈妈也能享受更多的睡眠，也能在一天快结束时多些自己的时间。如果你们解决了睡眠的问题，一定感到精力有了很多很好的变化，疲倦不再有，好似进入新生活。

调理好宝宝的饮食

半岁宝宝在饮食方面的进步很值得新妈妈注意，在会从吃泥状的、煮成糊状的食物，变成可以喂饭吃，他能够吃一些粗糙泥状固体食物，能够慢慢啃能抓食的食物，也可以拿住自己的杯子。有些宝宝喜欢按时吃饭，很少拒绝大人给的任何食物；而有些则需要温柔地哄着才尝试新口味的食物。宝宝逐渐对尝试新的食物有本能的反应，这可以看做是祖先对于安全性检查的延续。

宝宝的饮食里会有更多固体物质。他会从母乳或者配方奶中得到需要的大约一半的热量，从固体物质中得到另外一半。除了热量，宝宝还需要维生素、矿物质、蛋白质和少量纤维素，同时也需要足量的铁。母乳和配方奶能够提所有这些营养素。

新妈妈如果自己想吃低脂肪的食物，要记住宝宝有不同的要求。事实上，脂肪是宝宝生长发育的基础，宝宝需要。奶酪、酸乳酪和鸡蛋等食物跟蔬菜和水果一样重要。提供正确种类的食物、合理安排宝宝的吃饭时间、介绍新的口味、跟着宝宝的步骤走、让宝宝享受吃饭的时间，所有这些，就能满足宝宝的饮食要求。

当然，新妈妈可以给宝宝介绍一些食物，这会让宝宝感兴趣。你可以捣碎食物，而不是融化它们。慢慢的，介绍搓碎的食物或简单的宝宝手抓食物，这样宝宝能够自己吃，最好在宝宝长第一颗牙的时候做这样的尝试。

新妈妈给宝宝提供的新食物可以包括以下这些。

水果：介绍更多的水果，包括猕猴桃、菠萝和柑橘类水果，其中一些最好是纯酸乳酪或者麦片粥。宝宝可能喜欢咀嚼干水果，例如杏或苹果圈。

蔬菜：介绍一些具有更加强烈味道的蔬菜，如萝卜和胡椒粉。绿叶蔬菜如菠菜，海藻、卷心菜等，是铁和其他矿物质的重要来源，可以通过和奶酪或乳汁酱或更温和的蔬菜，比如土豆，进行混合，来降低它们的强烈味道。把蔬菜蒸一下，冷却后做成手指状的食品让宝宝吃，胡萝卜棒、甘蓝、花椰菜等。可能的话买有机食物，煮的时候连皮一起煮，它们含有丰富的维生素和矿物质。

奶制品：在宝宝12个月之前，还不能喝牛奶，可以喂母乳或者配方奶，可以给宝宝吃干奶酪。当宝宝抓食食物时，可以给他一薄片奶酪或者做成奶酪棒。

脂肪：脂肪是宝宝能量的重要来源，不应当被切断，同时它对开发宝宝身体和大脑的神经系统起着至关重要的作用。宝宝可以从母乳或者配方奶中获取脂肪，还能够从蛋黄、奶酪和酸乳酪中获取更多脂肪。最好是天然的，可以与水果相混合。通常可以加点糖，味道会各有不同。

鱼：鱼是蛋白质的重要来源，可以与土豆、橙汁或者奶酪混合食用。宝宝开始可以吃白鳟鱼，例如鳕鱼，要确保鱼已经完全去骨并且彻底煮熟。不要给宝宝吃熏鱼或者罐装鱼，例如金枪鱼或者大马哈鱼，这些会非常咸。

肉：半岁后宝宝的消化系统能够消化肉。肉是铁和锌的重要来源，但它需要逐渐进行。开始可以先吃鸡肉，做成精美的浓汤。此后，可以给宝宝吃做成浓汤的或者切碎的红肉。如果宝宝门牙很坚硬，可以慢慢啃鸡肉条。在做鸡肉的时候，可以混合蔬菜一起做，不要加香肠或其他含肉的食物，这些食物的精确成分不是很明确。

豆类食物和谷物：宝宝能够消化扁豆等豆类，做汤或者炖汤会更加美味，一周不能多于两次，因为它们能够增强气味。

豆腐、豆腐皮和蛋白质的其他素食来源：蛋白质的素食来源能够满足宝宝的需要，能够为宝宝建立一部分均衡的饮食。需要小心的是含盐量。如果有疑问，可以进行相关的咨询。

麸质和小麦：在宝宝1岁之前，最好限制吃小麦和麸质含量高的食物，如果家族中没有过敏史，也可以逐渐给宝宝吃这种食物。面包和吐司棒就很好。同时也可以用谷类食物，例如热牛奶中放入麦片，就能够很好地供应慢速燃烧的碳水化合物。如果你给宝宝甜面包干，要检查它的成分，有些含有较高的糖分。

面食：面食是碳水化合物的很好来源，可以快速蒸煮、便于咀嚼。可以给宝宝吃那种极小的形状，但是也可以给宝宝吃我们大人吃的东西，它已经都切好了，而且不含盐分。面食大都是由硬质小麦做成的，硬质小麦是麸质的重要来源。如果宝宝对麸质敏感，可以用鸡蛋或者饭团。

米饭：可以把碎米饭放到甜食或者开胃菜里。在宝宝1岁之前，可以用食品加工机将米饭弄碎。

新妈妈要避免给宝宝吃花生和花生油、芝麻、盐、过量的糖、蛋清、含油多的鱼、高纤维食物。例如麦麸或谷物面包会使宝宝吃得很饱，而没有吸收足够的热量。

随着宝宝所吃食物不断增加，在刚断奶的早期阶段，新妈妈同样要遵循安全和清洁两个原则。如鱼被煮熟了之后不好保存，而在未进行加工之前可以保存得很好。大部分香蕉菜肴保存之后就没办法食用。如果新妈妈不喜欢做饭，或者极少有时间做饭，一本菜谱和一些练习可以让你和全家慢慢享受美味的食物，还能保证宝宝吃得比较健康，让你重建信心。

在解决半岁宝宝的饮食问题上，平衡宝宝的饮食很重要，它能够使宝宝的情绪和睡觉习惯有所不同。适用于成人的相同的一般原则也适用于宝宝，即每三四个小时吃一次饭，在此期间不要吃任何东西，这样能够帮助宝宝保持稳定的能量，维持嘴里的酸度，保护正在长出的牙齿和齿龈。你可以让宝宝一天吃三顿，即早饭、午饭和晚饭。每顿都要有富含碳水化合物的食物，宝宝如果特别饿的话，会喜欢在餐后吃快餐。

早餐让宝宝吃水果和放了牛奶或者酸乳酪的儿童谷物，这样能够获得充足的维生素，并能从谷物中不断获取能量。

午餐的时候吃一些含有蛋白质的食物，如豆类、豆类食物，奶酪、肉或者鱼，这些再加上一个水果布丁和一杯稀释过的橙汁，能够减缓消化速度。水果中的维生素C能够帮助铁的吸收，而牛奶能够大大降低铁的吸收。

晚饭让宝宝吃蔬菜汤或者能抓食的食物，有蔬菜酱或者汤的面食，一个酸奶酪或者一片布丁水果。当宝宝八九个月时，吃饭时可以吃蛋白质含量丰富的食物。

注意：每餐要考虑一下食物的分量，吃饱后最好剩一点，不要吃完了还感觉饿。

宝宝一天至少要喝600毫升牛奶。其中一部分牛奶包含在煮的食物中，例如奶酪、奶油蔬菜或者面食酱汁，但大部分要来自母乳或者瓶装奶。

大部分半岁宝宝一天要喝三四次奶，通常在早餐、15时左右、晚睡时间，也可以10时左右增加一次。最好将喂奶和吃固体食物的时间分开，除了可能例外的早餐，吃饭时装一杯水或者稀释果汁。要持续保持喂饭的次数，若宝宝长得飞快或者长牙不能吃东西，可以每次喂奶的时候多喂一些。

睡前最后一次喂奶是最悠闲的，宝宝可以尽情地喝。对宝宝来说牛奶喝得多要比喝得少强，没有饥饿感的时候上床睡觉对宝宝会更好一些。如果宝宝喝完一大瓶奶或两次母乳之后仍然感觉饿，你可以想想宝宝一大吃了哪些东西，这时可能需要增加宝宝每餐的分量。

当宝宝每天有规律的三餐时，每顿可以喝水或者果汁。用冷却的、烧开的水或者不加糖的天然果汁，用水大量稀释。直到吃主食时才给宝宝喝果汁，或直到他要喝的东西时才给他喝。不要给宝宝喝充气的或者苏打饮料，这会让宝宝打嗝，令他感觉不舒服。

如果两餐之间宝宝很渴，不要完全喂奶，要给他水喝，不要给其他喝的东西。两餐之间喝果汁能够引起龋齿。

当宝宝能够自己吃饭时，新妈妈也可以给宝宝吃一小部分主食。吃小吃有营养。

新妈妈规划好一天三餐并定时在餐间喂奶，宝宝大都不会感觉饿、想吃东西。然而，所有宝宝都是有区别的。有些宝宝喜欢早上吃小吃或下午喝奶，有些则不是每次正餐都那么有胃口。

与给宝宝吃一块饼干或一块巧克力相比，一块年糕、无糖甜面包干、奶酪或者一片水果或蔬菜会更好。随着宝宝手的控制能力越来越好，会变得好奇，会想自己吃饭。尽管几个月之后宝宝才可能完全学会，他仍然很愿意去尝试。要避免宝宝生气拒绝，可以给他一个小勺子。用另外一个勺子喂他。不时往宝宝的勺子里也放上一点食物，帮助他把食物放到嘴里。若宝宝也抓着你的勺子，就一只手拿着一个勺子，这时候你应当再拿一个勺子，而不要把他手里的第二个勺子拿走。他尝试的时候最好接着喂他。

如果喂饭时，宝宝总是伸手够食物、要玩它们，让新妈妈很难继续喂下去，这时可以拿走碗，把它放到桌子底下或者其他宝宝看不到的地方。当宝宝七八个月大时，猜不出你把碗放到了哪里，你可以分散宝宝的注意力，每隔几分钟喂一勺饭。

半岁后的宝宝其短时记忆已经得到了充分开发，当你拿走碗的时候，宝宝会一直看着他的食物，他长大了，能够理解并且能够坚定地说出"不"字。因此，如果你不想让宝宝搞得一团糟，就要坚定、平静地告诉宝宝，然后把碗拿走，但宝宝能知道事情是怎么回事。

新妈妈要记住：到处摸、去感觉所有的东西是宝宝的正常发展的一个组成部分。同时也要记住，宝宝会吃自己需要的东西，而且吃饱也会做出手势。

理解和安抚宝宝的情绪

在以前的3个月里，宝宝会慢慢适应这个世界，哭得也会比以前越来越少。除了哭之外，他已经掌握了很多表达自己的方法，他会经常通过牙牙学语声和哭来让其他人明白自己的想法。而且，随着你越来越进入妈妈的角色，也能够很清楚地知道，宝宝不同的哭声代表着什么意思，尽管有时他也会对你发脾气，但新妈妈要相信自己，不管宝宝要求什么，你都能给他最好的回应。但是，还是会有一些时候，不管你怎么哄，宝宝的哭声不止，或者是一些情况让你觉得特别棘手。

现在，新妈妈对宝宝的性格已经非常熟悉了：他有时候会心平气和，想要安静，有时候会有点难缠，要这要那，也可能某一天脾气会很不好，只想哭，让你抱他。新妈妈了解了宝宝的脾气，所以哄他还是相对容易的。但是他已经不再是刚出生时的那个"小不点儿"了，而是一个充满好奇心的"探索者"和喋喋不休的小家伙了。随着他吃奶次数的减少，每一觉睡得越来越长，宝宝醒着的时间和各种各样的需求也会越来越多。

宝宝现在哭闹的原因，和前3个月可能是相同的。因此，根据以往的经验，你现在已经能很快地识别出宝宝的"爆发点"了，只要尽快采取措施，就能避免宝宝哭闹。宝宝和以前明显的不同就是，他喜欢也希望和你之间的互动。也就是说，如果你不关注他，或者他得不到你的认可、不能加入你们的谈话，就会抱怨。如果你拿走他喜欢的，但是不安全的东西，他就会排斥更多的东西，因为他还不知道危险。为了不至于让宝宝有不良情绪，新妈妈应该趁他不注意的时候悄悄地拿走，他很快就会忘得一干二净。刚开始添加辅食也会让他哭闹，他的肠胃可能还不适应辅食，或者是饿了，想吃东西了，也有可能是因为不熟悉的气味。

到了晚上该睡觉的时候，宝宝有时候会有所抗拒。新妈妈可以哄哄他，直到他安静下来为止。比如睡前给他讲个故事，可能很快就能让他进入梦乡，这个习惯可以一直持续到童年。如果宝宝晚上起夜了，不用采取什么措施，让他自己安静下来会比较好。实际上，很多宝宝到了3个月之后，晚上起夜哭闹的次数就比以前明显减少了。如果你想改掉他晚上起夜的坏习惯，短期内他会有抵触情绪，哭个不停。

如果宝宝的哭声提示他身体出现问题，可以带他去看医生或者叫医生过来看看。尽管疝气痛在宝宝3个月以后就不常见了，但还是有可能发生的。其他可能引起宝宝哭的原因还包括长牙，长牙有时候会有断断续续的疼，也可能持续几天的不舒服。如果宝宝不舒服了，要多关怀他，先暂时不要理会平时的规矩，他想睡觉或者想吃东西都要满足他，让他尽快康复。宝宝不舒服时会特别需要你的关怀，想要跟你一块儿睡，一块儿洗澡，坐同一张椅子，这些你都应该满足他。

哭是宝宝和外界交流的一种重要方式。比如，他会用某种语调的哭声来表示自己很失落。但是，宝宝怎么会觉得失落呢？当然会，比如当他拿不到想要的玩具或者觉得不舒服，而你又只顾着煲电话粥不理他时，他就会有种失落感，只能通过哭来让你知道。只要你挂上电话，把玩具递给他，他马上就不哭了，不用担心这样会惯坏宝宝。新妈妈要明白，哭是这个年龄段最自然的表达方式。

宝宝哭的声调、时间长短和其他特征，也和当时所在场所的氛围、新妈妈照顾得是否周到有关。当然，你很难对所有可能引起宝宝哭的细节都明察秋毫，因为你和宝宝并不是从同一个角度看问题。因此，有时应该试着站在他的立场上看问题。如果你匆匆忙忙，心情烦乱或者对他显得不够热心，他就会担心、焦虑，觉得不被重视，有一种被抛弃的感觉。还有，大人在他面前吵架或者保姆没有照顾周到，也会让他觉得很受伤。此外，还可能是和其他宝宝性格不合引起的。

当你觉察出当时的氛围有点不对劲，或者什么事没办妥，可能惹宝宝哭时，赶紧陪宝宝一起待会儿，哄哄他，给他一点优质时间。如果你每天都能给他一段优质时间，他就会觉得你很在乎他，很关心他，从而有种安全感。如果你觉得目前的照看方式不适合宝宝，可以在下班后专门安排一点时间陪陪宝宝，或者让保姆把宝宝每天的活动都记录下来。也可以趁宝宝不注意的时候，在旁边观察他的一举一动。如果是因为保姆照顾不好常惹宝宝哭，可以考虑换一个保姆。

宝宝哭时，新妈妈的第一反应就是看看哪儿不对劲了，怎么才能让宝宝不哭。在绝大多数情况下，新妈妈都能对宝宝的哭声做出正确的反应。比如通过哭声你能知道宝宝可能是饿了，你只要给他吃奶，或者其他食物，就能让他马上不哭；知道宝宝是因为无聊了，陪他玩很快就能让他破涕为笑；是因为觉得不舒服了或者被弄疼了，安慰他，给他揉揉就觉得舒服很多；是因为觉得不安或者害怕了，给他一个拥抱就能马上给他带来安全感。你的反应不仅能使他停止哭声。同时，还是对宝宝的一种关怀，你的关怀以及和宝宝之间的互动，能维护他的自尊，让他有种被需要的感觉。而且，你的拥抱和抚摸能刺激宝宝的皮肤，不仅使他身心愉悦，还能帮他更加了解自己的身体。此外，还有你的鼓励和爱，对他的心灵健康都起着非常重要的作用。

如果说新妈妈在前3个月还觉得不能熟练照顾宝宝，那么到4至6月时，你已经能应对自如了。对其他人来说，宝宝的哭声可能很难捉摸，难以应付，但是作为宝宝的妈妈，你应该觉得这是宝宝和外界交流的一种最直接、自然的方式。如果你能明白他为什么而哭，还能对宝宝的哭声做出合适的反应，说明你俩心意相通，已经很有默契。如果他哭个不停，而你除了一味着急就不知道该怎么应付，说明你还需要家人或医生的帮助。

一般而言，随着宝宝月龄的增长，会哭得越来越少，但也并不尽然。如果这3个月宝宝哭得比前3个月还多，或者特别爱哭，当妈妈的就会很担心，会想：我的宝宝是不是出什么问题了？并会试着找出惹宝宝哭的原因，比如可能是每天的某一时刻、某样东西、某个人、某个地方或者某种

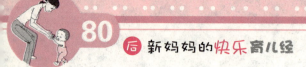

他不喜欢的姿势。记录下你搜集到的或认为重要的资料，并带着宝宝去看医生。只有你和宝宝相互支持，才能一起渡过这个难关。

有些宝宝在这段时间里比以往更精力充沛，即使受到刺激也不爱哭。有些宝宝是典型的"需要关怀型"。如果你丢下他一个人，或者他觉得不开心了就会马上哭。有些宝宝不喜欢突如其来的变化，比如你重新回到工作岗位，不能每天在家陪他，请了一个新保姆，或者重新布置了他的宝宝房，这些变化都可能引发他哭。

对这种宝宝，可以试着多关怀他，看情况是否有所改善。到第6个月的时候，宝宝又开始比以前更爱哭，这通常是由于焦虑或担心你丢下他一个人。随着宝宝逐渐明白你们是两个独立的个体，迷惑、担心或者不安全感常常会笼罩着他。

宝宝快乐断奶慢慢来

断奶是一个非常重要的时期，是宝宝生活中的一大转折。断奶不仅仅是食物品种、喂养方式的改变，更重要的是断奶对宝宝的心理发育有重要影响。断奶太早或太迟对宝宝都是不利的。断奶因人而异，新妈妈要学会"量体裁衣"，选择最佳的断奶时间，用科学的方法为自己宝宝断奶。

宝宝断奶应该是个循序渐进的过程，这就需要新妈妈从以下各个方面着手，使宝宝在温柔的呵护中快乐断奶：

做好断奶心理准备。对于宝宝，一定要从4个月起，按月龄适当添加离乳食品，让他们知道除了乳汁外还有很多好吃的。这样做不仅充分锻炼了宝宝的咀嚼能力，而且养成用勺、杯、碗、盘等器皿进食的习惯，能够适应以离乳食品为主的进食方式了。

选择最佳时间。断奶首先要选择适当的月龄。众所周知，母乳是宝宝最好的营养品，但母乳虽好，从6个月开始，其价值就开始下降，已不能完全满足宝宝生长所需的全部营养了，因而在补充辅食之余，断奶也就变得理所当然了。如果未能及时把握，断奶时间越晚，宝宝恋母的心理越强，以致造成宝宝只吃母乳而不肯吃粥、饭和其他离乳食品。

选择最佳季节。选择比较舒适的季节进行断奶，如春末或秋天。这时，生活方式和习惯的改变对宝宝的健康冲击较小。如果天气热，宝宝本来就很难受，断奶会让他大哭大闹，还会因胃肠对食物的不适应发生呕吐或腹泻；天气冷则会使宝宝睡眠不安，容易引起上呼吸道感染。若是宝宝的离乳月龄正逢此时，最好将断奶时间推迟。另外，如果在哺乳期间妈妈患重病或再度怀孕，则应立即断奶。

喂奶的次数要依次递减。开始添加辅助食品之初，妈妈喂奶的次数不要减少，但随着辅助食品数量与次数的增加，妈妈喂奶的次数要相应减少，并尽可能断掉临睡前和夜里的奶。白天先减少1至2次，过一些时间再减少1至2次，慢慢的白天不喂奶。到宝宝9个月时，可尝试将辅食转变为主食，逐渐减少喂奶次数、拉大喂奶间隔。宝宝逐渐地对吃妈妈的奶不感兴趣时，就可以不再给他喂奶了。

科学安排食谱，并抓住饮食要点。每天喝250至500毫升牛奶或豆浆，这是钙质的主要来源，同时给宝宝吃一些肉、蛋类的优质蛋白；主食以谷类为主，每天吃米粥、软面条、麦片粥、软米饭或玉米粥中的任何一种，大约2至4小碗；高蛋白的食物约25至30克，可选以下任一种，即鱼肉小半碗，小肉丸子2至10个，鸡蛋1个，炖豆腐小半碗；吃足量的蔬菜，把蔬菜制作成菜泥，或切成小块煮烂，每天大约半碗 (50至100克)，与主食一起吃；吃足量的水果，把水果制作成果汁、果泥或果酱，也可切成小块。普通水果每天给宝宝吃半个到1个，草莓2至10个，瓜果1至3块，香蕉1至3根，大约每天50至100克；每周吃1至2次动物肝脏和血，约25至30克；食物宜制作得细、软、烂、碎，因为1岁左右的宝宝只长出6至8颗牙齿，胃肠功能还未发育完善；增加进餐次数，因为宝宝的胃很小，可对于热量和营养的需要却相对很大，不能一餐吃得太多，最好是每天进5至6次餐。

　　在宝宝断奶时，对宝宝的心理安慰也很重要。个别宝宝断奶时会急躁、不适，所以，妈妈要给他更多的爱抚，除了亲自喂他吃饭菜，还要多陪他，让他感到虽然吃不到母乳了，妈妈还是在身边关心照顾他、保护他。断奶是个循序渐进的过程。一般决定断奶后，无论宝宝是否能理解，妈妈都要用"你长大了，可以吃更多更好吃的东西了"等表扬和鼓励的语言加以诱导和强化，同时要在行动上比平时付出更多的关爱。在身体准备上，断奶前应为宝宝做一次体格检查，如果身体健康、消化能力正常，就可以准备断奶。

　　辣椒水、万金油伤害宝宝身心健康。对宝宝而言，乳头上涂辣椒水、万金油或黄连之类的刺激物，简直是残忍的"酷刑"。黄连、辣椒水都是刺激性食物，对宝宝口腔黏膜有伤害。采取这样的断奶方式，对宝宝无疑是种突然打击，会使幼嫩身心受到伤害。

　　预防"断奶综合征"。长时间的母子分离会使宝宝缺乏安全感，特别是对母乳依赖较强的宝宝，还可能产生强烈的焦虑情绪，不愿吃东西，不愿与人交往，烦躁不安，哭闹剧烈，睡眠不好，甚至还会消瘦、生病。因此，新妈妈应按宝宝特点，摸索出适合自己宝宝特点的喂养方法。如果宝宝已经出现"断奶综合征"，应积极调整饮食，多吃新鲜蔬菜和水果，以补充足量的维生素，宝宝会很快获得好转和痊愈。

　　如果你和宝宝都做好断奶准备，妈妈一定要出差一段时间，那么很可能几天就完全断奶了；如果妈妈上班后不再吸奶，那么白天的奶也很快就会断掉；如果宝宝对母乳依赖很强，可逐渐断奶。从每天喂母乳6次，先减少到每天5次，等妈妈、宝宝都适应后，再逐渐减少，直到完全断掉。

　　妈妈回奶方法宜科学。有的妈妈们不喝汤水，盲目地采取所谓的"速效断奶法"，甚至用毛巾勒住胸部，用胶布封住乳头。这样做显然违背了生理规律，而且很容易引起乳房胀痛。回奶的方法主要有自然回奶和人工回奶两种。一般而言，哺乳时间长达10个月至1年的，可以使用自然回奶方法；而因各种疾病或特殊原因在哺乳时间尚不足10个月的断奶者，可采用人工回奶方法，比如用生麦芽煮水，以达到回奶效果。

一般6个月左右，宝宝可开始独坐。在晴好无风天气，可让宝宝坐在小车子里由大人推着到户外散步，环视周围事物。新妈妈可充分利用这些机会让宝宝练习坐，而不必为练坐而坐。

对于婴宝宝来说，生活就是游戏，宝宝在游戏中不断成长，而新妈妈在宝宝的成长过程中扮演极其重要的角色。在宝宝6至9个月这一阶段，新妈妈要用你的爱心，你的聪明才智，来创设更多符合此阶段宝宝玩的游戏，以便让他们在游戏中进行学习，启迪心智，让宝宝不断体验成功与失败，自由与规则，过程与结果，在满足玩的乐趣的同时，丰富自己人格的内涵。

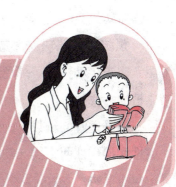

9个月前宝宝的坐立练习和智能开发

生育指标和养育要点

　　6至9个月宝宝的身心各方面继续快速发展，新妈妈应该针对不同月龄宝宝的特点采取不同的养育办法。

　　满6个月的宝宝其生理指标是：男婴体重达5.9至9.8千克，身长62.4至73.2厘米；女婴体重5.5至9.0千克，身长60.6至71.2厘米。头围44厘米，出牙两颗。手可玩脚，能吃脚趾；头、躯干、下肢完全伸平；两手各拿一个玩具能拿稳；能听声音看目的物两种；会发两三个辅音；在大人背儿歌时会做出一种熟知的动作；照镜子时会笑，用手摸镜中人；会自己拿饼干吃，会咀嚼。此时宝宝体温高于37摄氏度，在运动、学习中遇到的障碍，恰恰锻炼了手的精细动作。

　　♀ **养育要点是：**

　　手的发展很大程度上代表了智慧的增长，新妈妈可以让宝宝玩各种玩具，促进手的动作从被动到主动，由不准确到准确，由把着手教到听语言指挥而动。

　　预防营养性缺铁性贫血，及时添加含铁丰富的辅食。蛋黄、鱼、肝泥、肉末、动物血、绿色蔬菜泥、豆腐等。动物性食物中的铁吸收利用率比植物性食物高。

　　提供适宜的玩具。为半岁宝宝提供的玩具主要是形象性玩具，分为观赏性和操作性两大类。观赏性玩具一般色彩鲜艳形象生动。操作性玩具是宝宝能拿的，多为能发声的玩具。

　　反复叫宝宝的名字，使宝宝对自己的名字有反应，熟悉并记住自己的名字。

　　教宝宝认识实物，给宝宝指认实物。宝宝已经认识妈妈了，妈妈应多与宝宝在一起，多跟宝宝说话、做游戏，抚摩宝宝的皮肤，满足宝宝的亲情渴望。

经常抱宝宝出去玩，让宝宝多接触生人，有助于减缓宝宝即将出现的怕生现象。还有让宝宝照镜子，帮助宝宝认识镜子中的自己，发展宝宝的自我意识。

满七个月时，男婴体重达6.4至10.3千克，64.1至74.8厘米；女婴体重5.9至9.6千克，62.2至72.9厘米。牙齿2至4颗。会坐，在大人的帮助下会爬；手能拿起玩具放到口中；会表示喜欢和不喜欢；能够理解简单的词义，懂得大人用语言和表情表示的表扬和批评；记住离别一星期的熟人3至4人；会用声音和动作表示要大小便。

♀ **养育要点是：**

宝宝长牙时，会咬手指、玩具、衣被，适当吃磨牙食物非常必要，超市里有磨牙饼干。

不要亲宝宝的嘴，不要口对口喂宝宝食物，因为大人的唾液常带有细菌和病毒。同时要加强户外活动，尽可能不带宝宝去人多的公共场所，以免惊吓和病毒感染。

添加辅食，使宝宝喜欢辅食。尝试用辅食代替一顿奶。预防疾病：六个月后，宝宝从母体中带来的免疫力降低了，容易受感染，同时易引起全身性的病变。

注意卫生，对宝宝入口的器具要进行消毒。

满八个月时，男婴体重达6.9至10.8千克，身长65.7至76.3厘米。女婴体重达6.3至10.1千克，身长63.7至74.5厘米，本月可出2至4颗牙。能够扶着栏杆站起来；可以坐得很好；会两手对敲玩具；会捏响玩具；会把玩具给指定的人；展开双手要大人抱；用手指抓东西吃；会用1至2种动作表示语言。

♀ **养育要点是：**

这个月宝宝的发病率会上升，不能因为怕感冒就减少户外活动。

提供安全的运动场，清除一切宝宝够得着的小垃圾。电源插座要加保护罩，热水瓶放到宝宝够不到的地方。

只要宝宝愿意吃辅食，母乳充足的母亲不必急于断奶。

要以宝宝的爱好添加辅食，开发尽量多的食物品种，以保证营养平衡。在做宝宝辅食时，保证卫生是最重要的。在宝宝长牙时期，辅食中添加含钙和维生素D丰富的食物。如虾皮、海带、动物肝脏、鸡蛋黄、鱼、绿色蔬菜等。可以用辅食代替1至2顿奶。

在日常生活中，把教宝宝认识周围环境与发展语言相结合，继续进行动作训练。帮助宝宝站立起来，让宝宝多爬、多玩各种玩具。教宝宝一些社交礼节动作，如拍手表示"欢迎"，挥手表示"再见"。

满九个月时，男婴体重达7.2至11.3千克，身长67.0至77.6厘米，女婴体重达6.6至10.5千克，身长65.0至75.9厘米。牙齿2至4颗。扶物站立，双脚横向跨步；拇指和食指能捏起细小的东西；能听懂自己的名字；能用简单语言回答问题；会随着音乐有节奏地摇晃；认识五官；会做3至4种表示语言的动作；知道大人谈论自己，懂得害羞；会配合穿衣。

♀ **养育要点是：**

体重过重的宝宝不要站立太久。坠落、烫伤、吞食异物是这个月宝宝需要防止的主要事故。

母乳喂养的宝宝白天尽量喂鲜牛奶或奶粉代替母乳，早晨起床后和临睡前以及半夜醒来时可喂母乳。不必给宝宝果汁了，可直接喂西红柿、橘子、香蕉等水果。可喂酥脆的点心、饼干、蛋糕等，不要喂糖块，这是危险的。

这个月锻炼的目的仍然是让宝宝学站，能站立的宝宝学会迈步。

每天最好让宝宝有3个小时以上的时间在户外度过。激发宝宝探索周围环境的兴趣，如捉迷藏游戏就是很好的活动。

培养良好生活习惯，练习用便盆，养成入睡、讲卫生的好习惯，训练宝宝自己动手吃饭。

鼓励宝宝模仿大人发音，与大人愉快交流。

训练宝宝的自我控制能力，让宝宝按照大人的口令行事。

坐立练习要有技巧

宝宝到6个月时，脊部、背部、腰部渐渐发育强壮，从翻身到坐起连贯动作会自然发展。通常宝宝会先靠着呈现半躺半坐的姿势，接下来身体会微微向前倾，并且会用双手在两侧辅助支撑。一般来说，宝宝这时期的坐立练习可以分为四个阶段：

♀ **第一个阶段：宝宝在五六个月时坐立练习。**

这个时期让宝宝学坐，主要先锻炼他的颈肌、胸肌和背肌。平时，当宝宝用双臂支撑前身抬头时，爸爸或妈妈可将玩具举在宝宝头前，左右摇动吸引他向前、左、右三个方向看。这时小家伙便会用肘部支撑使头抬得更高一些，这样就可以更好地锻炼他的颈椎和胸背肌肉，为以后的学坐立打下良好基础。

到6个月末时可以对宝宝进行拉坐练习。当小家伙在仰卧位时，爸爸或妈妈可以握住宝宝的手，用力将他缓慢地拉起，不过，一定要让宝宝试着自己用力起来。练习一段之后，你可以逐渐减小自己的用力，使宝宝自己能够握住你的手指将自己拉起来。这样可以使宝宝在以后的坐姿时躯干上部挺直。

♀ **第二个阶段：宝宝在7个月时坐立练习。**

这时候，在你用手拉起宝宝呈坐位时，他的头就可以主动地离开床面并抬起，腰背能较直挺并主动举头，能自由活动，身子不摇晃。那时，就可以给他进行扶坐训练：

让宝宝仰卧好，你伸出拇指让他握住，而要紧握他的小手腕，另一只手扶他的头部坐起来，然后，再让他躺下，恢复原位。这时如果发现宝宝的头能挺直不后倒，你就可以放松扶他头部的力量，如此练习几天，以锻炼小家伙腹部的肌肉，增加他手掌的握力及臂力。

接下来就可以让小家伙进行靠坐练习了，由于这时宝宝的背肌尚未结实，为了让他坐好，可以用枕头垫背让他坐在地面上，以代替坐在柔软的床垫上，这样会坐得更稳些。

♀ **第三个阶段：宝宝在8个月时坐立练习。**

这时候宝宝可以不用支撑而独坐了，因此这时可以让小家伙坐在硬床上，不给他支撑，以锻炼他的颈、背、腰的肌肉力量。在靠坐的基础上，让宝贝练习独坐。这时宝宝可以两手拿玩具自己坐在床上，并能自如地伸手拿玩具，身体能随意向前倾然后再坐直，还能坐姿平稳地独坐十分钟以上。这时候可以让宝宝练习拉物站起、坐下。方法是先将宝宝放入有扶栏的床内，先让他练习自己从仰卧位扶着拉杆坐起来，如此练习几天，然后可以再练习拉着床栏杆站起。

♀ **第四个阶段：宝宝在9个月时坐立练习。**

这时候宝宝已经可以自己双手握着玩具平稳地独坐上一会儿了，并且还能保持身体平衡不再跌倒。那么，这时候的坐立练习主要是锻炼他的腰和腿部的肌肉力量。

让宝宝先练习一下自己拉着栏杆站起，然后，新妈妈再用玩具逗引小家伙自己学着坐下去。熟练之后，可以再逗引他拉着床栏杆站起，过片刻再主动地坐下去。如此反复便可以增加腰和腿部肌肉的力量。

这时候，宝宝已经坐得很稳，他不但能在独站或扶站时，控制自己的身体坐下时不跌倒，而且还能够由坐位换成俯卧位，或由俯卧位换成坐位。基于宝宝这时的能力特点，可以让宝宝练习站起、坐下与翻滚了。

具体方法是让宝宝学习自己扶着栏杆蹲下去拾玩具，拾了玩具再练习坐下。之后再让他练习从坐位躺下成俯卧位，继而再逗引他训练翻身打滚等动作。还可在宝宝的左、右、前方各放一个玩具，促使他左右转动身体去够玩具。也可以在围床上装上可转动的玩具，鼓励宝宝左右转身去抓取自己所喜欢的玩具。

宝宝从会抬头到会翻身、从卧位发展到坐位，是动作发育的一大进步。但这些动作能力对宝宝来说却不是轻而易举的事情，也是要经过很多学习与磨炼的，因此，有爱心的新妈妈一定要多帮助你的小宝宝哦。让宝宝练习学坐，新妈妈还可以采用以下小妙招：

学坐初练。开始让宝宝练习坐的时候，可以先让他仰卧，然后拉着他的小手让他坐起来，再把他轻轻地放回去。练习几天之后，可以试着让宝宝靠坐在沙发或椅子上，但你一定要在旁边保护好他。练3至5分钟之后，让宝宝躺下来休息一会儿，最好你能用手轻轻地抚摸一会儿宝宝的背部，这样不但能放松宝宝的背部肌肉，还能让他感觉到你对他的爱。

从靠坐过渡到独坐。宝宝倚靠着垫子上玩时，你悄悄地拿开宝宝靠垫的东西，并用手在宝宝两侧作保护，让他独坐一会儿。这样多次练习之后，宝宝就能学会用两手支撑身体，不必靠着东西自己坐起来。

彩球诱坐。这个方法宝宝往往很喜欢，可以趁宝宝心情好时将他扶到坐姿，然后用细绳将色彩鲜艳的彩球，挂在宝宝的前上方，逗引他主动抬头、挺胸、支起腰部抓玩具。在这个过程中，宝宝的注意力都放在了玩具上面，因此在强烈的吸引中，他的身体姿势也在无意识地变化、进步日显。

坐坐站站。用双手扶住宝宝的腰部或腋下，扶成站姿，让宝宝的两腿呈45度角分开，然后你再用双手扶住宝宝的腰部，使他的身体向下推按至坐姿，之后再让他顺势仰卧下去，片刻之后再扶坐、站立，如此反复进行几次。不过，一定要留心手法，注意保护宝宝的胳膊和腰部。

语言能力训练有妙招

6至9个月的宝宝虽然还不能说出一些单词，但他可以理解的单词可比我们想象的多。因此，新妈妈在平时要尽可能与宝宝说话，增加他的理解能力，告诉他周围所发生的事情，还应该用简单的语言告诉宝宝。

宝宝学说话与理解成人语言的能力，很大程度上取决于环境与教育。如果大人平时多鼓励他说话，多与他交谈，那么，宝宝的语言能力就会比那些很少与成人交谈、说话的宝宝发育得要快一些。所以，如果你认为宝宝还听不懂大人的说话，就不怎么与他交流，那么就会在无形之中阻碍了宝宝的语言发育。

在宝宝的这个时期，聪明的新妈妈可以通过以下方法培养宝宝的语言能力：

让宝宝理解语言。培养语言能力，要先教宝宝理解语言。新妈妈可以在平常与宝宝的接触中，通过示范告诉宝宝怎么做，比如说"坐起来"或"拿过来"时，都先给宝宝做个动作示范一下，以训练宝宝理解更多的语言。

训练宝宝模仿发音。教宝宝模仿发音后，要诱导他主动地发出单字的辅音，以更好开发宝宝的发音能力。

用音乐培养开发宝宝的语言能力。经常给宝宝听一些优美的音乐，可以让他感受音乐艺术，感受音乐的美妙，从音乐中启发对语言的认识。

训练宝宝认物发音。平时说话要让宝宝听懂，每当说一个东西时，就要用手指给他看。比如，在宝宝面前摆放一些玩具，对他说："这是小白兔""这是小鸭子"等，让宝宝听后使所言与物体结合起来。

看图讲故事。先选择一些简单而有趣的图画书，给宝宝讲里面的内容，同时让宝宝看看里面的图画，然后，再清晰地念出物品的名称。比如

"这是小青蛙、那是大灰狼"等。而且在讲故事时，如果发现宝宝偶尔指着书上的某一图画看，这时新妈妈就一定要把这幅图画的名称告诉他，并给他说一下该图画所表达的意思。

语言表情训练。培养宝宝的语言能力还要引导他观察你说话时的口形，让宝宝观察你的面部表情，从而让他懂得喜、怒、哀、乐等情绪，促进宝宝以后能更准确地表达自己的语言与感受。

认知能力训练方法多多

宝宝在这个时期认知能力有很大的进步，他能真正觉察到别人拿走自己的东西。而且还会强烈地反应。培养宝宝的认知能力，平时要观察宝宝最爱盯住什么，找出他最爱看的东西让他学习，才能容易学会。平时，新妈妈可以采用以下方法培养宝宝的认知能力：

认物训练。将宝宝戴着的帽子取下，然后将宝宝抱在放帽子的地方，问他"你的帽子呢？"再让宝宝用手指自己的帽子。培养宝宝听懂你说话的意思，并认识一些常见物品。

隐藏训练。先给宝宝一个小玩具，然后，趁他玩得高兴时，用手绢将小玩具盖住，看他能否揭开手绢取出玩具。如果宝宝不会找，你可将玩具露一点出来，让他自己取出。这样训练一段时间，宝宝就会知道"隐藏与存在"的关系了。

认识大自然。经常让宝宝看红色的花，绿色的树，听鸟儿的叫声，让他感受到大自然的美丽和新奇，刺激他视、听觉的发展，也激发宝宝对外界的认知能力和探索。

立体训练。给宝宝一些可以滚动的圆柱体，如饮料瓶等物，放在地上让他用两只手推动它向前滚动。待宝宝玩熟练后，再让他用一只手推动滚

筒，并把它滚到指定地点。宝宝做对了，家长应给予鼓励。宝宝在戏耍中就会逐渐建立"圆柱体物体能滚动"的概念。

感知训练。配合儿歌或音乐的拍子，教宝宝学拍手，按音乐节奏，以训练宝宝的感知能力。也可以让小家伙闻一闻家里的香皂、牙膏；尝一尝糖和盐的不同味道，以培养嗅味感知。

联想训练。平时也可以让宝宝认字卡，了解一些常见物品，如灯、花、鸡、猫等物，还要教宝宝在听到物名时用手去指一指，这可以让他练习听声音与物品的联系，记住学过的东西。

抱宝宝散步。抱着宝宝到外面散步，让他看看热闹的人群，来往的车辆，听听各种声音，比如"看，来了一辆小汽车"，"看，这位小哥哥骑车去上学"，以培养他的好奇心与认知能力，激发他与人交往的兴趣。

 培养的宝宝社交能力

人际交往是人的一种基本生存智能。人际交往技能、交往状况对一个人的人际关系以及生活情况有很大的影响，而且，一个人在很小时就有良好的交往能力，那么，在稍大一些时在体会到别人的不快乐感受之后，会说出一些关心的话语。因此交往能力是为人处世不可缺少的，并且培养得越早越好。

6至9个月的宝宝变得十分爱玩爱交际，他会用各种各样的方法引起你的注意，新妈妈要对宝宝多多关心和回应。对宝宝来说这个世界是亲切可爱还是其他什么样子，很大程度上取决于新妈妈的爱心，在平时照顾宝宝给予了他什么，宝宝就会在其影响下成为什么样的人。

培养宝宝的交往能力，新妈妈具体可以采用以下方法：

说"再见、再见"。当有亲戚朋友等人来家里要走时，妈妈就可以扶起宝宝的手。让他轻轻地挥几下，并说"再见、再见"，每天练习，以后说"再见"时，宝宝就会自己招手了。平时，也可以教宝宝唱再见儿歌，比如"再见呀，再见呀，招招手，招招手"，说一声"再见，再见！"

玩藏猫猫。藏猫猫是宝宝都爱玩的游戏。平时，新妈妈和其他看护人都可以与宝宝玩"藏猫猫"，由于在这个游戏里宝宝还可以逗大人玩，因此什么时候玩宝宝的兴趣都不减。

培养与小伙伴之间的友情。从小让宝宝学会与小伙伴建立友情和分享物品，可以很好地开发他的社交能力。因此，平时要创造各种机会让宝宝与小伙伴一起玩，共做一些有趣的游戏，比如拉大锯和盖房子等，使他们建立起亲密的友情。

伸双臂求抱。平时新妈妈可以多向宝宝伸出双臂，说"让妈妈或爸爸抱抱好不好？"并鼓励宝宝将双臂伸向你，让他练习做求抱的动作，做对了就将他抱起来玩一会儿。多想办法引起宝宝向他人求抱的愿望，比如抱他上街、找妈妈、拿玩具等，如此通过让他人"抱一会儿"来扩大宝宝与他人的交往。

拍拍手小游戏。妈妈或爸爸可以约几个小朋友一起玩游戏，一边拍着手，一边说出"拍拍手"，同时让宝宝模仿拍手。接着，再一边放歌曲或琴声，一边唱一边拍手，让宝宝跟着学。这样，一段时间以后，只要听到这支歌曲或琴声时，宝宝便会主动先拍起手来。这在无形中便加强了宝宝与周围环境的联系，通过音乐又培养了宝宝听见声音便作出相应的动作，还能训练与他人合作的能力。

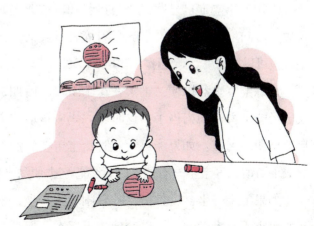

生活行为能力的培养

生活是丰富多彩的，只要能耐心地引导6至9个月的宝宝去观察和发现日常生活所发生的一切，便会使宝宝学到很多的东西。具体可以采用以下方法：

培养宝宝表现自我。自己伸手去选取一些物品，正是自我意识的表现。新妈妈可以在宝宝趴着的时候，在他面前摆几样玩具，让他试着伸手去拿。这时，当宝宝的一只手去取玩具时，另一只手就得支撑着身体，这个动作还能训练爬行能力。

观察与模仿。平时，新妈妈可以多留神培养宝宝在生活中的观察与模仿能力。比如当宝宝观察到大人是用杯子饮水，并且，喝时会发出咕咚咕咚的声音，那么，经过一段时间宝宝自己便会在有人给他端住杯子的条件下，也学着咕咚咕咚地喝水。所以，新妈妈要多为宝宝创造这样的机会，让他多观察多学习，就会在不知不觉中提高他的生活自理能力。

开心照镜子。培养宝宝的行为能力，新妈妈也可以采用照镜子的游戏。比如先让宝宝自己照镜子，接着和爸爸或妈妈一起照，然后爸爸或妈妈故意做向上看、向下看、眯眼看等各种表情，让宝宝辨识脸部表情的变化。也可以故意张大嘴形作出"啊呜"的口形，让宝宝也跟着模仿。

训练宝宝坐盆排便。宝宝在这个阶段的后期，也就是八九个月大的时候已经能坐得稳稳当当了，这时新妈妈应该培养宝宝坐便盆，训练他以后自己排便的习惯。如果能每天定时让宝宝在便盆上坐一会儿，久而久之就形成了习惯，等宝宝一有便意时就会想到去便盆坐便。

如果宝宝一坐盆就打挺，吵着闹着不肯坐，坐上后也不肯排便，这时新妈妈也不必太勉强，可以给他垫上尿布。但是，每天必须坚持让宝宝坐一会儿便盆，时间一长，经过反复练习，宝宝一坐盆，就可以排大小便了。另外，新妈妈还要注意每次坐便盆时间不要太长，如常久坐便盆会发生脱肛。并且，在宝宝练习坐便盆时，须由成人用手托着或扶着，因为宝宝坐在盆上不稳，易摔倒。

 ## 情商开发五步骤

著名宝宝教育家丹尼尔·戈尔曼指出："家庭是培养EQ（情商）的第一所学校，有高EQ的父母，才有高EQ的宝宝。"他认为，每个人对情绪的认知和处理情感的能力比IQ（智商）更能决定命运，而这种能力大部分是从父母那里学来的。因此，那些情绪辅导型的父母在情绪的世界里可以为宝宝做向导。因此，优秀的新妈妈会给宝宝一个温暖家庭，知道自己的言行是宝宝最好的教材。优秀的新妈妈除接纳与辅导宝宝之外，还应该进一步规范宝宝的不适当情绪行为的限度，并正确而合理地教导他调整好自己的情绪，寻找合适的发泄渠道，以及解决宝宝想不明白的所有问题。

6个月以后是宝宝情商发展的分水岭，也就是说，如果6个月以前是宝宝先天情商形成期，那么6个月以后则是宝宝情商形成的后天培养与良好性格形成的关键期。那么，此后新妈妈一定要做好准备，在日常照顾中不要忽略了对宝宝情商的培育。

我们在这里提出培养宝宝良好情商的五步骤供你参考：

第一步：察觉宝宝的情绪变化；

第二步：了解宝宝的情绪发展；

第三步：确认宝宝的心理感受；

第四步：协助宝宝正确表达情绪；

第五步：为宝宝设定不良情绪限制。

情绪背后的原因

　　宝宝一天天长大，他对情绪的理解能力也越来越强，开始理解一些情绪背后的原因，比如某人不高兴了，难过了，开心了，等等。

　　宝宝为什么会有这些不同的情绪呢？新妈妈需要理解宝宝情绪的一些要素：

　　不管大人还是宝宝，每个人都会有情绪。

　　情绪的产生是有一定原因的。比如小姐姐不高兴了，是因为有小朋友抢了她最喜欢的玩具。

　　情绪传递着一个人的某些心理感受。比如小哥哥哭鼻了，那是由于他想以哭来告诉大家，他心里很难过，这时他需要安慰。

　　情绪的表达方式不是固定的，而是多式多样的，难过的时候可以哭，高兴的时候也可以哭。

　　一个人的情绪表达可能会跟另一个人的不一样，比如，阿迪生气的时候会大吵大闹，而小丁生气的时候则会摔东西，小壮生气的时候则会默默地掉眼泪……这些不同的表达方式都是发泄一个相同的情绪。

　　你可以通过做一些事情来改变自己或别人的感受。比如小妹妹难过了，你将自己漂亮的布娃娃给她玩一会儿，她就会变得高兴起来。

　　宝宝出生后的第一年是他一生的开始阶段，这时期新妈妈应多与宝宝玩各种游戏，以尽量满足宝宝急于探索世界的要求。只有当他在心理上得到爱抚和关怀时，宝宝才会建立起对这个世界的信任感和安全感，才能有良好的情商，也才能为他个性的健康发展打下良好的基础。开发宝宝的情商，还可以通过玩游戏的方式。

　　通常，宝宝喜欢玩那些速度快、有旋转、自己能控制身体平衡的游戏。于是，新妈妈先准备一把可以旋转的椅子，然后，把可以转动的椅子移到客厅中央或周围没有障碍物的地方。之后，你抱起宝宝坐在椅子上，并让宝宝双脚站在你的大腿上："大轮船，要开喽！"说着就可以让自己的身体随着椅子一起动起来，如果再稍稍用力椅子就转得很快，这时小宝宝会很兴奋、很高兴。

这个游戏的过程中可以锻炼宝宝的胆量，还能让他从中体会到快乐。玩几次以后，可以适当提高游戏的难度，比如你突然来个急刹车，这个"措手不及"的动作常常会让宝宝笑个不停。不过，游戏的速度应从慢到快，如果宝宝觉得恐惧或害怕，应立刻停下来。

和宝宝玩智能游戏

宝宝到了八九个月时，喜欢不厌其烦地把一件东西反复打开，然后再合上；还喜欢专心致志地在干净地板上玩那些特别感兴趣的东西。宝宝的这些行为是由于这时的他正经历一场好奇心极强的早期探索，让他最大限度地接近他所生活的区域是发展他的好奇心的一种既自然又有力的方法。因此，在这些大量的探索活动中，新妈妈要抓住机会，培养宝宝活动的目的性，以开发大脑智能。

以下是一些开发宝宝智能的游戏与方法，可供"80后"的年轻新妈妈们选用：

好玩不倒翁。准备一个带声响的不倒翁，新妈妈先推几下让宝宝看看，然后再让他推着玩。在这个玩的过程中让宝宝学会观察，并能意识到推得轻，不倒翁摇的时间就短；推得重摇的时间就长。

"看不见的东西仍然存在"。一开始新妈妈可以挑选一个宝宝最喜欢的玩具，然后让宝宝看着用布盖住它，之后让他寻找。如果找不到，你可以让宝宝看到玩具的一小角，他便会知道玩具就在布的下面。这时他会很快地拿掉上面的布，整个玩具如他所料出现在眼前，便会给他带来很大的快感。

小小足球赛。新妈妈趴在宝宝的对面，把球推给他，鼓励宝宝再把球传递回去。这时，爸爸可以轻轻地抱起宝宝，使他双脚离地，让他尝试去踢球。这样在运球的过程中，宝宝的视觉、肌肉能力和平衡能力都能得到很好的锻炼。

追赶拉动的玩具。先拿一个宝宝喜欢的玩具，在上面系一根绳子，然后把玩具放在宝宝面前让他看到。这时你慢慢拉动玩具，让它离宝宝越来越远，直到小家伙用手够不着为止。之后，你就鼓励宝宝爬过来抓住玩具。只要宝宝爬了几步，你就要停下来让他抓住玩具，同时要表扬他一番。

捏小石子。准备一个透明的杯子，并且要有盖子。之后在杯子里面装一些小石子，摇动杯子，使它发出响声，这时要让宝宝看到小石子在杯子里跳动的样子。之后打开盖子，让宝宝看到小石子，这时他会伸手去抓，但是由于石子很小，宝宝便会调整自己的手指抓的动作，逐渐用拇指和食指去捏。这就锻炼了手的灵活性。

听命令。先递给宝宝一个玩具，之后鼓励他将玩具交给你，如果宝宝照你的话去做并且做对了，你就要给他一些好吃的食物表示赞扬。此外，当宝宝去碰一些危险或他不能动的物品时，你应及时对他说"不能碰"。并且还做出摇头的动作和不高兴的表情，以制止他停止自己的动作。这样可以让宝宝从小懂得要服从大人的吩咐，并能让他了解到哪些行为受赞赏，哪些行为不受赞赏。

盒子里面有什么。先取一个圆形盒子，在里面放进两个铃铛或别的可以发出响声的小物品，然后将盒子放在宝宝的面前滚动一会儿，以引起他对盒子的兴趣。之后，你可以将盒子递给宝宝，再打开盒盖，取出里面的铃铛给他看看，让他摇摇听听。最后，再让宝宝将铃铛放入盒子内，盖上盒盖。这时可以再让他用手或用脚踢着盒子玩。

　　看图讲故事。选择一些画面清楚，色彩鲜艳，图像大的画书，以简短生动的有趣方式给宝宝讲故事。书对宝宝来说是一种能打开合上、能学说话的玩具，因此，一般的宝宝都喜欢大人陪他看图书，讲书中的故事。尤其是这样耳濡目染，宝宝就会对书感兴趣，从而还可以开发宝宝的印象和记忆能力。

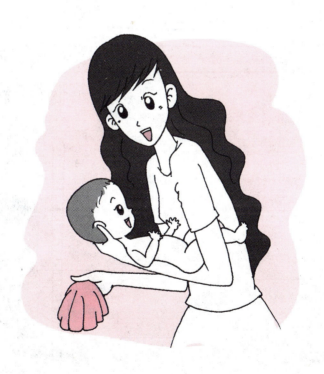

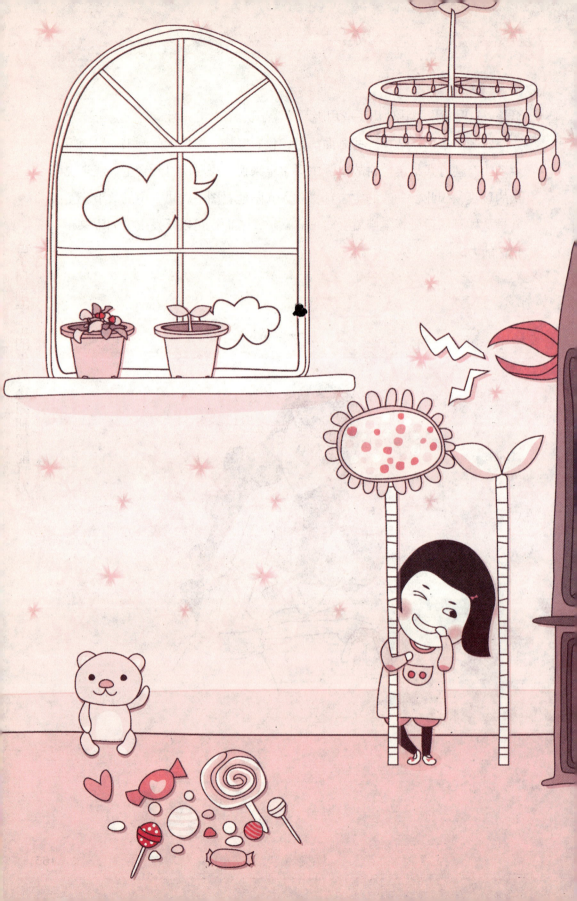

宝宝长到七八个月大时就已经能够爬来爬去了，而有些父母却有意无意绕过了这一环节，迫不及待地催熟宝宝直接由坐进入行走。会爬、早爬与多爬的宝宝动作举止比较灵敏，协调能力好，懂事快，求知欲强，而不喜爬行的宝宝多显呆板、迟钝、情绪低，不爱接触新人、新事。专家提醒，宝宝早爬行、多爬行，可显著帮助其大脑发育，使大脑对手、足、眼的神经运动调控得以加强，启迪与开拓宝宝的智力潜能。

爬行是宝宝运动生涯中的一个重要的里程碑，宝宝的爬行训练对未来的平衡感的发展以及手眼协调能力、粗细动作发展都很有益处。与宝宝爬行练习同时跟进的是，新妈妈对宝宝的语言培养，视、听、触觉训练，以及进一步培养宝宝的生活能力与社交能力。

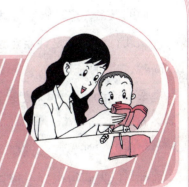

1岁前宝宝的爬行与社交训练

爬来爬去爬出健康

　　宝宝聪明是广大新妈妈的期望，但是，新妈妈如何才能让自己的宝宝头脑聪明、身体健壮呢？事实上，宝宝的脑部是借助手脚的交互运动而发育的。而爬行训练正好可以让宝宝手脚并用地运动，不但可以健身，而且又可以促进脑部的发育。

　　宝宝在刚出生时，只能仰着睡觉，后来他才逐渐地可以翻身、趴着睡觉，用人体学来解释这种变化，这些行动便是为了做"爬行运动"的准备运动。因此，为了让宝宝的准备运动更有效，可以让宝宝趴着睡觉。这样可以使宝宝的头、手腕更有力，也可以厚实脑部，而且也不会让大脑勺变得扁平。当宝宝手腕好像不能出力时，应该怀疑身体是否有异常，如果有的话，就能在早期发现，并且及早治疗。

　　宝宝可以从趴着与翻身的状态当中，学习身体的动作，凭借这样的运动，脑部也会跟着发达。等到宝宝可以坐起的时候，就会有更多的事物映入他的眼帘，这时候宝宝就会对许多东西感到好奇。

　　爬行运动就是让宝宝运用还没有灵活的手脚，交互地向前伸出前进，同时，也可以让他的头部，跟身体取得良好的平衡感。爬行运动也可以说是全身运动，既可以锻炼全身的肌肉，脑部也可以跟随着全身的肌肉一起全力发育。

　　所以，新妈妈应该尽可能地让宝宝学习爬行，这样，宝宝的身体和头脑都可以发育得很好。爸爸妈妈最好不要让宝宝使用学步车去学走路，因为，学步车不会让宝宝全身的肌肉运动得很好，应该让宝宝在学走路之前，尽可能多地爬行。

　　爬行是宝宝的本能，也是宝宝学会走路必须要经历的过程，有一些爸爸妈妈为了让宝宝尽快学会走路，就让其使用学步车。其实，"快"不见得是一件好事，让宝宝扎实地经历他的每个成长的阶段，宝宝会越来越聪明的。

摸、爬、滚、打、蹦、跳等是宝宝行为的本能。爬行对宝宝来说，是既安全又稳妥的健身活动。宝宝在爬行的时候，头颈要抬起，胸腹部要离地，以四肢支撑体重。宝宝爬行可以锻炼胸腹、腹背、四肢的肌肉，增进肌肉的张力，促进骨骼的生长。

据有关专家说，会爬的宝宝动作举止灵敏、协调、活力强；爬得晚的，或是爬得少的宝宝则是显得呆板、迟钝、情绪低落。美国有关儿童研究所调研分析认为，鼓励并且诱导宝宝早爬行以及多爬行，可以有助于宝宝大脑的发育，启迪和开发宝宝智力的潜能，调控大脑对眼、手、足部的神经协调动作。如此看来，宝宝的爬行究竟有哪些好处呢？

爬能促进宝宝大脑各神经纤维间的畅通联系，促进脑的发育。

爬行能增进母子交流，促进宝宝语言的发展。

爬行加大了宝宝认知世界的范围，促进认知能力的发展，有利于思维和记忆的锻炼。

充分的爬行是全方位的感觉综合训练，对于宝宝各部位的发育及大小脑、神经系统之间的联系，回路网的建立都有好处。

爬行还能锻炼胸腹、腰背、四肢等全身大肌肉活动的力量。

从以上所述可以看出，爬行是一种综合性的强身健体活动，可以为宝宝的站立和行走打下基础。因此，新妈妈应该尽早地鼓励宝宝学习爬行、多爬行，并且采用新颖的多样的、色彩鲜亮的、宝宝感兴趣的物休做"诱饵"，引诱宝宝奋力向前爬，让宝宝尽早地爬出健美的身体和聪明的头脑来。

一般的训练方法如用玩具逗引宝宝，使他能俯卧抬头抬胸，引导宝宝使用上肢把上身撑离地面，开始时宝宝也许只能肚子贴着床面匍匐爬动，但这已经是小家伙取得的一大进步了。再如训练宝宝用手和膝盖爬行，将宝宝的肚子托起，把腿交替性地在腹部下一推一出，每天练习数次。然后在前面放一些玩具来吸引他，宝宝会使出全身的劲向前匍匐爬行。开始可能没有前进，反而后退，这时要用力顶住宝宝的双腿，给他一点支持力，由此宝宝会逐渐学会用手和膝盖爬行的动作。

等宝宝学会了用手和膝盖爬行后，还可以让宝宝趴在床上，用双手抱着宝宝的腰，使其两个膝盖离开床面，小腿蹬直，两只胳膊支撑着，轻轻把宝宝的身体前后晃动几十秒，然后放下来。这样每天练习3至4次，会大大提高胳膊和腿的支撑力。当支撑力增强后，双手抱住宝宝时可稍稍用力些，以促使宝宝往前爬。一段时间后，可以根据情况试探着松开手，用玩具逗引宝宝，并用语言鼓励宝宝，慢慢的宝宝就学会真正的爬行了。

需要注意的是，新妈妈训练宝宝爬行应该先训练宝宝向前的感觉，要有耐心，反复训练后，宝宝就能自己朝前爬行了。另外，每次练习成功后，都要给宝宝鼓励或奖励，以保持宝宝对爬行练习的热情。

训练爬行有哪些准备

学爬对宝宝来说不是一件很容易的事情，新妈妈在训练宝宝爬行前应该做好相应的预备工作，同时要付出耐心的指导，不仅能让爬行训练更顺利，还能防止意外发生。

爬行服装。教宝宝爬行时最好给宝宝穿连体服，爬行时就不会让宝宝的腰部及小肚肚着凉，同时衣服合体，不会影响宝宝爬行的兴致。要注意服装的前面不要有大的饰物及扣子，防止宝宝趴下时硌痛娇嫩的身体。

爬行装备。宝宝爬行时候肘、膝部分很容易磨破皮肤，可穿上护肘、护膝。

爬行地点。床上虽然干净，但是宝宝很可能会不小心掉下来摔伤。爸爸妈妈可以在家里的地板上铺上一块毛毯，让宝宝练习爬行。

安全防护措施。宝宝爬行时一定要有大人的看护，不要让他可以抓住或拉拽任何悬在餐桌边的桌布；把所有带棱角的家居做好防护；将宝宝爬行活动范围内的易碎品拿开；桌子上不可放热东西，房间里不能放有毒的器皿；要保证地面没有电线拖扯，所有电插座都要盖上安全盖。

好了，现在，爬行训练，开始！

爬行训练大课堂

宝宝学习爬行的时候，大人要适当地配合，可以采取一些妙招，使宝宝尽快地学会爬。比如，爸爸先躺在床上，宝宝趴在一边，妈妈在爸爸的另一边，妈妈牵宝宝右手，爸爸推宝宝左腿。这样，慢慢地协助宝宝从自己的那边爬到妈妈的这边来。也可先让宝宝趴在床上，妈妈在宝宝前面，爸爸在宝宝后面。然后，妈妈在前面牵宝宝的右手，爸爸在后面推宝宝的左脚。这样，妈妈牵宝宝的左手时，爸爸就推宝宝的右脚：牵右手时就推左脚。如此，训练几次宝宝就会爬了。再有就是先准备一个有弹性的席子，并把小席子卷成圆筒状。然后，让宝宝趴在席子上，并将席子一边压在身下。这时，爸爸或妈妈推动席子，让宝宝随着席子的展开而朝前爬行。另外，宝宝的模仿能力极强，在教他学爬时可以找一个会爬的小朋友来跟他一起玩，这样两个宝宝在一起，就鼓励他们爬着玩。这时，当你的宝宝看到他的小伙伴爬行时，他也就会模仿人家，很快学会爬。

训练宝宝学爬时，新妈妈要耐心，要给宝宝指导学爬的要点。你还可以采用以下方式训练宝宝的爬行：

转向爬。先把有趣的玩具给宝宝玩一会儿，然后当面把玩具藏在他的身后，引诱宝宝转向爬。

爬行小路。把一小块地毯、泡沫地垫、麻质的擦脚垫、毛巾等东西排列起来，形成一条有趣的小路，让宝宝沿着"小路"爬，体会不同质地的物质。

攀爬家具。从地面爬行进展到爬上椅子，这是建立立体空间高度概念的最佳练习机会，亦可强化手部和腿部的肌力。在攀爬时如撞倒亦无妨，从经验中宝宝可以学到如何避免危险的自保本领。

翻筋斗。1岁的宝宝会试着弯下腰身，从两腿间探看世界，这时可顺便抓住其大腿和腰部，协助完成被动式的翻滚。翻筋斗可训练宝宝的平衡感，并使手脚力量更加强劲。

俯卧练习。用玩具放在宝宝前面，鼓励他用一只手臂支撑身体，另一只手去拿玩具。

伸手抓物。新妈妈用手拿着两个玩具，与宝宝保持一定距离，逗引宝宝用双手抓玩具。

踢腿运动。在床头上挂一些吹气玩具，鼓励宝宝用脚去蹬踢玩具，练习踢腿动作。

席子助爬。把家里的小席子卷成圆筒状，让宝宝趴在席子上。将席子一边压在身下，妈妈推动席子，让宝宝随着席子的展开而朝前爬。

前拉后推。宝宝趴在地上或床上，一个人在宝宝前面，一个人在宝宝后面，前面的人牵宝宝的右手，后面的人就推宝宝的左脚。牵宝宝的左手时，就推宝宝的右脚。

腾空胸腹。让宝宝趴在床上，用毛毯兜住胸腹部，爸爸把毛毯提起，妈妈推动宝宝左手、右脚，前进一步后，换推动宝宝右手、左脚，轮流进行，训练宝宝用手、膝爬行。可以在目的地摆放宝宝喜欢的玩具或物品，促使宝宝努力往前，并保持对这个练习的兴趣。

美丽的诱惑。宝宝通常都喜欢一些美丽的东西，如对那些颜色亮丽的东西会目不转睛地看，并想抓在手里。于是，聪明的新妈妈可以利用宝宝的这一心理，拿一个色彩鲜艳的玩具诱惑他，吸引他的注意力，促使宝宝俯下身爬过来跟你要，这时你再向后退一些，等宝宝爬几下再让宝宝抓到物品，并夸奖他做得好。

趴下抓物。如果你的宝宝总是坐在那里，怎么教都不肯爬动，那么你可以想法使他变成俯卧位。你可以先把宝宝最喜欢的玩具放在他身边不远处，诱使他由坐位变成俯卧位，去拿玩具。要知道，在学爬之前，宝宝能趴在床上，做好爬行前的预备动作，就算是胜利。一开始你可将玩具放在不远处，以后可以逐渐放在小家伙身体的左边或右边，也可以放在他的后边，只要他能俯下身去拿就可以。

勇士寻宝。一般来说，宝宝们都充满好奇心，喜欢到处钻着玩，因此，新妈妈可以在家里给宝宝创造一个充满趣味的探险胜地，在床下或是桌子底下，放上一些小玩具，给宝宝穿上袜子和厚实一点的衣裤，对宝宝说："里面有个好玩的东西，你去找找拿出来吧。"这时，好奇心会驱使小家伙勇敢地到床下去寻找宝藏。这时，新妈妈可打开灯，使光线穿过，让宝宝隐约看到玩具的影儿，好激发他去寻找，并拿出来。

循声而爬行。新妈妈是否知道，一些带声响的小玩具，都是吸引宝宝的好玩意儿。你可以将这些东西放在宝宝的附近，摇动着使其发出悦耳的声音，这时宝宝就会想办法过来，而爬则是他唯一可以利用的方法。

钻山洞。新妈妈可以将家里的一些大纸箱的盖子与底子剪掉，使纸箱成为一个方形的筒状。然后，将剪好的纸箱横放在地上，让宝宝坐在纸箱的一边，爸爸或妈妈再到纸箱的另一边拍着手，呼唤宝宝钻"山洞"，爬到你身边来。不过，要注意的是纸的边缘要用胶条粘上，因为纸边有可能划破宝宝细嫩的皮肤。

追皮球。你也可以为宝宝准备一个小皮球，当宝宝一碰到球，球的滚动就会引起宝宝的兴趣，他就会追着球爬行。不过，要注意球不要气太足，免得小家伙一碰到就滚出老远，使他对追球失去信心。

敏感期里的六感刺激

积极地利用各种感觉发育的敏感期进行感觉刺激，是开发宝宝智慧潜能的最佳途径。

出生后的宝宝最开始在想什么？宝宝从出生到1岁这一阶段的时间内，大多数都不会讲话，不能用语言表达他们自己的愿望。新妈妈只有在掌握了宝宝在这一阶段的时间内的心理发展规律，才能更好地帮助宝宝健康成长。促进宝宝早日会用语言表达自己的愿望，这也是教育子女的十分重要的一环，对宝宝以后的发展，也起着十分重要的作用。因此，年轻的新妈妈们就要注意，要仔细认真地观察你的宝宝在想什么，从心理上给你的宝宝以支持，促进你宝宝健康、快速成长。

宝宝出生后的第一年里是他一生的开始阶段，只有当他在生活上得到悉心地照料，在精神上得到爱抚和热情的关心，宝宝才会建立对这个世界的信任感和安全感。从而为其个性的健康发展打下良好的坚实基础。因此，在宝宝最初的成长过程中，新妈妈要多给宝宝一些"刺激"，因为宝宝的学习主要是通过感觉器官，包括视、听、嗅、味、触、本体来感觉的。那么，怎样利用各种刺激来促进感觉的发育呢？

视觉刺激。宝宝一出生就有视觉功能，他喜欢追逐看光亮，以及妈妈慈祥的面孔，还有色彩艳丽、对比明显的玩具图案。在哺乳时，妈妈要注视宝宝的双眼，使宝宝能尽早地认识妈妈。

听觉刺激。在宝宝吃饱睡足以后，妈妈要常和宝宝对话，亲切地呼唤其名，或放一首轻柔流畅的音乐，这时宝宝会手舞足蹈，咿呀学语。反复地对话，可以促进宝宝早日说话。

嗅觉刺激。宝宝的第一个嗅觉判断是能嗅出妈妈身上特有的体味，而寻找乳房；遇有冷空气刺激可以打喷嚏。经常让宝宝适当地闻一闻酸味如食醋，白酒味、香水味等以刺激嗅觉发育增强其嗅觉判断能力。

味觉刺激。宝宝出生后的第一个味觉刺激是母乳或代乳品。如果不及时给其他的味觉刺激，将会引起宝宝偏食、拒食。所以，应当在宝宝1个半月时适当地喂一些橘子汁；3个月左右可以用筷子沾各种菜汤给宝宝尝尝味儿；用奶粉喂养的宝宝，应该3至5个月换一种奶粉，避免长期使用单一口味的奶粉。

触觉刺激。宝宝每天都应洗澡。其意义除了清洁，也是最早的触觉刺激。触觉刺激不良的宝宝，长大后可能会出现人际关系的淡漠、心理障碍等。在给宝宝洗澡时，妈妈要对宝宝全身抚摸，手、脚心按摩。平时要注意手部的触觉刺激。如让宝宝触摸不同质地如木质、塑料、布，不同形状如圆形、长形，不同温度如凉水、温水等物品。

进行平衡感训练。及时地将宝宝竖着抱起来，或是将宝宝由仰卧转到伏卧位，感受不同体位的地球引力，对宝宝将来的大运动协调能力，以及立体感判别有重要的意义。可在宝宝高兴时轻轻地用双手托起，在空中做"荡秋千"的游戏，训练其运动平衡能力；也可将宝宝平放在床上，拉住双手使宝宝坐起、躺下，配以儿歌反复训练。

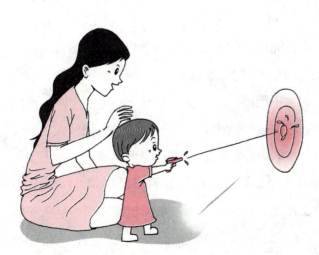

以上的六感学习对宝宝的整体发育，包括智力、心理及学习生活能力等，都有着十分重要的意义。如果能从宝宝期就注意全面均衡地进行六感的训练，将使你的宝宝受益终生。

身心·齐动员思维训练法

脑科学和教育学、心理学的最新发现告诉我们：思维能力的水平主要取决于后天的教育，婴宝宝时期是一个人一生中思维能力培养的关键时期。思维是儿童掌握知识的主要心理过程，发展思维能力既是掌握知识的前提，又是发展其创造力的核心。促进宝宝思维发展，一方面要为宝宝创设一个良好的家庭环境，家长要掌握宝宝思维发展的关键期，善用赞美和鼓励，耐心倾听宝宝的心声，给宝宝创造一个民主温馨的家庭氛围。另一方面，发展儿童的思维能力，要进行思维训练，思维是通过训练得到提高和发展的。

对儿童思维训练要遵循两个原则，其一是要在游戏中进行思维训练，其二是要做到因材施教。就第一个原则来说，思维训练的基本原理是刺激宝宝的大脑，从而改善脑神经的铰链过程。游戏能够最大限度地调动宝宝的兴趣，使宝宝大脑保持在一个较高的兴奋水平，从而使思维训练效果最佳。就第二个原则来说，针对童年的"爱因斯坦"和"莫扎特"，教育策略肯定不同。思维训练只有在充分了解宝宝思维的优势和劣势领域的基础上，才可以进行针对性的优化和提升的思维训练。

宝宝们的思维表现肯定各不相同。比如在一张纸上画上一个圆，然后告诉宝宝在这个圆上添加几笔，就可以成为另外的图形或实物。大多数宝宝会在圆的四周画一些放射状的短线，说是太阳；少数小朋友会在大圆里画上几个更小的圆，一个套一个，说是"被锯掉的树根"，我们知道他画的是年轮；极少数的小朋友直接在大圆下面画一条粗粗的竖线，然后一脸憧憬地说："这是棒棒糖！"有的小朋友会画成向日葵、蜘蛛网、大蛋糕、月饼……有一个小朋友更是另辟蹊径，他在纸上面的大圆圈里点了一个黑点，说是"爷爷的大圆肚子"，而那个黑点就是"爷爷的肚脐眼"。

如果把同样的测试给成人做，答案未必比宝宝的丰富。宝宝的想象力完全不受知识和现实生活的局限，想象力比成人丰富很多。这个年龄段也被称为窗口期，是培养思维能力的最佳阶段。

脑科学研究表明，大脑的右半球和左半球有着一定的分工：左脑半球的主要功能是语言和逻辑方面的，主管抽象思维、分析思维，它也是脑语言区的所在地；左脑如果出问题，语言表达常常会受到严重的影响，分析问题的能力也会大大下降，很难进行推理、演绎，要完成一些数学题目就会非常困难，因为数学主要是运用逻辑思维。

对宝宝进行思维训练，新妈妈可以通过以下方式进行：

手指练习法。用拇指去挨个碰从食指到小指的指尖。

左书左画。右脑主管着书写过程。为了开发右脑，脑科学家们主张多用左手写字。左画，就是用左手作画，不仅具有一般作画时的培养审美情趣、提高手眼协调能力等益处，还练习左手的灵活性，同时，激发右脑在形象思维、综合思维和创造性思维方面的潜力。

做左侧体操。左侧体操是开发右脑功能的一种好办法。由于右脑负责左侧身体，因此，左侧体操会反过来促进右脑的活动，有利于右脑能力的提高。左侧体操包括一些基本的动作和游戏。基本动作是左上肢侧举运动，左上肢侧举运动，左手指运动，左腿侧举运动，左腿前举运动。基本游戏是用左手进行猜拳游戏；每天早上学习用左手使用牙刷。

脚部活动法，即活动脚趾的右脑刺激法。这是一种宜于洗澡时或洗完澡后进行的。具体做法是用手，将脚趾全部伸展开，并稍稍保持一段时间；脚拇指和其余四趾交叉活动，一开始活动不了的时候，可以用手指帮助拉开；将脚趾绕到第二趾上，再相反进行；以抓东西的感觉收拢脚趾；用手一个一个拧转脚趾，并握紧拳头捶击脚心。

悬挂倒立。这种训练能够治疗前庭疾病，发展平衡感觉，同时还能改善宝宝整个头脑的循环功能，使更多的脑细胞得到更充分的氧分供应。

音乐训练。音乐被称为"智慧的催化剂"。在动听的音乐环境中，大脑细胞能更好地发育成长。音乐是一种形象思维，而右脑又是创造性思维的基地。从小进行音乐训练，对于右脑功能的开发，具有很大的作用。同时，音乐还能促进左右脑的平衡。具体做法是让宝宝在充分感受音乐的同时，要求他们为歌曲配动作。家长鼓励宝宝表达出内心的情感，多选择节奏鲜明、旋律简单的音乐。

相似性思维训练。主要包括发现事物之间的相似性、发现事物之间的差别、发现事物相似的原因、发现事物相似的结果、发现事物相似的规律，等等，所以相似性思维训练也主要是针对这些方面训练来提高思维能力的。方式一是寻找事物间的相似，如无花果叶和仙人掌、鲸鱼和鲤鱼、人和猴子、人和黑猩猩。方式二是寻找事物间的差异，如仔细观察同一棵树上的两片树叶，看看有什么不同；仔细看看你和爸爸、妈妈的照片，有什么不同；对着镜子，仔细看看你的左眼和右眼，有什么不同。方式三是对相似的事物进行分类，如把彩笔、铅笔、记号笔、抹布、扫帚、本、图画书进行分类，把鲸鱼、鲫鱼、金鱼、海狮、海象、海马、海豹进行分类，把大猩猩、猴子、长臂猿进行分类。方式四是从相似的事物中找出关系，如人和猩猩，猫和老虎，熊和熊猫。方式四是从事物的相似性推测事物的性质，如红色的长方形和红色的圆球，蓝色的圆球和红色的圆球，等等。

 从五官开始认识自己

宝宝的学习与进步是要通过自己的经验获得的，而非别人所能替代的。教宝宝认识自己的五官可以发展他的认知能力，让他认识自己的小手小脚，能引导宝宝注意自己的四肢与活动方法，发展自我意识，而且，还能增加亲子之间的情感交流。因此，新妈妈在教导宝宝认识自己身体的各个部位时，也可以使用灵活的方法，鼓励宝宝大胆尝试，让他从尝试体验中详细地学习自己的身体部位以及各器官的位置等，从而了解自己并培养完整的自我概念。

那么，为了让宝宝更好更快地认识自己的五官与身体其他部位，聪明的新妈妈可以运用以下游戏的方式：

认识鼻子与眼睛。通过这个游戏，可以让宝宝认识到自己的鼻子与眼睛的用途，并可以探索五官的特征。

先准备几种味道不同的液体，比如牛奶、可乐、酱油等，再准备两张分别是"鼻子、眼睛"图片，以及字卡"鼻子"与"眼睛"。

开始，你可以先将几种味道不同的液体让宝宝去闻一闻，接着就问他："宝宝，你是怎么知道它们的气味的？"让宝宝回答，这时宝宝还不会说话，你就可以告诉他："你鼻子在脸的中间，它可以闻气味。"

再问宝宝："你怎么知道妈妈手里拿的是什么？你用什么看见的？"接着再告诉宝宝："人都有两只眼睛。你也是一样的，你的眼睛可以看东西。"

之后，可以反复让宝宝认识鼻子和眼睛的位置，并让宝宝指认。最后，再让宝宝认识一下字卡上的鼻子、眼睛。

认识嘴巴、耳朵。通过这个游戏可以让宝宝了解自己嘴巴与耳朵的用途，从而引起宝宝对自己身体器官的兴趣。

先准备两张"嘴巴与耳朵"的图片，以及两张字卡"嘴巴"与"耳朵"。

一开始，你可以通过摇铃的声音引起宝宝的注意，说："咦，小明，你怎么知道妈妈摇铃响了？你用什么听见的？"这时再告诉他："哦，原来小明的耳朵可以听声音的，它就长在脸的两边哦。"

接下来再问宝宝："小明，你想吃甜甜的香蕉吗？你告诉妈妈，用哪里吃香蕉？"接下来再告诉宝宝："哦，原来小明的嘴巴是可以吃香蕉的，它就长在你鼻子的下面哦。"

然后，再让宝宝反复地认识一下五官的位置，比如：他的眼睛下面是他的鼻子，他脸蛋的两边是他的耳朵。最后，再让宝宝认识一下字卡：嘴巴与耳朵。

认认自己的手指。这个游戏可以培养宝宝的本体感觉，让他清楚地认识自己的手。

先准备一些红色的或白色的图画纸，以及一张字卡"手"。开始，妈妈先伸出自己的手，与宝宝握一下手，并且轻轻地挠几下宝宝的手心，告诉他："妈妈的是大手，宝宝的是小手；大手拉小手，大手小手拍一拍。"

之后，新妈妈可以与宝宝玩游戏"小手在哪里"，让宝宝听口令。比如，先举手，再把手藏起来，再把手伸出来等方法。

最后，妈妈还可以在宝宝的小手上涂广告色，并让他在一张白色的纸上印几个手印，以加深他对手的认识。

认认自己的脚。这个游戏可以培养宝宝的本体感觉，让他好好地认识一下自己的脚。

新妈妈先准备一些手绢或小毛巾与字卡"脚"。开始，你先拿起小手绢，盖在宝宝的小脚上，并且喊"一，二、三"，同时用手扯开手绢，露出宝宝的小脚，并告诉他说："呵，小脚出来了，这是宝宝的脚。"

接下来，你再握住宝宝的脚腕，进行一上一下的抬脚活动，还要同时念儿歌："我有一双小脚丫，小呀小脚丫，走起路来嗒嗒嗒。"

之后，再让宝宝的脚踏在自己的脚面上，跟着自己被动地走几步，从而让宝宝了解小脚可行走。最后，让宝宝认识一下字卡上的"脚"。

比手大手小。做这个游戏时，应先准备好蜡笔与白纸。开始，先让宝宝看看自己和新妈妈的手，并比较一下，看谁的手长，谁的手大，谁的手小，谁的手胖些以及谁的手瘦些。之后，再教宝宝比较一下自己的手指哪一个最长？哪一个较短？哪一个较胖？

接下来，再进行左右手配对的游戏，比如，大拇指配大拇指、小指配小指。

最后，可以让宝宝的手放在一张白纸上，并且要手心向下，打开五个手指头，这时爸爸或妈妈将宝宝手的轮廓用蜡笔描绘出来，之后，再让宝宝运用画好的手指，来观察一下自己的手。

拍手唱儿歌。爸爸或者妈妈先让宝宝坐好，然后开始唱儿歌："如果高兴你就拍拍手，如果高兴你就拍拍手，我们一起唱啊，我们一起跳啊，围个圆圈我们一起说哈罗，哈罗哦!"并且，一边唱一边一起与宝宝拍手。之后，再反复地唱这首歌，也可以把拍拍手，换成跺跺脚、摇摇头、挥挥手等。

看图识五官。在训练几次后，宝宝已经基本可以认识五官了。这时，新妈妈可以培养宝宝看图识字认五官。

可以在一张大纸上写"眼"字，在字的下面，再用曲别针别上画好的"眼睛"。之后，先指图说"眼睛"再指自己的眼睛，之后再指字再说"眼睛"。如此，重复几次，让宝宝懂得图和字都是眼睛，过一会儿，你再指图或字，让宝宝指一下自己的眼睛。以后，可以用同样方法让宝宝学"鼻"字或其他一些关于五官的字。

手指脸谱。先和宝宝面对面坐好，然后，你可以捏捏宝宝的手说："这是你的小手，手，手。"再捏捏宝宝的脚说："这是你的小脚，脚，脚。"并引导宝宝注意自己的手脚。接下来，再打开宝宝的手掌，唱手指歌谣："小不点儿睡着了，小胖子也睡着了，大个子也睡着了，妈妈也睡着了，爸爸也睡着了。"同时不要忘了再分别按一下宝宝的小指、无名指、中指、食指、大拇指。

"好宝宝，洗个澡。"通过洗澡，让宝宝认识身体部位，头发、脸蛋、胳膊、腿，培养他爱洗澡的习惯。

先准备一些玩具，如小企鹅或其他动物，浴盆，字卡"头发"、"脸蛋"、"胳膊"、"腿"。开始后，先将宝宝轻轻放在浴盆里，告诉他："宝宝要和小企鹅一起洗澡喽。"之后，你可以从宝宝的头上开始洗起，同时说着儿歌："小宝宝来洗澡，先洗洗头发，再洗洗脸蛋，再洗一只胳膊，呵，还要洗一下肚皮，对，还要洗洗小腿，最后要洗一下小脚丫。哦，太好了，洗得非常干净哦。"

随时随地练语言

9至12个月的宝宝喜欢喃喃自语，有时会发出一些单字或单词来，会说一句由2至3个字组成的话，但说得含糊不清，因此便常常说一些难懂的话。同时，宝宝在这个时期最喜欢模仿大人的动作，比如，挥挥手"再见"，鼓掌"欢迎"等。专家告诉我们，从宝宝这时期的语言特征来说，此时是宝宝语言发育的关键时期，这时候宝宝的语言能力正需要全面的开发与培养。因此，新妈妈可以利用宝宝这种爱模仿的特性，趁机教他各种配合手势的单字，多练习几次，宝宝很快就会记住了。

其实，培养宝宝的语言能力可以抓住生活中的每一个细节，多与他交谈，谈话的内容最好和宝宝的生活密切相关，是最熟悉的事与物。比如，在你给宝宝穿衣服的时候，可以告诉他你在做什么，让他明白你这一动作是做什么事情，从而使宝宝增加对语言的理解能力。人们都说"眼睛是心灵的窗户"，所以平时与宝宝沟通时，新妈妈要多与宝宝进行眼光的交流。而通过新妈妈亲切的目光，宝宝能增长自信；再聆听到新妈妈的声音，看到熟悉的表情，就可以为宝宝奠定良好的"说话"基础。

培养宝宝的语言能力要随着宝宝年龄的逐渐长大，而采用相适应的方法，特别是在与宝宝说话交谈时，首先要会附和宝宝说话的内容。平时与宝宝交往时，很多新妈妈从来没有想过让自己附和宝宝说话的内容，而总是习惯让宝宝附和自己的说话内容。对此，如果能偶尔附和宝宝说话的内容，其效果会比盲目地夸奖宝宝好得多。因为这对宝宝来说是一种认可，小家伙由此会产生一种成就感，从而大大地鼓舞了他对语言的表达。

其次要巧妙引导宝宝对谈话内容关注。细心的新妈妈都会发现，宝宝在很多时候说话会心不在焉，比如，虽然他嘴上说的是苹果，但心里想的却是别的东西，这种不集中的态度就会影响说话的能力。因此，发现宝宝的这种情况后要及时地给予引导，比如，宝宝说"苹果"的时候，你要立即接过他的话，说"苹果很好吃，妈妈这就给你削个苹果吃"，说完就真给他削个苹果吃。这样，除了可帮助宝宝集中精力，还可扩大宝宝对语言的记忆与运用。

还要充分的尊重宝宝。作为新妈妈，平时在跟宝宝说话时，一定要尊重宝宝的感受，那些令宝宝伤心的话不要轻易说，让宝宝感觉得到新妈妈对他的尊重，关心与关注，才能使宝宝勇于表达自己的观点，从而形成良好的语言能力。

下面是一些开发宝宝语言能力的具体方法，而且效果不错，可供新妈妈们采用：

观察与表情。培养宝宝的语言能力，还应培养宝宝的观察能力，让他观察成人的面部表情，懂得喜、怒、哀、乐等情绪，在说话时有什么不同。此外，还要引导宝宝观察大人说话时的不同口形，为以后学说话打基础。所以，当你在平时与宝宝说话时，一定要脸对着他，使他注意到你的面部表情与口形。

生活里处处有语言。培养语言能力，就不要让宝宝生活的环境太过安静。其实，生活中的一切声音，对于宝宝来说都是最好的语言教材。你可以一边做家务一边和宝宝说话，而且，生活中出现的小鸟叫声、水流的哗哗声、汽车的嘟嘟声等，都可以让宝宝感受到不同的语言特征。

学习常用的简单词语。新妈妈可以通过在实际生活中配合一些动作帮助宝宝学习语言，让宝宝能理解日常语言，比如，什么是"苹果""饼干""香蕉""杯子""帽子""衣服"等日常食品和用品等；还可以通过在实际生活中配合动作帮助宝宝学习语言，让宝宝将"实物""动作"和语言结合起来，比如"给我、给你、拿来、放下、开开、关上"等。

与宝宝一起寻找目标。一般来说，宝宝对于大人在做什么、说什么总是觉得很好奇，那么，你就可以借宝宝的这个好奇心，让他和你一起朝同

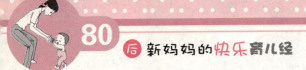
样的方向去寻找目标，以达到让宝宝亲眼、亲耳确认从你口中说出的事物是什么样，以增加他对语言的理解。

让宝宝学习使用名词定义。宝宝开始说话时，对一些代词并不敏感，比如"你""我""他"，常常不知道怎么用，因此，平时你应尽量使用名词定义日常生活中的事物。平时你可在对宝宝提问时，说"你想要什么？""你要把手里的饼干给我吃吗？""你知道他是从哪儿来的吗？"等等。

看图学说话。通常，宝宝在这个阶段很喜欢图画，因此聪明的新妈妈可以在这时培养宝宝看图说话的能力。你可为宝宝选择一些色彩鲜艳，并且简单易懂的图画，然后，慢慢地教他，这样比较容易引起宝宝的兴趣。

培养宝宝生活能力

培养宝宝的生活能力，要先训练一些简单的自理方式，比如安静睡眠、捧杯喝水、穿脱衣服、自己学吃东西等。培养宝宝定时睡眠，定时进食，自己用小勺和用杯喝水或吃东西，配合大人穿、脱衣服等良好习惯。

培养良好的睡眠。每天应定时让宝宝上床睡觉，睡眠前不要引导他过分地兴奋。宝宝在这个时期，白天一般要睡2至3次，累计时间为2至4小时，夜间一般可睡10至12小时。

每天到了该睡的时间，新妈妈可以让宝宝在床上安静地躺一会儿，让他慢慢入睡。如果宝宝暂时没有睡意，不要强迫他，也不要逗他、哄他，慢慢睡意上来，小家伙自然会进入梦乡。

培养良好的饮食习惯。定时进餐，有助于消化系统有节律地工作，随着宝宝年龄增长，喂养次数每日可逐渐减到4至5次。在进餐时要有固定的座位，新妈妈可以训练宝宝进食自理的能力，锻炼他自己学吃东西。不过新妈妈还要注意，一定要将食物切成小块，放到宝宝的盘中，鼓励他自己将食物送到嘴中。

捧杯喝水。在宝宝会捧奶瓶吃奶时，新妈妈就可教他用双手捧碗喝水，要选用一些不易打碎的杯子，在里面放入些许的水，让宝宝自己捧住喝。初时，宝宝会将部分水洒漏出，但几次学习之后就能少漏或不漏。

配合穿衣服。在穿脱衣服时，新妈妈可以教给宝宝怎么配合，如穿上衣时要让他知道把胳膊伸入袖子里。从穿衣、戴帽、穿袜、穿鞋等练习，不仅能培养宝宝生活自理能力，而且能强化左右的方位意识。

训练排便。在这个时期，新妈妈如果细心观察，就会发现宝宝的排便开始有了一些规律，排便时间也变得相对固定了。因此，依照宝宝的排便规律，这时让宝宝坐便盆排便有时候也能成功了。

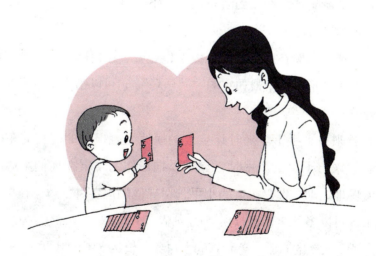

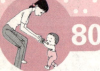

亲子互动刺激大脑发育

　　亲子之间的互动与交流，是刺激宝宝大脑发育的最佳方式。平时，新妈妈多与宝宝一起玩耍，多对他说话、给他讲故事、唱歌，甚至一起开怀大笑等，这些看似简单的小办法，就可以让你的宝宝更聪明更可爱。

　　开瓶盖与盖瓶盖。这个训练，可以培养宝宝手的灵活性，促进空间知觉的发展。

　　将一个带盖的塑料瓶，放在宝宝的面前，你可以先示范一下，打开瓶盖，再合上盖子的动作。宝宝认真地注视后，再让他学你的动作。开始，先教他如何用拇指和食指将瓶盖打开，然后再合上，反复地多教几次，等宝宝自己会做了以后，要赞扬他一番。

　　有趣的游乐场。经常到游乐场玩，不但可以锻炼宝宝的协调能力以及解决问题的技巧，还可以促进亲子感情。

　　爸爸或妈妈躺在床上或者地板上，让宝宝在自己的身上爬着玩，攀上攀下。可别瞧不起这个最便宜的"游乐场"，它可以给宝宝带来非常多的乐趣与智慧。

　　智慧来自于手上。随时让宝宝触摸他能触摸到的一切的东西，要知道，智慧来自于手上。平时，你可以抱着你的宝宝在你们生活的环境周围，慢慢地走动，握着宝宝的小手，引导他触摸各种物体。在保证安全的情况下，可以多让宝宝触摸所有的物品，比如，软绵绵的沙发，冰凉的窗框，衣架上柔软的衣服，毛茸茸的大白兔，植物光滑的叶面……

　　理解凹面可以舀东西。多教给他几次，然后让他自己练习，这样宝宝就可以知道用凹面，才能把东西舀起来。

　　用两个大碗和一个大勺子，让宝宝练习把珠子、枣子等物，从一个碗舀到另一个碗里。开始，你要示范一下，先拿一个勺子，让宝宝认识勺子的两面，一面是凸面，用凸面不可能舀到东西；另一面是凹面，用凹陷处才可舀到东西。

宝宝自己翻书。这个方法，不仅训练手指的灵活性，还能促进宝宝空间知觉的发展。

买一本专供宝宝看的大画书，然后，一边讲、一边帮助他翻着看，教几次后，让他练习自己独立翻书。不过，宝宝开始时可能不会按顺序翻，有的每次不只翻一页，这时你要在旁边观察，并帮助他，耐心地告诉他。通过认识简单图形逐渐加以纠正，这样，经过练习会逐渐得到提高，随着空间知觉的发展，宝宝自然会调整过来。

给宝宝作怪相。这样，通常都会逗得宝宝开怀大笑。

先逗引宝宝跟你玩，之后，他拍你头的时候，你可以发出奇怪的声音；你也可以鼓起腮帮，让宝宝来摸你的鼻子，他摸的时候，你"呼、呼"地吹气；当宝宝抓住你的耳朵，你就伸出舌头，瞪大眼睛，做鬼脸。做时每个动作可重复三到四次，然后再换新花样。

去超市买东西。有时间可以带宝宝去超市购买东西。那里琳琅满目的物品，往来的人群，各种各样的声音和颜色，都能给宝宝无穷的乐趣。

让宝宝理解开关灯的概念。别看这样的小小动作，却可以教给宝宝因果关系的概念。

每天在开灯之前，新妈妈可以对宝宝说一声："我要开灯了。"然后，再按下开关，将灯开亮，关灯时，给宝宝说你要关灯了，接着就将灯关了。

搭积木。经常练习，可以培养手指的灵活性。

有时间可以和宝宝一起玩搭积木游戏。爸爸或妈妈要手把手地教宝宝，将积木一块一块向上搭，并且要练习多次，熟练之后就可以让宝宝自己学着向上搭两块积木。

挠挠小脚心。这会使宝宝很开心，还能培养小家伙的幽默感。

在宝宝高兴时，你可以挠挠他的小脚心，或用嘴在宝宝的小脸、小胳

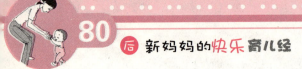

膊或小腿上轻轻吹口气，或者温柔地呵他的痒痒，宝宝会很喜欢这种对皮肤的小刺激。

饮食卫生习惯与疾病预防

教育宝宝就是教育他们养成好的习惯。帮助宝宝养成勤动手、多动脑，自己的事情自己做的好习惯，不仅是基本的生活能力也是良好学习习惯的基础。这个道理很多家长自然知道，然而在实际生活中却很难贯彻，包办代替的现象依然很严重，直接导致现在的宝宝动手能力差，依赖意识强。

英国唯物主义哲学家、现代实验科学的始祖、科学归纳法的奠基人培根，一生成就斐然。他在谈到习惯时深有感触地说："习惯真是一种顽强而巨大的力量，它可以主宰人的一生，因此，人从幼年起就应该通过教育培养一种良好的习惯。"

尽管我们不能把宝宝当成大人，处处以成人的标准苛求他们，但我们可以把他们看做是正在成长的人、即将要长大的人，给予他们平等的待遇和期望，是非常必要的。养成好习惯的方法除了适当的引导，就是重复。在学校和家里，在学习和生活中，要保持一致的行为要求，这才是最重要的。

新妈妈要让宝宝不生病，就应讲卫生，增强体质，做到预防为主。宝宝生不生病，与饮食和卫生习惯的培养有很大关系。

♀ 第一，饭前要洗手。

吃饭前应该让宝宝安静地休息一会儿再吃，如果饭前活动量太大，会影响食欲、食量。

让宝宝养成饭前洗手的好习惯，不用脏手、未洗干净的手拿东西吃。尽量让宝宝自己拿匙子吃。

不要大人嚼东西喂宝宝吃，这很不卫生，很容易把疾病传染给宝宝。

吃饭时不要惹宝宝哭，以免影响消化。

♀ 第二，食物要注意清洁卫生。

大人给的瓜果一定要洗净，宝宝吃东西用的餐具要远离苍蝇和尘土，餐具要洗净、盖严。

♀ 第三，吃东西要定时定量。

不要看宝宝一哭就随便给东西吃，让他一边哭一边吃，或者一边玩一边吃。

不要老吃零食，以免养成吃零食的习惯，这也会导致消化不良，影响宝宝的健康。

♀ 第四，食物要多样化。

新妈妈不应养成宝宝偏食的习惯，食物要多样，要照顾宝宝的消化能力，不要从成人的喜好出发。过分甜的食物，不易消化，还会影响胃口。宝宝生长发育主要靠从食物中获得蛋白质、糖、脂肪、矿物质、维生素等养料，宝宝每天需要的营养量相对地比成人要多，对蛋白质的需求更为重要。

宝宝的食物应易消化，营养丰富，不一定都是价钱贵的，像豆腐、豆浆、青菜、萝卜、土豆、瘦肉、鸡蛋等，都含有许多蛋白质和脂肪等不同的养料，应当替换着吃，而麦乳精、巧克力虽然价格很贵，但所含蛋白质都不多。宝宝吃巧克力太多，热量高，还会降低食欲，影响其他营养食物的摄入。

不让宝宝过多吃零食，尤其是在饭前。如果父母不限制宝宝吃零食，血液中的血糖含量过高，没有饥饿感，到了吃饭的时候，就没有了胃口。过后又以点心充饥，造成恶性循环。要想解决宝宝"吃饭难"，应该坚决做到饭前两小时不给宝宝吃零食。零食不能影响正餐，应该安排在两餐之间，或餐后进行。

防止人为造成宝宝咀嚼功能下降。在给宝宝添加辅食时，怕宝宝噎卡，过晚添加固体食物，使宝宝的咀嚼功能没能得到充分锻炼。结果吃什么都囫囵吞下，碰到稍硬的食物，不是吐出就是含在嘴里，使宝宝食欲降低。为了让宝宝将食物咽下，就给他喂大量汤水，冲淡了胃酸，久而久之宝宝食欲减退了。疾病导致的厌食，要及时看医生；非疾病性厌食，可不是药物能够解决的，即使是医生，也不能解决宝宝的吃饭问题。

♀ 第五，培养良好的卫生习惯。

每天都要洗脸、洗手，要常洗澡。宝宝整天什么都摸，手和脸很容易弄脏，所以每天早晚和必要时都应清洗。宝宝的指甲也应经常修剪，指甲长了容易藏脏东西，并随食物吃进肚子，从而引起疾病。还要常洗头常洗澡，从小养成宝宝爱洗澡的习惯。一方面能洗掉泥土，保持皮肤清洁，另一方面温水能刺激皮肤，增加抵抗力，不易得皮肤病。夏天常洗澡，免得生痱子、痱毒。洗澡时不要让水流进耳朵里，洗后可用些爽身粉。

注意牙齿的卫生。宝宝吃完饭，应喝点水，大一点的宝宝可以漱口，保持口腔卫生。宝宝到三四岁时就应学习刷牙，而且要做到睡觉前刷牙。平时要注意教育宝宝不要吃手指头，不要把不洁的东西放入口中玩耍，也不要玩生殖器，以免形成不良的习惯。

培养大小便的卫生习惯。要尽可能早一些培养宝宝在一定时间内排便和定时排尿的习惯。如果大小便习惯训练好了，对宝宝健康发育很有益处。

亲子阅读从宝宝1岁开始

0至3岁的宝宝尚不具备独立阅读的能力，必须在新妈妈的陪伴帮助下，通过画面、声音、拼音、形状、色彩、故事的提示，才能对适宜书籍进行欣赏和阅读。因此，这个时期让宝宝阅读，最主要的就是进行亲子阅读。

对宝宝来说，他不可能像成人一样专心地去阅读。因此，为了配合宝宝的能力需求，新妈妈必须掌握一些妙招，才能与宝宝进行愉快的阅读，以下是一些亲子阅读的具体方法：

亲近式兴趣培养。你可以坐在垫上、床上、舒适的椅子等，拿一本书，读给宝宝听。在这样一个温馨、亲密、安全的环境中让宝宝接触书本、亲近书本。也可以抱着宝宝在一个舒适的地方坐下来，选一本好拿的书，然后翻翻、读读。鼓励宝宝摸着书，指着图。

给宝宝看新书。做有心的新妈妈，可以将一本散发着油墨香的新书，放在宝宝的面前，让书中光的页面、封面对着宝宝。这对宝宝来说，那深深的舒适、健康、安全的感受永远都不会消失，会成为完全专注于一本书的一部分感觉。

洗澡时也可以给宝宝读书。洗澡是一件令宝宝感到愉快的事情。有心的新妈妈可以在宝宝洗澡的时候准备几本书，洗完后，不要急于给宝宝洗完了就穿上衣服。爸爸陪宝宝玩，妈妈就蹲在宝宝身边为宝宝读书。不过，适合在5至10月份，天气适宜的条件下进行。

制作卡片教识字。新妈妈可以将一些空白的卡纸或白纸，裁成名片大小。然后，给宝宝身边的物品做一些小名片，并且要用彩色笔写上每样东西的名称，再把这些名片贴在墙上。之后，可以常教宝宝指认这些字，看着物品说出相应的词语。

话语提醒法。为宝宝的读书时间，设立一个专门的开始语。比如，"读书时间到了!读书时间到了!"如果能在每次读书前都说上这样一句话，那么，宝宝就会渐渐对读书产生向往。也可以将这个字贴在墙上，每天指给宝宝看。这样，时间一长，到了该读书的时间，宝宝就会提醒你：他该读书了。

念书给宝宝听。宝宝这时由于还不识字，因此阅读的重点在"听"爸妈妈给他读书，通过听觉刺激来引导宝宝阅读。为了增加对宝宝的吸引力，新妈妈一定要读得清晰，最好能做些语调上的变化，以宝宝能接受的程度为限，但语音和表情也不需要太夸张哦。

分段训练。在阅读过程中宝宝总是坐不住，小家伙的专注力是有限的，很难安安静静坐下来听新妈妈讲解。不过，新妈妈千万不要操之过

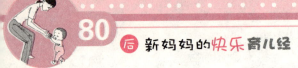
急，要知道，专注力是可以通过时间慢慢训练的。因此，不要动怒，要配合宝宝能持续的时间，采取分段训练的方式陪宝宝阅读。

营造舒适的环境。在陪宝宝阅读时，新妈妈一定要将家中的电视或其他音响关掉，不要因为声光的干扰而分心。要选择一个舒适且安静的环境，最好能在家中为宝宝设置书房，或选择比较舒适的角落作为读书角。

不拘泥形式。明明还没说内容，宝宝却不停地把书往前翻或往后翻，这往往令大人很不高兴。其实，当宝宝翻到某一页，就配合该页面的内容做说明即可。要知道，陪宝宝阅读时应该放轻松，不必过于拘泥于顺序或完整性，因为喜欢快速翻书也是这时期宝宝阅读的特征之一。

多重复，不厌其烦。不断重复是宝宝学习的特质，通过一次次的阅读，可增加对书本内容的体验与理解。因此，宝宝对自己喜欢的书往往爱不释手，经常要求看同一本书。所以，新妈妈应该有耐心，要反复地陪宝宝阅读。其实，对宝宝来说，每一次的阅读都能产生不同的感受。

注意变换故事的长度，偶尔读一些内容较艰深的书，挑战宝宝的大脑。读完之后，请和宝宝讨论，启发他的思想或者锻炼口头表达能力，但不要变成一种测试。

尊重宝宝的喜好。让宝宝阅读时，千万不要因为某些书比较知名，而一味地强迫宝宝去阅读。要知道，每个宝宝的喜好都不同，在阅读的过程中，新妈妈要注意观察，找出宝宝对哪些书感兴趣，再陪宝宝读他所喜欢的书。其实，即使你认为再好的书，如果宝宝缺乏兴趣也是没用的。

想要营造愉悦的亲子共读经验，新妈妈就不要预设目标，要求宝宝学会这个、学会那个，从而使快乐的阅读变成一种压力，那就失去亲子共读的意义了。因此，聪明的新妈妈要调适自己的心态，将陪伴宝宝阅读视为一件促进亲子情感而且有趣的事，让宝宝喜欢上阅读。

　　宝宝从小开始都不大肯坐的，新妈妈要训练他们要么爬，要么站着，让她多扶着东西站着。大人走远些，试着让宝宝朝你们走过来，慢慢的他就能从走一两步到会走三四步。这时可以逐渐地把距离拉开些，宝宝走到跟前时一定要给予鼓励，这一点很重要，让宝宝觉得有成就感，那么他也就肯走一点了。宝宝是一周岁之后才开始会走几步，而且是那种有点跑一样的走，因此新妈妈不仅要掌握训练方法，更要注意安全防护。

　　宝宝学走路是他们迈出的人生第一步，这个第一步的意义绝非单纯的迈开步子，更重要的是身心发育出现了可喜的变化，尤其是新妈妈与宝宝开始亲子阅读练习等智能活动，使宝宝的大脑进入了至关重要的人生积淀期。

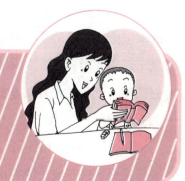

2岁前宝宝迈出的人生第一步

宝宝学走路的最佳时机

有些父母看到别人的宝宝已经会走路，而自己的宝宝还不会迈步，很是忧虑，怀疑宝宝是否有问题。其实，每个宝宝的发育都有其自身的规律，走路的早晚同样因人而异。

要学会走路，宝宝的肌肉需要达到一定的力量，并能很好地掌握身体平衡。宝宝的个性也决定着走路的早晚。有的宝宝性情温和、谨慎，没有自己要走的愿望，走得相对较晚；有的宝宝生性好动，8个月大小时便不肯在成人的怀抱里，喜欢被扶着腋下迈步，可能会行走的时间相对较早。体形也能影响宝宝走路的早晚，瘦一点的宝宝似乎开始走路比较早。另外，走路晚的宝宝在爬行、扶站、独站、行走的过程中缓慢而谨慎，按自己的节奏发展，等他终于可以走时，便能够走得很好。常被抱着，很少有机会运动的宝宝，往往走得相对晚一些。一般情况下，宝宝在1岁左右开始会走路，最晚不能超过15个月。

虽然走路是具里程碑意义的动作之一，但是这并不能说明开始走路早的宝宝比走路晚的宝宝智力水平高。一般情况下，宝宝在1岁后开始学走就属于正常年龄范围。具体到每个宝宝身上，学步的早晚又各不相同，但要判断宝宝学步的最佳时机还是有规律可循的。专家把宝宝走的动作发展分为五个阶段。

第一阶段是10至11个月，此阶段是宝宝开始学习行走的第一阶段。当父母发现宝宝在放手能稳定站立时，就可以开始尝试走路了。

第二阶段是12个月。蹲是此阶段重要的发展过程，新妈妈应注重宝宝"站—蹲—站"连贯动作的训练，如此做可增进宝宝腿部的肌力，并可以训练身体的协调度。

第三阶段是12个月以上。此时宝宝扶着东西能够行走，接下来必须让宝宝学习放开手也能走二至三步，此阶段需要加强宝宝平衡的训练。

第四阶段是13个月左右。此时父母除了继续训练腿部的肌力及身体与眼睛的协调度之外，也要着重训练宝宝对不同地面的适应能力。

第五个阶段是13至15个月。这时的宝宝已经能行走良好，对四周事物的探索逐渐增强，父母应该在此时满足他的好奇心，使其朝正向发展。

宝宝开始走路是他们迈出的人生第一步，意味着宝宝能自主性地握拳，并随其意志使用手指及脚趾；意味着宝宝腿部肌肉的力量已经足以支撑本身的重量；意味着宝宝已经能灵活地转移身体各部位的重心，并懂得运用四肢，上下肢各动作的发展也已经能协调得好。

在这人生的重要时刻，新妈妈们要依这五个阶段走路动作发展的不同，而给予科学的辅助方式：在第一阶段，新妈妈可利用学步用的推车或是学步车，协助宝宝忘记走路的恐惧感觉学习行走；在第二阶段，新妈妈要训练宝宝学习蹲站，如将玩具丢在地上，让宝宝自己捡起来。在第三阶段，父母可以各自站在两头，让宝宝慢慢从爸爸的这一头走到妈妈的那一头；在第四阶段，宝宝练习爬楼梯，如家中没有楼梯可利用家中的小椅子，让宝宝一上一下、一下一上地练习；在第五阶段，可利用木板放置成一边高、一边低的斜坡，但倾斜度不要太大，让宝宝从高处走向低处，或由低处走向高处，此时大人须在一旁牵扶，以防止宝宝跌下来。

整个宝宝期宝宝的动作发展是否正常，关系着生理健康及日后的认知发展，如果宝宝动作发展受阻，不但会影响日后的学习，也会形成心理的障碍，所以新妈妈该时时注意宝宝每个阶段的动作发展情形。另外，宝宝每个动作的发展都代表着一层意义，如果能在最佳的时机给予适当辅助，对宝宝的动作发展将有事半功倍的成效。

"用脚思考"的健身训练

每一个宝宝从出生开始，都必须经历躺、抬头、翻身、坐、爬、站的大动作发展。而到了周岁以后，由于身体发展的内在驱力，使得宝宝开始迈开步伐走路，从此，小家伙就变得独立了，同时活动的范围也越来越大。

那么，从这时开始，到3岁之间的这个阶段，被称为"用脚思考"的阶段，宝宝在这个时期，可以自由地迈开两只小脚，想走到哪里就走到哪里，探索到哪里啦。这个阶段，正是宝宝动作发展的重点之一。所以，这时新妈妈一定要抓紧对宝宝的动作训练，具体可以采用以下方法：

让宝宝越障碍。这种训练，对宝宝的大脑平衡知觉，以及空间知觉的发展大有好处。

新妈妈先在地上，平放6块砖，并且每两块间距5至10厘米。之后，让宝宝练习在砖上走，并且，要每步都踏在一块砖上。不过，新妈妈需要在旁保护，以防宝宝摔倒，磕碰在砖头上。

训练宝宝走直路。新妈妈可以在地板上画两条线，在两条线之间要有25至30厘米的距离，长约1.5至2米即可。然后，让宝宝沿着直线来回走，要反复地进行练习。

学走"S"形线。常进行这个训练，可以促进宝宝左右脑的健康发展。

做这个活动时，新妈妈要先用粉笔，在地上画一个约10米长的"S"形线，然后，让宝宝踩着这条弯曲的线往前走，一定要走到头，还要始终能踩着线走。如果宝宝走得好，要给予赞扬。

登木箱。这个方法，可以训练宝宝的独立能力。活动之前，新妈妈要准备一只高约10至15厘米的木箱。然后，在你的帮助下，使宝宝登上木箱。让宝宝在上面站立一会儿之后，你再帮助他从木箱上下来。如此反复练习，熟练之后，就让宝宝自己上下木箱。

玩沙子。玩沙子是促进皮肤触觉统合能力发展的重要方法之一。因此，平时新妈妈可多让宝宝进行玩沙子的游戏。

给宝宝玩的沙子，新妈妈要先过筛子，将里面的石头和杂物去掉，然后再用水冲洗过。并且，在每次玩之前，还要将沙土稍微浇湿，以免宝宝玩时尘土飞扬而眯了眼。之后，就可以让宝宝用玩具小铲将沙土装进小桶内，也可以用小碗将沙土盛满，然后倒扣过来做馒头，这些都是宝宝最爱玩的。

鸟儿展翅飞翔游戏。新妈妈有时间，可以带宝宝到户外一些宽敞的地方去，同他一起张开双臂，当翅膀，学小鸟飞。同时，可以一面同宝宝唱歌，一面有节奏地使双臂上下运动，两腿快快地小跑和跳，使上下肢同时活动，让宝宝高兴起来。

学习倒着走。新妈妈可以带宝宝到一个比较开阔的地方，然后牵着他的手，有意识地向后推着他走。不过，一定要注意清除宝宝身后的一些障碍物，以免宝宝摔倒。

学把东西倒来倒去。宝宝在这个时候，会用手泼水或用小碗或小瓶等装满水倒来倒去的。这时，新妈妈可以帮助宝宝将小瓶小碗装满水，让它们沉到水下面，之后再将水倒空，使小瓶小碗浮在水面上。

 训练宝宝走路有哪些方法

一般来说，宝宝在12个月左右，开始学走路。但是，在宝宝刚开始学走路时，通常，新妈妈们都会牵着宝宝的小手，帮助他们蹒跚学步，殊不知这样学走路会影响宝宝的身体健康。因为在刚开始学走路，宝宝关节部位骨骼和韧带连接处还很娇嫩，一旦跌倒，很容易引起强烈拉扯，造成手腕或肘部关节的脱臼。

所以，让宝宝学走路应采取正确的方法，要明白宝宝学走路不是一下子的事，从扶着行走到独立行走，还是需要新妈妈多训练几次的。聪明的新妈妈可以根据以下方法，来训练宝宝爱上走路的乐趣。当然，当宝宝迈出艰难兴奋的第一步的瞬间，父母感觉异常的幸福、欣慰，但是请不要忽略安全和加强饮食营养。

扶着腋下。开始让宝宝学步时，新妈妈可扶住宝宝的腋窝，让他的双脚踏在自己的脚背上，然后，让宝宝随爸妈一起走路，这样可以减少牵拉宝宝双臂的力量，也可以让宝宝感受一下走路的体验。经过一个阶段训练，可以让宝宝双脚踏在地上，逐步过渡到在地面走路。

多走少抱。想让宝宝早一天学会走，就不要总把宝宝抱着不放，或者把他困在一个地方。应多给他自由活动的机会，鼓励他四处游走探索。

推小车。这也是锻炼宝宝行走的一个好方法。先让宝宝站在小推车的后面，两只小手抓稳当，一开始大人要先将学步车的车速调慢，等宝宝熟练以后，就可以放手让宝宝自己推小车了。

面对面鼓励。让宝宝先扶着身旁的物品站好，爸爸或妈妈可以在宝宝的对面，张开手臂以欢迎的形式迎接宝宝向你走来，看着宝宝跌跌撞撞地向你走来，可不要刚走一两步就去抱住他。一开始可以只隔几步远，渐渐地，你可以拉开距离。

扶墙行走。练习扶墙走是宝宝学行走的开始。虽然宝宝这时独自站立还不稳定，但通过脚步的挪移，手脚和身体的配合，宝宝的平衡感正不断得到提升。

训练平衡感。宝宝走路还要有良好的平衡感，当宝宝能试着自己走路时，新妈妈可以运用声音或具有吸引力的物品，引导宝宝向前走，以训练他的稳定度与平衡感。此外，培养平衡感，你也可以站在离宝宝几步远的距离，张开手臂，引导宝宝向你走过来。

扶走训练。在平时，新妈妈多让宝宝在可以扶走的环境里活动，比如，让他扶着墙面、沙发、茶几、小床、栏杆等移步。

多鼓励。当宝宝不敢向前走的时候，新妈妈可以说"宝宝，你快来啊"、"爸爸或妈妈在这里等着你呢"，并加上微笑的表情，张开双臂，做出迎接宝宝的姿势，让宝宝乐于走向你。还要让宝宝感觉到你对他的重要性，可以说"宝宝，你做得真好""我家宝宝真棒"等来激励他。给宝宝信心，让宝宝不再胆小、勇敢向前迈步，时时给宝宝鼓励是很重要的。

游泳锻炼是学走路的辅助方式之一，因为宝宝在水里奋力蹬腿，显然有助于走路能早日走稳走快。

宝宝需要锻炼身体力量和控制能力，只有这样，以后才能学着坐下、站立和行走。游泳能锻炼肌肉，激发宝宝的自信心，增加身体协调性，而且你会惊讶地发现，宝宝居然那么喜欢待在水里。新妈妈可以帮助宝宝在水中锻炼身体的弹性，鼓励他放松、建立自信。

新妈妈可以让宝宝从池底轻轻弹起再轻轻落下，或者把宝宝抱在胸前，让他学习使用漂浮工具和其他辅助用具，这些都将会是你和宝宝非常喜欢的运动，而且这些辅助工具不仅能帮你建立自信，还能帮助宝宝在水中维持平衡。如果宝宝非常喜欢在水中嬉戏，可以让他感受一下潜在水底的感觉。另外，他也会让你建立起自信，体会到在水中的乐趣。如果宝宝觉得不舒服了或者害怕。就把他从游泳池中抱出来，擦干身上的水，哄哄他。不论何时，游完泳之后都要给宝宝喂点热腾腾的东西。

安全环境的安排。学走路的宝宝所碰到的危险比前面几项动作接触的危险来得更多了，在环境安全的注意上，新妈妈可要费更多的心思。

比如宝宝一旦学会行走，到处乱走是必然的情形，新妈妈就应特别留意宝宝走到阳台上而导致危险；家具的摆设应尽量避免妨碍宝宝学习行走，宜将所有具危险性的物品放置高处或移走，并且须留意所有家具中尖锐的角，以防宝宝去碰撞；宝宝容易在开关门时发生夹伤，可使用门防夹软垫来避免危险；防止宝宝走到窗边玩窗帘绳，如此容易发生被绳子缠绕

199

造成窒息的危险。除了居家环境的安全外，新妈妈也可帮宝宝穿上防滑的鞋袜，以防止宝宝跌倒。

注意饮食营养平衡。在宝宝学习走路期间，均衡地摄入营养素非常重要，尤其是钙元素的摄入。宝宝从扶着走到独立行走，下肢骨骼需要承担很大的身体重量。如果此期间发生营养不良、钙元素缺乏，容易使腿部变形，成为平时所说的"O"形腿或"X"形腿。

宝宝是天生的乐天派，生活中的点点滴滴都是他玩和学习的机会，从而建立自身的控制力，来认识世界。等宝宝吃好以后，可以按照宝宝的节奏，帮他做一些伸展动作，陪他玩一会儿。1岁以前的宝宝可能花10分钟伸展身体，或者按摩10分钟就已经足够了，但是等到了1岁以后，10分钟对他来说可能就太短了，兴许他已经需要半小时的锻炼了。

训练宝宝的自理自律意识

培养宝宝的自理能力，可以抓住生活中的每一件小事去训练宝宝。比如，教宝宝自己一手扶碗、一手用勺吃饭，搬小凳，收拾玩具，洗手，学上楼梯等，主要是实地操作，经常练习，宝宝才能一一学会。

新妈妈可以采用以下方法训练宝宝的自理自律意识：

收拾玩具。故意将一些玩具分散在场地内，要求宝宝自己去捡回来。新妈妈可以将一些形象的玩具，比如，一些小动物，小汽车玩具，塑料玩具等，放在距宝宝不远的地方，然后，鼓励他去捡起来交给你。

吃饭有规律。由于定时进餐可以提高摄食中枢的兴奋性，使吃进的食物有规律地消化和吸收，促进食欲，因此，平时要让宝宝定时进餐，定量进食。宝宝如果不按时吃饭，很容易造成消化功能紊乱，进而影响食欲。

让宝宝独自玩。培养宝宝的生活能力，先要培养他的独立性。因此，在新妈妈可以观察到的范围内，可以鼓励宝宝坐在地板或地毯上自拿自玩，也可站着玩一些有趣的玩具。你可以为宝宝准备一些他喜欢的玩具，比如，积木、小动物、布娃娃、小汽车、图片等。不过，宝宝在玩的过程中，如果提出什么问题，要认真回答他，不能搪塞或敷衍了事。

学拿容易碎的东西。新妈妈平时可以让宝宝了解哪些东西是容易破碎的，告诉他在拿这些物品时需要特别小心，如果不慎打破，可能会伤及自己，还会将物品损坏。因此，应先指导宝宝试着摸一摸，拿一拿。开始只是拿一会儿，慢慢地宝宝就可以小心翼翼地拿这些易碎的日用品了。

文明进餐训练。平时吃饭时，要训练宝宝正确使用餐具，学会进餐时的文明礼貌用语，这是宝宝社会适应性的组成部分，包括吃饭时安静，不能大笑和哭闹，饭前要洗手、吃饭时保持桌面干净等。

锻炼灵巧的小手。为了促进宝宝手部动作的稳定性、协调性和灵活性，平时可以通过游戏、手工、鼓励他做力所能及的事，比如，玩积木、模仿画画、穿珠子等。

与玩具娃娃一起洗洗手。为了让宝宝学会洗手，可以先准备布娃娃及手帕一条。到了每次吃饭时，拿出布娃娃说："宝宝，布娃娃要吃饭了，先去洗洗手吧！"然后就给布娃娃"洗洗手"，并擦干，之后再给宝宝洗洗手，再擦干；这时可以让宝宝伸出手，与布娃娃比一比谁的手洗得最干净。

不挑食、不偏食。宝宝平时吃饭时，要培养他做到不挑食、不偏食，饭前不吃零食的好习惯。要各种食物都吃，新妈妈应给宝宝说明食物的营养和好处，培养他对食物的兴趣和爱好，引起他的食欲。要知道，挑食和偏食都会妨碍宝宝获得所需的全部营养，甚至造成营养不良、贫血等。所以，平时要合理安排零食，以免影响正餐进食量。

学做家务。平时可以培养宝宝自己做一些简单的家务活，每天坚持让他模仿大人做简单的事，如拿拖鞋、拿书报、搬小凳等，这样通过各种方式让宝宝知道家中日常生活用品存放的位置。若完成得好，就要表扬他一下，这样宝宝逐渐就养成了做家务的习惯。

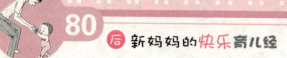

学坐小椅子。有心的新妈妈可以为宝宝准备一把木制的小椅子。椅子背距地面高约为45厘米，椅子面距地面高约为20厘米，椅子面宽约为28厘米，长约24厘米。平时，有时间可以常把宝宝抱在上面坐着玩一会儿，也可以让宝宝自己趴在上面玩，这样渐渐地宝宝就可以自己坐在小椅子上面了。

学认衣服。在空闲时，新妈妈可以同宝宝一起收拾柜子，把他用的衣物放在柜子里。教宝宝把他的小东西放在抽屉里，袜子放在一边，帽子和手绢放在另一边，并且，要一面放衣服一面说衣服的名称。平时，可以让宝宝随同自己一起收拾整理自己的东西，从阳台收取洗干净的衣服后，学会叠好，分别放进柜子里。到了准备洗澡时，就可以自己去拿要穿的衣服。这样，让宝宝养成整齐有序的习惯。

吃饭不拖延也不过快。在宝宝吃饭时，新妈妈要培养他进餐的时间不要太长，不要过快。如果吃饭过快的话，一些食物在口腔内还没有嚼碎就进入胃里，会导致消化不良，还会使食物呛入呼吸道，引起咳嗽与呕吐：如果吃饭时间过长，则会使大脑皮质的摄食中枢的兴奋性减弱，从而影响食物的消化和吸收。并且，进食过快还不利于宝宝咀嚼器官的发育。

学上楼梯。新妈妈先牵着宝宝的双肩，不要用太大的力，叫他抬高一只脚，慢慢拉着他上几级不太高的矮台阶。然后，再牵着宝宝的肩部或肘部，让他慢慢地走下去。在反复练习过程中，你要一边鼓励一边做好保护。如此，锻炼一段时间后宝宝就会自己上下楼梯了。

把玩游戏转化为能力

宝宝在1至2岁的学习发展是相当惊人的，所有的刺激对他来说都是前所未有的经验，而宝宝的智能也就在这些丰富的经验中开发与形成。因此，新妈妈平时应多鼓励宝宝去思考问题及解决问题，多教他做一些动手游戏，如何把积木从大排到小、如何把瓶子盖好或打开等，从而让宝宝将看到的、听到的，以及学到的转化为他的能力。

爱动手爱玩游戏是宝宝的本能和天性，对1岁多的宝宝来说，获取知识和经验的特点是通过"感觉加运动"的过程。因此，宝宝以后逐渐掌握的一切生存技能，无不是通过各种各样的游戏得来的。所以，我们的宝宝就是在游戏中，才能感觉外部世界的特征，也是在游戏中通过运动与外部世界交互作用，才能不断地成长，不断地聪明起来。

下面是一些宝宝智能全面开发的具体方法，希望年轻的新妈妈能陪宝宝一起玩、一起做：

学配盒盖与配瓶盖。这种看似简单的配盖的游戏，却可以促进宝宝"手—眼—脑"的协调能力快速发展。这些动作训练，不但能使宝宝学会许多操作技能，还可以大大地促进宝宝动作与大脑智能的快速发展。

有心的新妈妈平时可以将家里用过的一些带盖的盒子、瓶子、杯子，收拾好、洗干净，给宝宝当玩具玩。一开始，你先要吸引宝宝的注意力，让他看到你在摆弄这些瓶子与盖子，不过，这时宝宝看到后，可能只会拿起瓶和盖分别玩。然后无意识地相碰几下，还不会一对一地盖上。这时，你要耐心地给宝宝讲解，并一边让宝宝看着你是如何把一个瓶盖打开，再盖上的。几次之后，再将瓶子和盖子递到宝宝的手里，让他模仿你的动作，并且教给他如何打开，如何再盖上。这样，慢慢地训练几次以后，宝宝就能够偶尔把瓶盖放到瓶子口上啦。

等宝宝熟悉了这个玩法之后，你可以再给他一些不同大小、形状的瓶子、盒子、杯子等，都混放在一起，让宝宝自己挑选，练习哪一个盖子可以与哪一个物品配盖，从而让他学习认识不同物体的大小、形状的差异。这些练习都可以很好地开发宝宝的大脑智能，不过，当宝宝每一次成功地配上瓶盖之后，新妈妈都要鼓掌称赞一下，给予赞扬和鼓励。

捉蝴蝶游戏。这个游戏，不但可以培养宝宝的自信心与克服困难的精神，还能培养宝宝走步的能力和平衡力，从而使宝宝能勇敢地面对挫折。

在让宝宝玩这个游戏之前，爸爸或妈妈可以在墙上挂一只纸做的彩色的大蝴蝶，高度要以宝宝伸手能抓到为宜，还要在离墙两米左右放一条彩带，并告诉宝宝这是一条"小河"。之后告诉宝宝说："宝宝看，河那边有只很美丽的蝴蝶。你去捉住它，好吗？"说完就鼓励宝宝跨过"小河"走到墙壁边，取下蝴蝶。

如果宝宝有困难，新妈妈可先带领宝宝多练习几次，然后再鼓励宝宝独自跨过"小河"去取蝴蝶。当宝宝拿下蝴蝶后，你要表现出高兴的样子，并为他拍拍手："啊！宝宝真行，把蝴蝶捉到了。"然后，再鼓励宝宝拿着小蝴蝶跨过"小河"，把小蝴蝶带"回家"。

待宝宝将游戏玩得熟悉后，你可以适当地提高一下游戏的难度，比如将蝴蝶的高度提高，训练宝宝踮起脚来捉蝴蝶；也可以在地上设置其他种类的障碍，加大宝宝"跨河"的难度，如放置一些图画书、玩具等，让宝宝从这些障碍物上一个一个地跨过去。

垒塔游戏。玩这个游戏，可以让宝宝区分大小、上下、里外的概念，从而开发数学思维，因此，新妈妈一定要耐心地辅导。

先在一个盒子里，放一些大小不同的积木，然后，与宝宝一起先把大的积木挑出来放成一堆，再把小的积木拿出来放在一起。此后，就教宝宝先把大的积木放进盒子里，并且盖上盖子，然后，再把那些小的积木放在盒子上面，并帮助宝宝把它们一个一个地搭成塔状。

搭好后，再让宝宝看着从塔的上面取走一块，这时塔还在的。但这时还要告诉宝宝，如果从塔的下面取走一块，那么，塔就会垮下来。

在做这些动作的过程中，要分三步来完成：第一步要让宝宝理解大与小的概念，先把大与小积木分成两堆；第二步要让宝宝分清里与外的概念，并将大的积木放入盒内；第三步要让宝宝分清上与下的概念，可以试着将塔上的积木取走一块，如果动作轻，塔不会垮掉；但是，如果从塔下面取走一块，塔就会垮掉了，这时一定要让宝宝明白：由于塔下面的积木是支撑塔的基础，你拿走了它，塔就会倒塌了。

学认识各种形状。通过这些训练，可以很好地发展宝宝的逻辑思维能力。

做这个游戏，新妈妈要先准备一些圆形、方形、三角形的形板，然后，将它们分别放入相应的洞穴内，并且，让宝宝仔细地看着。之后，你可以取出圆形的形板交给宝宝，并示意让他将形板放进圆形洞里。不过，开始模仿时宝宝可能放不准，可能会这里放一下、那里放一下，最后放了好多次，总算放进去了，这时他可高兴啦，你也要随即夸奖他一下。初次成功的喜悦，会进一步促使宝宝继续将游戏玩下去，他会再接再厉去放方形、三角形。不过，放这些形状还是有些难度的，因此当宝宝放不准的时候，你要协助他一下。

玩具回家。这个游戏，不但可以让宝宝学会收拾玩具，养成良好的生活习惯，还可以训练宝宝克服困难，不依赖他人，从而发展宝宝的自我保护意识。

做这个游戏时，妈妈可以先把玩具放在不同的地方，比如，椅子上，地上，沙发上，摇篮里，床上，桌子底下等。玩具放置的位置，要保证两点，一是要让宝宝能轻易地取到，二是要激励宝宝努力去取那些不易够着的玩具。一会儿之后，告诉宝宝，玩具累了，该让它们回家了。然后，就引导宝宝去把那些玩具捡起来，放在玩具箱内。

在游戏过程中，大人应鼓励宝宝自己去拿玩具，当宝宝拿玩具出现了困难时，给予适当的启发和引导；如果宝宝依靠自己的能力拿到玩具时，应及时地给予表扬和称赞。此外，还要注意宝宝的安全，要在宝宝身旁提醒，并加以适当的保护。

抓皮球。这个游戏有助于宝宝注视活动物体能力，能锻炼他接球与发球的动作。

做这个游戏之前预备一只皮球，但皮球不要太大，直径约15厘米，以便于宝宝能轻易抓住。准备好之后，妈妈与宝宝面对面坐在地板上，距离不要太远，将皮球滚向宝宝。这时，你要看一下宝宝有何反应，他是想让球停下呢，还是仅仅看着球滚动而已？要告诉宝宝：当球滚向他时，要用手抓住皮球。接着再玩几次。当宝宝接球的动作较协调后，可以让他将球滚回来。但宝宝可能要经过多次练习，才能顺利地将球滚向目标，为了做到这一点，你可以帮助宝宝一下：在球滚动的路线两旁，摆一排书，以防止球滚向旁边。这样宝宝滚起球来就容易多了。

帮做家务。通过这些活动，可以初步培养宝宝的劳动习惯和劳动能力。

和宝宝玩游戏可以通过各种方式，平时让宝宝学做家务也是一项有趣的活动。比如，给宝宝一把小扫帚，让他模仿大人的动作，学扫扫地；或给他一块小抹布，让宝宝学着擦擦桌子；在洗衣服时，可以给宝宝一块手帕，让他学着洗，同时，可以告诉他手帕的用处，培养他讲卫生的良好习惯。不过宝宝在这个时候不可能做真正意义上的家务活，而且往往还会帮倒忙，添乱。因此，作为新妈妈要注意不要责备宝宝，以免打击宝宝的积极性，挫伤他学做事的热情。

拾物游戏。妈妈先预备一些小东西，如杯子、积木、勺子、线轴等，以及一个大的纸兜。然后，一一清楚地告诉宝宝这些都是什么。之后，让他将这些东西放进纸兜内，再将其从纸兜内倒出来，重复几次后，妈妈再说出一样东西，让宝宝将这件东西放进兜内。直到将所有的东西都放进去为止。然后，妈妈再说出一样东西，让宝宝再把这个东西拿出来，如此重复几次。

采蘑菇。这个游戏不但可以训练宝宝走和蹲的动作，还可以培养宝宝的耐心、细致的良好习惯。

爸爸或妈妈可以和宝宝一起玩采蘑菇的游戏。玩之前要准备一个提篮，再用一些彩色硬纸板，剪成蘑菇散落在地上。之后，取出一个玩具小兔，说小兔子饿了，让宝宝给采一些蘑菇回来，给小兔子吃。接着，就让宝宝提着篮子去拾蘑菇，拾一些之后，再走回妈妈身边来。玩这个游戏时，妈妈剪的蘑菇不要太多，不要让宝宝蹲的时间过长。而且，蘑菇要分开放，以使宝宝在采蘑菇时，四处找找，同时训练他的观察力。

踩气球，拍气球。这个游戏，不但可以提高宝宝控制身体动作的能力，发展动作的协调性，还可以激发宝宝愉快的情绪，活跃家庭气氛。

这是一个很好玩的游戏，新妈妈可以准备一些不同颜色的气球，并将这些气球系在自己的胳膊上或腿上。然后，在前方走动，让宝宝追你身上的气球，当你停下来时，就让宝宝拍拍你胳膊上的气球，或者用脚去踩系在腿上的气球。当你走动时要注意控制速度，要以宝宝能触摸到气球为宜，并且，还要隔一段停下来，让宝宝踩到气球，以增强他对活动的兴趣。

加强交流开发语言能力

开发1岁多宝宝的语言能力，新妈妈要鼓励宝宝多说话，不要急着代替宝宝说话，应给宝宝更多的语言交流的机会。宝宝一旦学会说话，那么，小家伙掌握语言的速度可以说是飞快的，几乎每天都有新词从他的小嘴巴里说出来。因此，宝宝在语言发育阶段带给新妈妈的欢乐往往比任何时候都要多，也许你会发现，突然有一天，宝宝不再说"喝水"而是喊"妈妈渴"、"琪琪要喝水"或"宝宝渴了"，几乎说什么话都带上"自己"。这时，你一定会感到非常的惊喜。不过，宝宝这时对"你、我、他"的概念还很模糊，有的宝宝可以用简单句，如"爸爸抱抱我""我还要一个"等，而有的宝宝则不能，新妈妈也没有必要急于纠正宝宝，因为这是宝宝语言发展中一个自然的阶段。

要做一个快乐而优秀的新妈妈，就一定要采取一些行之有效的方法，来开发宝宝的语言能力。这个阶段对宝宝进行语言训练，可以具体采用以下方法：

说出各种事物的名称。培养宝宝的语言能力，首先应教他说出生活中熟悉事物的名称来，这是宝宝学习说话的基础，说出事物的名称越多越好。

学表达自己的需求。在这个时期，对于自己的需求，如果宝宝还是用以往的动作、表情来表达，而大人也总是马上给予回应，那么，宝宝就会仍然不愿说话。因此，这一时期宝宝有需求，不要马上满足他，要"逼"他用语言表达，哪怕是一个字也好。有许多宝宝一直到两岁了，还不愿说话，其中一个重要原因就是大人总是习惯于满足他身体语言的要求所造成的。

学说简单句。在生活中，新妈妈要用简单明了的句子同宝宝交流，可以有意设置一些情景引导宝宝表达出来。

比如和宝宝一起做游戏，大家都开心地笑起来了。妈妈可以问宝宝："爸爸怎么了？"引导宝宝说出"爸爸在笑"的话来；再如，"爸爸干什么？"引导他说出"爸爸在刷牙"等。

说"这是什么"、"那是什么"。平时新妈妈可以指着一些物品问宝宝"这是什么"、"那是什么"让宝宝用单词转为会说短句，比如，"这是汽车"、"那是皮球"。

学会顺口溜。这是一个十分有效的方法，有很多宝宝都是通过背诵儿歌、顺口溜，促进语言准确的。

一般来说，宝宝在两岁之前发音器官尚未发育成熟，因此，这时说话往往吐词不清，表达不准确。比如，小家伙常常会将"老师"说成"老西"，说"吃饭"说成"吸饭"，这是很正常的，但这种方式却不可长时间下去，以免宝宝形成习惯。因此，这时可以通过让宝宝念或背一些顺口溜，来训练他说话时逐步把字音发准确。

学"主谓宾"句式。由于这些句子通常伴随生活的情节，因此宝宝也就很容易理解和模仿。

这时宝宝自己能说一些简单的词句了，新妈妈可以在这个基础上，让宝宝学说含有"主谓宾"的完整简单句，如"我们出去玩"、"妈妈回家了"、"宝宝玩皮球"等，这种句子都应在日常生活中随时随事地教给宝宝。

　　回答小问题。这个方法主要培养宝宝回答问题的兴趣，而回答问题的准确性并不是很重要，通过这个方式可以训练他听和说的能力。

　　这个阶段是语言发展的黄金时期，因此这时对语言的理解能力发展得很快，不但喜欢听故事，还能理解故事的内容与意思。因此，新妈妈一定要抓住时机，多给宝宝讲故事，并且讲完之后让他回答一个小问题。比如，你讲了一个"龟兔赛跑"的故事，讲完后可以问宝宝："乌龟和兔子谁赢了？"如果宝宝说："乌龟赢了。"可以接着问："谁输了？"宝可能会说："兔子输了。"这时，你可以再继续问："为什么乌龟赢了兔子输了？"如果宝宝不说或回答不上来，这时你要耐心地引导他，之后告诉他："乌龟没有睡觉所以它赢了，兔子睡大觉所以它输了。"

　　回答疑问句。这种疑问句可以训练宝宝对语言的反应能力，也可以培养他学会自己找东西。

　　你可以事先将宝宝喜欢的玩具，如小皮球、小汽车等放在他看不见的地方，然后问他："你的小汽车哪里去啦？"之后，一边鼓励宝宝去寻找，一边教他说出"不知道"、"没看见"等。

　　理解选择句。新妈妈妈可以事先准备好一些物品，然后教宝宝回答选择句的提问，比如："你是要巧克力，还是要棒棒糖？""你是要小皮球，还是要布娃娃？"等等，从而让宝宝自己作出选择要什么，并准确地回答。

　　学习形容词。新妈妈应经常向宝宝说说各种物品的特性，让他了解一下形容词。比如"大苹果，小葡萄"、"黄橘子，红气球"、"大象高，小狗矮"等等，要多利用生活中的实物、图片或日常生活经验，让宝宝学习这个物品的形容方法。

宝宝越来越喜欢与人交往了

2岁的宝宝会非常乐意有人跟他玩，如果没人搭理就会郁郁寡欢、没精打采的，而且会用招手表示"再见"，用作揖表示"谢谢"，会用摇头表示不要，点头表示是或对。因此，新妈妈一定要抽时间陪宝宝一起玩耍。宝宝在这一时期的社交能力，主要由社交性互动、模仿性学习、合作性学习、互换性学习、组织性学习几方面组成。因此，新妈妈可有意识地引导宝宝多观察别人在干什么，是怎样做的，让宝宝通过模仿、操作，丰富自己的生活经验，进一步促进社交能力的发展。

具体可以采用以下方法：

引导宝宝主动打招呼。在日常生活中，新妈妈要引导宝宝主动与人说话，比如，见到人要让宝宝主动问好："阿姨好"或"哥哥好"等，开始先称呼周围熟悉的人，见到了就要叫一声，之后，可以鼓励宝宝与不熟悉的人打招呼。如果有人问话，要鼓励宝宝作答。

引导宝宝学习协同合作。新妈妈要想办法为宝宝提供与同伴一起玩的机会，并安排一些需要合作的游戏，如盖房子、拍手、拉大锯等，训练宝宝能与同伴一起玩。在玩时，要给他们相同的玩具，以免争夺。这时，当一个宝宝做一种动作或出现一种叫声时，另一个宝宝也会立刻模仿，并且会互相笑笑。这种协同的方式是这时期的特点，由于不约而同的做法，会使他们互相默契而得到快乐。

培养宝宝开朗乐观。只有开朗的个性才能主动活泼，因此，培养宝宝乐观向上的性格有利于交往。宝宝在这个时期，对周围世界充满了强烈的兴趣与好奇心。这时应常带宝宝做户外活动，让他多接触丰富多彩的世界，接触社会，从中观察学习与人交往的经验。

学辨别是非。在培养宝宝社交能力的同时，还要教宝宝辨别是与非。要注意及时表扬宝宝所做的每一件好事，并且用眼神和手势示意，防止宝宝做不应做的事。还可以与宝宝一起评论简单的是非观念，使宝宝自己分辨哪些是好事，哪些是坏事。

学分享与交换。在宝宝和小伙伴玩时，可以让每人手里拿着同样的玩具，在互相看得见的地方，各自玩自己的。如果玩具不同，小家伙往往就会互相抢夺，这时，新妈妈可以出面帮助他们相互交换着玩；还可以告诉宝宝，把自己最喜欢的巧克力糖拿出来，分给其他小朋友一起吃；并告诉宝宝们，这些都是友好的行为，从而让他们感受有伴侣的快乐和意义。

开发宝宝的认知能力

随着宝宝动作和活动的发展，特别是随意行走的发展，宝宝的各种复杂知觉也发展起来了。这时，宝宝的感知表现出随意性，观察力也逐渐形成，而且还出现了最初的空间知觉、时间知觉等和一些之前没有的认知与感知能力。

新妈妈应根据这时期宝宝的认知能力的特点进行培养。具体可用以下方法：

教育宝宝认识早晨与晚上。新妈妈可以在相应的时间，利用图片，帮助宝宝了解每天的早晨与晚上，使宝宝逐渐建立初步的时间概念。首先，要准备一些与时间相应的图片：起床、洗漱、晨练的图片，以及字卡"早晨"；与晚上看电视、睡觉的图片，以及字卡'晚上'。然后，在早晨出示"起床、洗漱、晨练"的图片，请宝宝观察后，问他："这是什么时候？"接着再告诉他现在是"早晨"，并让他看看"早晨"字卡。到了晚上，再向宝宝展示全家人看"电视、哄宝宝睡觉"等的图片，请宝宝观察后，问他：

"这是什么时候?"并告诉他这是"晚上",接着再让他看看"晚上"字卡。

如此训练几天后,便可以手拿图片,向宝宝发出指令:"天亮了,宝宝要起床了,是什么时候?"要求宝宝回答:"早晨"。接着,再继续发出指令:"月亮与星星都出来了,妈妈要哄宝宝睡觉了,是什么时候?"请宝宝回答:"晚上"。

摆正各自的位置。爸爸或妈妈可以先用大纸画一个脸的形状,再用小的纸片画上脸部器官,之后让宝宝学摆在正确的位置上。等宝宝会摆后,可以再画些衣服、手和足、头发等,再让宝宝一一摆正。

学插入与拔游戏。新妈妈在平时可以和宝宝玩一玩插拔游戏,比如,在一个盛有沙子的盒子里,让宝宝将一些彩笔一支一支依次序插入沙中,并且笔与笔之间要有一定距离。可以先练习横排插入,然后拔出;再练竖排插入。

学图卡配对。新妈妈可以将两个相同的物品放在一起,再将两个完全不同的物品放在一起,之后让宝宝学习配对。几天之后,等宝宝熟练了,可以再将两个相同的图卡,如图形,圆形、方形、三角形;颜色,相同的红色或绿色等,先后混入图片中,让宝宝学习找出来配对。

教宝宝学认颜色。新妈妈可以收集一些红、黄两种颜色的多种物品,如红色的丝带,红色的书、红上衣、红色的鞋子;再拿出黄色的扣子,黄色的盒子、黄色的气球等物品,让宝宝一一识记,使宝宝能从各种物品中认识红色和黄色的共同特性。

比较高矮。一家人可以比比谁高谁矮。比如,爸爸比妈妈高,妈妈比宝宝高。也可以带宝宝到动物园比较一下哪些动物高、哪些动力矮,如小猴子和长颈鹿,谁高谁矮,如果小猴子爬到高高的大树上,是不是比长颈鹿更高了,等等。

感知烫与凉。在生活中,新妈妈可以让宝宝学感知温度。比如,握住宝宝的手,让他触摸一下热粥碗,然后问他:"烫吗";再让宝宝尝一下冰棍说"真凉",用对比强化感觉。这样,多次练习后,宝宝便能形成条件反射，再遇到热粥、热水或凉东西时，他知道烫或凉而缩手，还能说出"烫"与"凉"这个词。

开发宝宝的数学思维能力

教宝宝学数学，要抓住宝宝发展发育过程中的敏感期，适时地对宝宝的数学能力进行开发和引导。新妈妈一定要克服只重知识的教育方式，而轻智力的启发与思考。要知道，学习数学在于理解，只有让宝宝真正理解数与数之间的关系，掌握数的概念，宝宝才能学习数学。

开始，教宝宝学习数的概念，必须根据宝宝的年龄特点，由易到难，由具体到抽象，循序渐进地进行。具体可以采取以下方式：

安静的学习环境。教宝宝学习时，必须有一个安静的环境，在宝宝学习时不要受到杂音及其他人的干扰。

愉快的心情。必须让宝宝用最愉快的心情玩数学，如果宝宝心情不佳，新妈妈一定要先帮宝宝调整。

时间不宜长。让宝宝每次练习的时间不能太长，原则上是一天三次，但刚开始时，每一次只进行几分钟就可以了，一定要在宝宝意犹未尽时结束，如此才能刺激他继续学习的欲望。

比远与近。宝宝通过这个游戏可以了解远与近的概念，同时，还能锻炼控制力度的能力。游戏之前，要准备3颗小球和一条粗线。然后，将线拉直放在地上，新妈妈与宝宝分别拿着一颗小球，看谁能将小球滚得离线最近。一开始，要告诉宝宝谁的球滚得离线近，谁的球滚得离得远。之后，就让宝宝自己判断游戏的结果，比较哪个小球离线最近，哪个离得最远。

分类配对游戏。游戏之前，要先准备一些红色、黄色、白色等颜色的小球。然后，任意取出一种颜色的小球给宝宝，让他自己拣出颜色相同的小球，进行配对；新妈妈也可以与宝宝进行"看谁拿得对和快"的游戏。通过游戏，让宝宝学习分类、配对，以训练他对图形的观察和判断能力。

比厚与薄。新妈妈先准备几本薄厚不同的书，之后，自己拿一本厚些的书，让宝宝拿一本薄些的小画书，进行比较。比如，妈妈说："我的书比你的书厚。""你的书比我的书薄。"接着，再让宝宝拿一本更厚的书，再让他说上边的话。其后，爸爸再找一本更厚的……依此类推，从而使宝宝理解薄与厚的概念。

数一数。爸爸或妈妈与宝宝一起上楼梯，爸爸喊"开始"，两人一起往上走，边上边领着宝宝数："1个台阶，2个台阶……"数到10的时候，可以重新开始数。这样反复多次，之后可以给出一个数字，让宝宝自己数着，走上相同的台阶数。

开发宝宝的想象力

培养宝宝的想象力，新妈妈可以通过一些技巧来提升宝宝的想象力，可以在与宝宝玩的游戏中，增加一些有趣而较复杂的内容，以促进宝宝的思维能力。

具体可以采用以下方法：

冰块到哪里去了。这个游戏可以让宝宝了解因果关系，并且还可以开发宝宝的逻辑推理能力。

准备两块冰块，先让宝宝用手摸一摸冰块，感受一下冰凉的感觉，让宝宝记住冰是凉的。然后，妈妈把冰块放进一只不透明的杯子，并倒进一些热水，再盖上杯子。一会儿之后，让宝宝打开杯子上的盖，让他看看杯子里的冰块是不是变小了？还是不见了？再让他想一想"冰块到哪里去了？"接下来，妈妈再拿出一块冰块，放进一只透明的玻璃杯子里，再倒进些热水，这回要让宝宝看着，并且让他仔细观察杯子里的冰块是慢慢变小、直至消失，并要问宝宝："杯里的水是不是变多了？"最后，妈妈告诉宝宝：冰块消失的过程叫"融化"，冰遇到一定的热就会融化，变成水；而相反，水遇到一定的冷就会凝固，结成冰，比如，冰箱里冻的冰。

撕花瓣雨。新妈妈先准备一些各种颜色的纸，然后找时间与宝宝一起将这些彩色的纸，一一撕成小碎片。之后，新妈妈一起抓起这些碎纸片，从高处往下撒，让它们纷纷扬扬地落在宝宝的头上、身上，并让宝宝用手去接。而且，还要一边玩一边让宝宝想象一下，这些纷纷扬扬的碎纸片像什么？比如，像彩色的雨，像风吹落的花瓣，等等，让宝宝感受色彩的美丽，并展开自己的想象力。

小手和小脚丫。让宝宝感受形状的相同或不同之处，并且观察一下一一对应的关系，从而展开对自己的小手小脚的想象。

妈妈先准备一张彩色的纸，铺在地上，让宝宝把两只小手放在彩纸上，这时，妈妈拿笔将宝宝的小手轮廓描摹下来，然后再剪下来，形成手的形状，可以多剪一些。之后，再以同样的方法，用彩纸将宝宝小脚丫的形状也剪下来。最后，妈妈把剪好的图案铺在地上，教宝宝用自己的小手和小脚，去触碰那些小手和小脚纸图案，看看哪个能对上，哪个对不上。

培养宝宝注意力的要点

注意力的持续时间及专注水平，与宝宝的年龄、气质，以及当时的身心状态和外界的环境等很多因素相关。如果仔细观察就会发现，对于3岁以内的小宝宝而言，是很难长时间做同一件事的；在一件事情上，小宝宝们往往做不了多久就会跑开，或者时不时东张西望。这些在成人看来，可能就觉得宝宝的注意力不集中。但如果是年龄较大的宝宝，他们能够坚持做一件事的时间会更长一些。

心理学家认为，宝宝不能长时间保持注意，是因为他们的注意容易受到干扰，而且，他们很难抑制与任务无关的思维活动。3岁以前的宝宝，注意是被动的，只有新奇的、令宝宝感兴趣的东西或事情才能吸引宝宝，而且控制注意的能力较弱。

宝宝的注意力跟大脑发育有关，一个人的大脑要到20多岁才会完全发育成熟。如果做一件事情超过20分钟，宝宝想做点别的事、起来动一动，这是非常正常的现象。而且，越是年幼的儿童，越不能长时间保持注意，因为他们控制注意的能力还比较弱，容易受到干扰，很难抑制与任务无关的思维活动。所以，当宝宝不能安静地坐下来听故事，不能坚持学习和写字的时候，请不要轻易给宝宝贴上"注意力不集中"的标签。

其实，每个人在不同的情况下，注意力的表现也都是不同的。不要说宝宝，即使是成人，在一些情况下，也是很难保持注意力的，因为，人的注意力不能一概而论，在不同情况下表现出的注意力也是不一样的。宝宝的注意力不能集中，还可能是源于一些外在的因素，比如学习或游戏的内容不适合宝宝，或者室内活动太多，宝宝（尤其是男孩）的精力不能得以发泄，就会显得躁动不安。饿了、困了、病了、心情不好或者压力过大等等，都会造成宝宝注意力无法集中，显得心不在焉。此外，还可能是源于疾病或者情绪上的问题。

在宝宝成长的过程中，出于自身需要而产生的兴趣，是最有驱动力的。我们会发现，即使很小的宝宝，如果遇到自己感兴趣的事情，也会非常专注、百折不挠地持续去做。决定注意力的一个非常重要的因素，即具备不受外界干扰的专注能力，其实是与生俱来的，我们应该加以保护。从这个意义上可以说，宝宝的注意力首先不是培养出来的，而是保护出来的。

有助于培养宝宝注意力的几点做法是：

有规律的生活。简单而有规律的家庭生活节奏，对宝宝的成长非常有好处。每天起床、吃饭、做游戏、睡觉、讲故事的时间都应该安排得较为固定。对于注意力不易集中的宝宝，尤其需要父母帮助建立规律的生活。

营造安静整洁的环境。安静整洁的环境能够让宝宝少受外界干扰，更好地保持注意。比如，家中物品的摆放不杂乱，宝宝的用品和玩具收在固定的位置，每次不给宝宝过多的玩具，成人在家里不大声说话和看电视，不做宝宝的干扰源等等。

限制宝宝看电视和电子游戏。如果宝宝习惯了充满声光影的刺激，就不容易静下心来看书、思考和学习，尤其是对电视和电子游戏上瘾的宝宝，即使家长强迫宝宝读书学习，也是"身在书本心在电视"。所以，要限制宝宝对电视和电子游戏的时间，平时尽量让宝宝多看书、多接触大自然。

多关爱宝宝，及时调整宝宝的情绪状态。宝宝在身心状态不佳的时候，比如伤心、疲惫、有压力或者生病的时候，是很难集中注意力的。此时家长要多给予宝宝关爱，而不是盲目地严格要求。只有在保持愉快心情时候，宝宝才更易于专心致志地做事。

 ## 不要忽视2岁宝宝的运动锻炼

在保证营养供给充足的前提下，体育活动是促进2岁宝宝身体发育和增强体质的最有效的方法。虽然运动本身并不能使遗传预定的身高增加，但是运动可以促进遗传潜力得到最大限度的发挥。

据研究证实，经常运动的儿童比不运动的儿童至少平均高两三厘米。运动可刺激生长激素分泌，促进新陈代谢，食欲增强。儿童经常从事体育运动，能促进骨的生长，使骨骼变长、变粗、骨密度增大。经常运动，也使肌纤维变粗，提高肌肉的力量、速度和耐受力。运动还可以消耗多余脂

肪，在快速生长期预防肥胖。

现在的孩子普遍户外活动不够，没有充分享受阳光和新鲜的空气，没有足够的运动量，这都是不利于孩子长高的。因此，2岁宝宝每天在户外活动一个小时是很必要的。新妈妈可根据2岁宝宝的年龄、兴趣等来选择运动项目，在安全的前提下与宝宝一起锻炼身体：

弹跳运动。弹跳运动有助于两岁宝宝四肢的生长，如跳绳、跳起摸高、跳远、跑步等。

伸展运动。伸展运动有助于两岁宝宝脊柱骨和四肢骨的伸展，如单杠引体向上、仰卧起坐、前后弯腰、体操和种种悬挂性运动。

全身性运动。全身性运动有利于两岁宝宝全身骨骼的伸展延长，如篮球、排球、羽毛球、足球和游泳等。

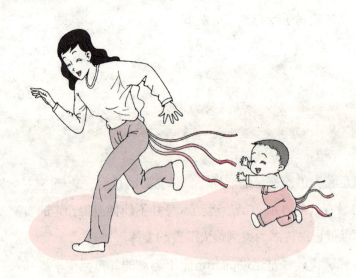

　　俗话说"3岁看大，7岁看老"，在3岁前宝宝的个性形成后，就已定型，较少改变，因此父母要特别重视3岁前宝宝的个性培养，发挥宝宝的优点，尽量预防缺点的产生。让宝宝拥有独立的人格和性格，会让宝宝在今后的人生之路上走得更为踏实、容易。

　　2至3岁的宝宝开始有自己的个性，如何让宝宝拥有独立的个性？在这部分内容里，介绍了培养宝宝良好的为人处世原则、良好的习惯，以及关注和培养宝宝的爱好和特长等方面的方法和技巧，给80后新妈妈借鉴和参照。

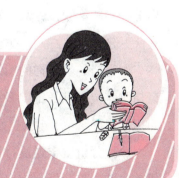

3岁是塑造宝宝个性的关键期

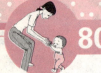

宝宝的心理发育和早期教育

想让宝宝有一个健康的心理，新妈妈就要给宝宝的心理发展创造一个优越的环境。宝宝自从出生后，就开始接受成人的教育，而周围的一切刺激都在影响着他，教育着他，并给他留下深刻的印象，从而塑造了他的心理和性格。

对于宝宝来说，他的好奇心和求知欲很强，什么都要弄个明白探个究竟，于是，总是喜欢这里摸摸、那里碰碰的，一点也不知道什么能动、什么不能动，更不懂得什么有危险。比如家里的电插座、煤气开关成为他探究的对象，有时还会损坏贵重的家用电器，有时那些好好的玩具也要拆开来看看……

面对宝宝的这些行为，作为新妈妈如果仅是简单、粗暴地说一声不许，或是不怎么理睬，那么，就必然会引起宝宝的不满，从而产生逆反心理。因此，一个合格的新妈妈，首要的是尊重宝宝心理发育的规律，掌握婴宝宝心理学知识，从而提高或改进自己对宝宝的教育方式和态度，使小家伙更健康地成长。

作为新妈妈，你的情绪与宝宝的生长发育有着密切的关系。在日常教育与培养宝宝时一定要多注意，以防一些不良的事情影响了宝宝健康心理的正常发育。对于宝宝良好个性的培养和形成，新妈妈应做到以下几点：

冷静分析宝宝逆反行为。面对宝宝的不听话及一些逆反的行为，新妈妈首先要冷静分析宝宝出现逆反心理的原因。对宝宝的无理取闹，要采取冷处理的方法，不要与他大动干戈，而等事情过后，再进行适当的教育与诱导，向他说明利害关系。如果是自己哪些地方做得不对或不太合理，那么，你就要放下"大人"的架子，注意改进，并且要做到言而有信，切不可与宝宝"犟到底"，从而把事情搞得更糟。

发现宝宝的优点，因势利导。教育宝宝，要善于发现他身上的闪光点，比如，宝宝好问问题、爱动脑筋，那么，聪明的新妈妈就可以因势利导，给他讲一些合乎他年龄的小道理。如果发现宝宝的行为具有危险性时，一定要及时制止，并向他讲明道理。

运用激励方法。通常，宝宝都有争强好胜的心理，而聪明的新妈妈则可以利用这一点使宝宝服从正确的教育。比如，小家伙刚走几步，就不肯自己走路，一定要你抱，你可对他说："你看那边的小妹妹都自己走路，你一定会比她走得更快吧。来咱们试一下。"这样宝宝为了表示自己比别人强，就会自己走路了。

平等对待宝宝。想要宝宝听话，还要尊重、信任他，平时不要小看他，更不要经常唠叨、打骂，而要把他当做朋友平等对待。

有时间多抱宝宝。作为新妈妈，平时应该多关心宝宝，有时间应多抱抱他。其实，生活中有很多的新妈妈，整天为了宝宝的衣食住行忙得不亦乐乎时，却忽略了宝宝除了物质上的满足以外，还需要感情上、精神上的营养。

要知道，宝宝出生后就是需要你的关心与关爱的，你应当尽可能地多与他接触，多亲亲他，多与他说说话，要经常增进亲子之间的了解和感情交流。而且，不要把自己的不良情绪带给宝宝，对他的态度忽冷忽热都不对，更不能动作粗暴地对待哭闹的宝宝，或者自己很少照顾，总是把他交给保姆或长辈抚养，这些都会影响宝宝的身心发育。

新妈妈平时要训练宝宝适应环境的能力，这样对宝宝将来的人生发展是有益的。

平时不要哄骗宝宝，不要为了图一时安宁，不惜编造假话欺骗宝宝，这样使其耳濡目染，容易使宝宝效仿父母，长大后变得不诚实。

给宝宝创造机会。宝宝在这个时期的特点，是喜欢做，不肯闲着，爱听表扬。对此，新妈妈可以每天给宝宝一些展示自己才能的机会，吩咐他

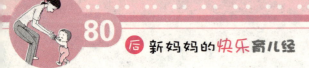

做些小事情。比如，"给爸爸把帽子拿来"，"给小兔子喂点草"等。并且，每当宝宝高兴地做完你吩咐的事情之后，你一定要给他一些诸如"真能干"之类的鼓励。

训练宝宝的自控能力。从这时开始就要训练宝宝学会控制自己的情绪，包括控制自己不合理的要求和愿望。平时还要培养宝宝乐观幽默的性格。

严禁体罚宝宝。作为现代的家长，如果你还信奉"不打不成器"的信条，那你就大错特错了。要知道，不能以理服人，而是使用一些没道理的打骂、体罚，其结果往往起不到教育的目的。反而会损伤了宝宝的自尊心，从此使宝宝形成与你对立的情势。

不要掩饰宝宝的过失。如果宝宝当众做错了事，新妈妈明知不对，却以种种理由加以庇护和掩盖，这样做看似对宝宝好，结果往往使宝宝不能正确对待缺点和错误，从而还会犯下更严重的错误。就算宝宝做的再不对，也不要讽刺或挖苦他，要知道，这样会使宝宝幼小的心理受到很大的伤害。另外，对宝宝也不可以不加引导和教育，放任自流，任其所为，要知道，不尽家长责任，后果是很难预料的。

表情教育。平时你可以教宝宝学分辨大人的表情，让他体会喜、怒、哀、乐等各种不同情绪。当宝宝懂得做大人高兴的事，大人就会高兴，那么他也会高兴。这样，大人可以用自己的表情来促使宝宝的动作，比如当他做了错事，你只要作出不高兴或气愤的样子，宝宝就会知道自己错了。

培养独立意识。从小培养儿童独立的能力，是儿童心理健康的关键。虽然宝宝还小，但他已经是一个独立的小人了。这时应开始让他学会克服困难，可以从性格和体格两方面进行磨炼。

3岁宝宝个性的培养方式

尽管人的脑细胞开始的增殖主要涉及遗传因素，但是早期的一些感觉经验，却可以改变不受遗传控制的微神经元的功能特性。这说明，良好的教育有助于宝宝良好性格的形成。

对于3岁宝宝个性的培养，这是一个艰苦细致而又需要精雕细刻的教育工程。要使宝宝具有良好的个性品质，要有一个长久的稳定的计划，要从日常生活的细节入手。这就要求年轻的新妈妈们一定要付出自己的爱心与耐心。具体可采用以下方法：

凡事要依靠自我。平时，要培养宝宝自己的事情自己做。在保证安全的前提下，让他自由地做自己的活动，包括游戏与探索，大人不要整天将他看得紧紧的，更不要束缚他。

对宝宝要尊重。宝宝虽然年龄小，也需要尊重。因此，在指导他去完成较难的任务时，平时要使宝宝受到尊重和重视。对他的一些出色的表现，要给予热情的肯定和鼓励，要用尊重的态度，显示出对他的重视。

教育模式保持一致。对于宝宝的教育方法，爸爸与妈妈或家里的其他人，要建立一致性的教育模式，而不要妈妈说这样，爸爸又说要那样。如此的教育方法会使宝宝显得无所适从，从而不利于健全性格的形成。

培养宝宝健康的情绪。身体健康的宝宝，才能活泼可爱。如果宝宝长期身体不好，就会表现出忧郁的个性，要知道，一个人的个性与他的体质、情绪是有关的。所以，平时新妈妈一定要保证宝宝有个健康的体魄，并使他拥有愉快的情绪。

给予宝宝充分的生活自由。培养宝宝良好的个性，必须给予他充分的生活自由。因此，在日常生活中，新妈妈一定要从实际出发，让宝宝自己

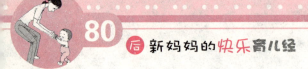
作出各种决定，允许他用更多的时间去玩游戏或学习新东西，这对宝宝独立性与创造性的培养是非常重要的。

一定要坚持原则。平时，宝宝淘气的时候，新妈妈一定要坚持原则，因为拥有正确的教养观念非常重要。要做到疼爱，但不溺爱。如果宝宝一要脾气，就采取妥协，满足他的无理需求，那么，这样下去会让宝宝更加任性，越发的不可理喻。

表扬要恰如其分。平时表扬宝宝，要先告诉他，他的行为哪些地方值得表扬，要指出具体的行为。还要帮助他明辨是非，提高道德判断能力，不宜笼统地加以肯定或赞赏。这在宝宝个性发展中起着"扬长避短"的作用。

从小培养宝宝的自我控制能力。当宝宝出现任性行为时，新妈妈一定要严格限制，不能轻易地妥协、退让。并且，还要让宝宝掌握自己行为的限度，要在他的心里形成"不是什么事都可以"的概念，对一些不合理需求加以限制。因此，在平时要让宝宝知道哪些是可以的，哪些是不可以的，从而培养一定的规则意识和规范行为。

批评要适可而止。对于宝宝的批评，新妈妈要掌握好"分寸"，要适可而止。对于宝宝所做的一些不对的行为，不宜作出过低的评价，更不要借题发挥，说这事的时候再加上另外的事，这样会使宝宝的道德认识模糊。而过于严厉的责备，往往会让宝宝丧失信心，这都有碍于个性的正常发展。

 日常生活自理能力训练

"万事开头难"，宝宝学习生活自理也是这样，总是需要一个学习的过程。对此，新妈妈要培养宝宝学习的信心，如果宝宝开始做某件事没有成功，你要鼓励他再试一试，而不要马上伸手相助。当宝宝重复多次尝试后成功时，应多鼓励表扬。

新妈妈在做一些自理活动，如梳头、刷牙、洗衣等事情时，不论给自己梳洗，还是帮宝宝做，都要尽量让他看到，使宝宝对这些事情产生印象，有助于他学习。刚开始，宝宝不会太熟练，但只要他愿意做，就要耐心地教导。可以把一连串的动作拆解成几个步骤，也可以采用一些快乐的游戏方法，让宝宝从最简单的做起，具体可采用以下方法：

让宝宝做家务。每次宝宝玩玩具之后，你都要教他放在一个固定的地方，可以先与他一起收拾。在收拾玩具之前，要先告诉宝宝将玩具放在哪里，然后，让宝宝将玩具主动地放在这个地方，不过，放玩具的位置，最好是一个固定的地方，让宝宝有明确的印象，以便下次不玩了，还放在这里。另外，其他家务也是一样，做家务时新妈妈可以一边做，一边让宝宝在旁边观看，观看几次以后，就让宝宝也来一起做。也可准备一些宝宝的专属工具，比如，给他一块小抹布，让他和你一起擦桌子。不过，凡事新妈妈都应先带头作出表率，使宝宝有一个好的模仿、学习对象，提升参与的动机。并且，不要用成人标准去要求宝宝，只要宝宝愿意做，就应给予鼓励。

要排便啦，拍拍小屁股。训练宝宝排便时，新妈妈可以采用游戏的方法，用声音与姿势形成宝宝排便的条件反射，比如，用"嗯"或"嘘"的声音给宝宝加油，也可以用手拍拍他的小屁股。还可以配合一些快乐的儿歌，比如"拍拍小屁屁，宝宝解小便啰。嘘、嘘、嘘，小便解干净喽。拍拍小屁屁，宝宝解大便啰。嗯、嗯、嗯，解掉大便真舒服。呵呵呵，真是一个乖宝宝喽。"这样，如果宝宝真的排尿或排便了，排完后，你要亲亲他的小脸蛋，这样训练一阵子，宝宝往往就可以自己解决大小便了。

穿戴游戏。在宝宝3岁的时候，就可以让他自己穿衣服了。平时，让宝宝观察新妈妈和自己的穿戴，教给他如何寻找相同的鞋子配成一对，逐渐让宝宝学会自己用手穿脱鞋袜。不过，开始，新妈妈可以训练宝宝配合穿衣，比如，先让宝宝伸手、伸腿，然后替他穿上衣裤。

训练宝宝自己穿衣服的时候，新妈妈可以唱穿衣服的儿歌，比如："琪琪穿上花花衣，姐姐见了笑眯眯。琪琪戴上太阳帽，哥哥见了把我抱。琪琪穿上背带裤，阿姨见了跟我玩。琪琪穿上小皮鞋，叔叔见了哈哈笑。"聪明的新妈妈，平时可以多与宝宝唱这方面的儿歌，让宝宝在学会自理能力前先有一个概念，然后，再通过反复做游戏，直到小家伙学会并养成习惯为止。

让宝宝学会刷牙。刷牙不仅是良好的卫生习惯，还能保护牙齿，也能让宝宝提升手部运作的能力。开始，爸爸或妈妈可以与宝宝一起刷牙，让他模仿你的动作。刷时，要将每一个步骤都详细地告诉宝宝，比如，先从前面的牙齿刷起，再刷后面的牙齿。另外，由于刷牙涉及手、嘴、眼的协调动作，所以不妨对着镜子练习，以便宝宝更好地掌握姿势。这时，宝宝还不能刷得很好，但只要他能先接受刷牙就可以了。对此，新妈妈要有耐心，一定要持续协助宝宝学刷牙，直到他养成习惯为止。

运用娱乐学习法。聪明的新妈妈，平时可以将日常生活中经常做的事，如洗脸、刷牙、梳头等，编入活泼欢快的乐曲中，也可以把一些事情编成顺口溜或好听的儿歌，然后一一地教给宝宝。这样一来，就会使宝宝在欢快的娱乐形式中，学会一些自理的本领。

运用游戏学习法。新妈妈可以根据一件事情，明确一个主题，把它编成一个有趣的游戏，然后让宝宝与几个小伙伴，一块参加这个游戏，使宝宝们在参与中快快乐乐地学会某种本领。

观察学习法。玩这个游戏要先准备一下，新妈妈可以事先录制一些宝宝自己穿衣、吃饭等一些自理行为的录像，然后，再举一些与此相反的事例，让宝宝去对比，从中分辨是与非、好与差，激发宝宝自理的积极性。

奖励学习法。可以事先提出几项要求，一段时间之后进行评比，凡是进步的表现，哪怕一点一滴都给予肯定和表扬，为了让宝宝高兴，可以在评比表上贴上小红花：在没有进步的地方可以打上一个"×"号，表示这是不好的表现。以此来激励宝宝的上进心。

表演法。新妈妈根据宝宝不同的特点，创设一些情境，让他与你一起扮演不同的角色，并且把正反两方面的形象，表演给大家看，从而鼓励宝宝向做得好的学习。

涂鸦挥洒出童真童趣

涂鸦和语言一样传递着宝宝的情绪与感觉，是宝宝发展与进行想象的手段与途径。通过涂鸦，宝宝站在原创的高度，不受任何限制，根据他的直觉随意地挥洒他的创意，可以从中获得乐趣与成就感。因此，新妈妈要为宝宝准备一个自由涂鸦的艺术空间，准备好宝宝需要的艺术活动用品，给他一块自己的空白区，让一些童真童趣在艺术里成长。

具体可采用以下方法：

自由想象，随意涂鸦。平时，新妈妈要与宝宝一起学习、一起分享，一起享受绘画带来的快乐亲子时刻。作画时，还要奉行三个基本的原则，即主题自定、自由发挥；适时鼓励、避免厌倦；不重结果、享受过程。

手把手地教。宝宝要涂鸦时，新妈妈要提供一张写字板或白纸给他，要注意宝宝握笔的方法与坐姿。另外，可准备一些彩笔，图画纸，然后你用彩笔在纸上画出一个小动物，再给它涂上色彩，让宝宝观看，以激发他学习的兴趣。之后，把彩笔给宝宝，教他用右手握笔。也可让宝宝自己握笔任意涂涂点点，不管涂成什么样子都要鼓励。

训练观察能力。宝宝学涂鸦，还要教他学会观察，因为每个事物都有它的特点，让宝宝学会找出事物的不同之处，然后在笔下表达出来。

学涂色。当宝宝会涂涂点点之后，可以教他学涂颜色。可以准备一盒油画棒，与一些红灯笼等实物图片，及图画纸，字卡"灯笼"等物品。然后，对宝宝说："这是咱们家的红灯笼。灯笼是红红的、琪琪的，真好看。现在我们就把这个红灯笼画下来，再让它变成红色的，好吗？"说完，就一起先画一个灯笼图形，然后拿红色的油画棒涂色。最好让宝宝亲自涂色，也可以握住宝宝的手一起涂。

感受艺术美。绘画不仅可以培养艺术能力，还可以培养耐心和专注的品质。在和宝宝共同画画的过程中，还要一起感受美的启迪，学会美的创造，得到美的享受。因此，平时新妈妈要多带宝宝参观美术作品展、摄影展，让他感受艺术的美。因为，在艺术之中，家长所起的作用只是启发点拨，艺术中的好多东西只能靠宝宝自己去感悟。

认识颜色。学绘画，还要让宝宝认识不同的颜色。开始可以先认识一些常见的颜色，比如红、黄、蓝等，可以准备一些这几种颜料，以及调色用的盘子与色纸。然后，启发一下宝宝，与他想象着在某一天，去了一个美丽的公园，草地上开满了各种颜色的花朵。这时，你可以与宝宝一起，用手蘸了颜料在色纸上压压印印，并引导宝宝有意识地调换不同的颜色去涂抹。通过培养，使宝宝初步认识各种不同的颜色，能有意识地调换各种颜色，体验色彩带来的视觉满足感，从而增加绘画知识。

感受大自然的画卷。大自然孕育着无穷的艺术魅力，平时可以利用自然环境的因素，挖掘宝宝的创作潜能。比如，空闲时多带宝宝到田野，观察各种各样的花草和小虫，看看绿油油的禾苗，红艳艳的花朵，看看鸭子、小鱼儿自由地游水。使宝宝在大自然的怀抱中认识真实的生活，走进大自然的画卷之中，让宝宝通过自己的观察、感受、体验，发动心中的想象力，画出自己心中的世界。

处处随意，顺其自然。涂鸦期，新妈妈不要追求宝宝作品画得像不像、好不好，更多的是宝宝能表达他看到的、听到的、领悟到的，就可以了。亲子涂鸦是非常好的了解和亲近宝宝的机会。在绘画时别勉强宝宝，要多鼓励，要让他处处随意，顺其自然。

新妈妈平时可以与宝宝一起阅读一些涂鸦的书籍，了解一些基本的原则和理念；也可以买各种经典绘本和一些世界名画图册等，和宝宝一起阅读，使他尽快体验艺术的领域。有心的新妈妈，要把宝宝的画，挂在家里，随时看看，还可以经常搞个翻阅回顾。当宝宝讲述他的作品时，要耐心听，及时提问，适度表扬。另外，报一个涂鸦班，一周去一次或几次。要宝宝观察老师是如何做的，调动宝宝的热情，可以让他与其他小朋友一起画。

培养宝宝独立能力的原则

任何一个宝宝，无论男孩还是女孩，无论是否是独生子，都是由于新妈妈的教育和环境的影响，才形成了不同的人格品质和能力的。所以，一个人的独立性，同样也不是自然形成或与生俱来，也是后天塑造的结果。

家庭是培养宝宝独立性的首要场所，新妈妈在培养宝宝的独立自主能力时，一定要想法为宝宝提供一些机会，让他决定一些事情，比如，每当要出去玩时，要让宝宝选择要去玩的地方；买衣服时，让他选择自己喜欢的。具体可采用以下方式：

不要过度保护。作为新妈妈，应了解宝宝心理发展特点，不要压抑他独立性活动意向，而要放开他的手脚，让他做一些力所能及的事，从而培养他的独立自主性。很多新妈妈，为了安全或其他原因，往往对宝宝过度珍爱，过度保护。殊不知，这种过度保护和过多限制，却剥夺了宝宝主动探索和认识外部世界的良好机会，阻碍了正常的心理发展，从而使独立的个性难以形成。

摒弃依赖。宝宝在这个时期，总爱跟在大人的后面来回的转，而成人也总认为他还太小，而对他进行无微不至的照顾，使宝宝在不知不觉中便产生了依赖心理。其实，宝宝在这个年龄，已开始感觉自我的存在，同时，他也产生了独立自主的思想。因此，宝宝这时候不需要什么事都依赖大人了，他已经具备了独立生活的能力。所以，新妈妈要经常安排一些宝

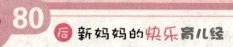

宝独立玩或独立自主的活动。从而培养他独立的习惯。

珍惜宝宝的自我独立性意向。宝宝这时出现了自我独立性意向，开始以第一人称"我"称呼自己。这时，当宝宝的独立活动受到成人支持时，他就会表现出得意、高兴，以及"自尊"、"自豪"等最初的自我肯定的情感和态度。因此，新妈妈一定要珍惜宝宝这种最初的独立性意向，对于他每一次独立的行为，都要给予大力的支持，使独立性不断发展。

从兴趣上培养独立能力。一个人的独立性，是和勤劳、不畏艰苦密不可分的，如果不爱劳动，害怕艰苦，又怎么能够坚持独立自主呢。因此，培养独立能力，还要让宝宝爱上劳动。不过，让宝宝劳动时，要尽量游戏化。因为，只有通过游戏的方式，宝宝才会以极大的兴趣积极地参加，才会逐步养成热爱劳动的习惯。

教育方式要适当。民主型的教养方式，更有利于独立性的培养，新妈妈不可以将自己的观点和要求，强行加给宝宝，剥夺他独立解决问题和自我发展的机会。因此，平时要注意对宝宝说话的口气和方式，使他感到你的尊重。平时，对他说话尽量不用命令的口吻。也不要当众斥责他"不争气"、"没出息"等。而要以平等的态度对待，尊重宝宝的人格。事实证明：受到充分尊重的宝宝，大多都会与人进行良好的合作，并且，自我独立意识强。

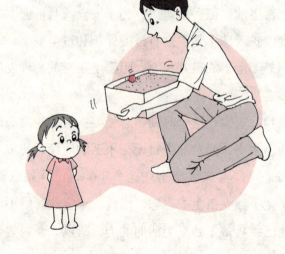

培养宝宝注意力的游戏

这个年龄段的宝宝，总是希望可以同时进行各种不同的活动，而且，还喜欢不停地变换着进行各种活动，这在大人看来往往是很头疼的一件事，可宝宝却玩得不亦乐乎。实际上，这在宝宝的成长过程中也是很正常的，因为这正是他探索周围世界的反映。这时，如果能得到新妈妈的帮助，他完全可以做到在某一件事上更长久地集中注意力。

只有宝宝喜欢的玩具和游戏，才能充分地吸引宝宝的注意力。因此，培养宝宝的注意力时，可以通过游戏的方式，在快乐的过程中，尽量延长宝宝集中注意力的时间。具体可采用以下方法：

神秘的包裹。培养宝宝的注意力，新妈妈可以故弄一下玄虚，弄一些"神秘"的包裹，在宝宝高兴时，给他一个，隔一会儿再给他一个，包裹里的东西也并不一定都是新的，即使是宝宝在家里经常玩的，但在他打开包装后，也同样会带来惊喜的欢叫，而打开包裹的过程正好培养了他的注意力。

到餐厅吃饭。这个游戏是通过锻炼他的反应力来练习宝宝的注意力。

带宝宝到餐厅吃饭时，新妈妈还可以让宝宝加入你们的谈话中，比如，"现在咱们说说家里养的那些小金鱼吧"，也可以问宝宝一些简单的问题，比如"你看到墙上那幅画中的船了吗"等。

在耳边摇铃铛。长期坚持下去，也可以使宝宝的注意力增加。

妈妈可以在宝宝头的两侧轻轻地摇铃，不过节奏要时快时慢，声音要时大时小。观察一下宝宝对铃声有什么反应，每天可游戏2至3次。

去超市购物。准备一点零食，让宝宝帮你把一些小的不易打碎的物品，放进购物车。在排队等待交款时，可以和宝宝一起玩点小游戏，从而在这一段时间里培养宝宝的注意力。

一次只给一个玩具。平时，要一次只给宝宝一个玩具，不要一次性给他提供过多的选择，而且每次也可以通过提供不同的玩具，来提高宝宝的新鲜感。

分瓶子。这个游戏，可以培养宝宝的注意力。

新妈妈可以先准备几张图片，图片上要有大小两个娃娃，以及大小两个瓶子。然后，给宝宝一支铅笔，让他画线把大瓶子和大娃娃连接起来，小瓶子和小娃娃连接。

培养宝宝观察力的游戏

观察力虽然只是生活中的小细节，但却掌控着宝宝成长与学习的成败。因此，培养宝宝的观察力，也是刻不容缓的事情。

新妈妈可以通过以下方式开发宝宝的观察能力：

玩具观察训练法。新妈妈可以运用一些玩具来开发宝宝的观察能力，比如，将一大堆形状不同的积木，倒在地板上，让宝宝找出同样形状的积木，并且分类放好：也可以拿两张相似的图片，让宝宝找出那些细微不同的地方。

做家务观察训练。做家务也能够训练宝宝的观察能力，比如，当你把洗净晒干的衣物收进屋子里后，让宝宝帮你来分类，让他在这些衣物中，挑出哪些是妈妈的，哪些是自己的，哪些是爸爸的。这样不但可以培养宝宝的观察力，还能培养他的秩序感。

观察昆虫。一些昆虫也是训练宝宝观察力的好教材。比如蚂蚁，它们不但分工精细，而且每只蚂蚁都各司其职。你可以在蚂蚁出入的地方，放一些饼干屑，然后和宝宝一起观察，看蚂蚁是怎么把饼干屑，搬入蚂蚁窝的有趣情形。

观察季节变化所引起的大自然的变化，是发展宝宝观察智能的好方法。比如，选定一棵树，随季节转换，让宝宝观察它的变化。

有心的新妈妈，也可以在家里种植一些花卉和植物，并给宝宝明确一定的照护责任，比如浇水，同时，让宝宝观察它们的成长变化。

帮助宝宝比较自然中的一些物品，比如，"这两块石头有什么相似之处？""这两片树叶有哪些不同之处？"这些都可以增长宝宝的观察力。

在家里养一只鸟或是一只乌龟，以为宝宝提供和动物相处的经验，平时让他从动物的行为中来观察它们的生活习惯。

 ## 何时让宝宝和父母分开睡

据育儿方面的研究显示，宝宝期孩子需要足够的安全感，和父母在一起，对孩子的心理发育有好处，而且，和母亲同睡的孩子睡眠更沉，也方便哺乳期的母亲。育儿专家同时建议，从性教育的角度来看，最好在宝宝3岁左右让他独自睡一个房间。

根据心理学的研究，3至6岁是儿童的"俄狄浦斯期"，孩子会对父母的关系、两性之间的问题比较敏感。从性心理角度来说，孩子3岁之后最好与父母分房间睡觉，如果没有条件分房，要做到分床睡，而且，绝不能让孩子看到父母的性事。

孩子越大越不容易分开睡。有一些家庭的宝宝已经六七岁了，还是不能分开睡，就是因为孩子自己睡觉太害怕，怕黑、怕窗外的声音、怕树叶的影子、怕床下藏着怪物……反正是一切能联想到的都害怕。这是因为随着孩子长大，他的想象力也在不断发展。到了4岁以后尤其是五六岁的时候，想象力越来越丰富，会把故事中的情节联想起来，充分发挥想象。到那个时候再分房，难度会更大。如果孩子的安全感建立得很好，就可以早点分开睡；否则可以适当推迟一些。一般情况下，3至4岁的时候比较适合让孩子拥有自己的房间单独睡觉。

让孩子和父母分开睡，是孩子自立的重要一步，这个时候，有些新妈妈的分离焦虑往往比孩子还严重。真正爱孩子的妈妈，要克服自己的依恋和情感需要，帮助孩子走向独立。分房睡不等于睡前就不用管孩子了，睡前陪伴孩子入睡的阶段也是很重要的，看书、讲故事，或者关了灯陪在孩子身边，对帮助孩子独自睡觉都是有帮助的。另外，孩子独立睡觉时，可以把他最心爱的玩偶、毛巾、小被子等物品放在床上，陪伴孩子安稳入睡，增加孩子的安全感。

孩子在宝宝期就能与父母分床睡是有好处的。对小宝宝来说，分床睡对他更安全，也有助于孩子吸入新鲜空气，利于健康。对孩子对父母来说，分床睡觉能够互不影响，都能休息得更好一点。另外，能够避免孩子形成不良的睡眠习惯，也能够让孩子在睡觉时不会过分依赖父母，为今后的分房睡打下良好的基础，有利于孩子今后独立性的形成。

分床睡觉的宝宝夜里小便、蹬被子，那么新妈妈怎么办呢？下面这些办法可以解决：

3岁以上的孩子，如果睡前饮水不多，或者睡前排过尿，基本上能够一夜安睡到天亮。

如果孩子还小，要把两边房门都开着，这样妈妈可以随时听到孩子的动静。

孩子入睡一小时后，妈妈可以叫孩子起来排一次小便，或者半夜让孩子尿一次，就能安睡到天亮了。

等孩子大一些后，在床下放个小马桶，孩子夜里要小便，自己就能解决。

关于蹬被子的问题，可以让孩子穿着适宜的睡衣睡觉，即使蹬了被子也不至于着凉。

孩子频繁蹬被子，很可能是给孩子盖多了。

最后要说的是，宝宝不和父母分开睡觉出现问题的可能性会增加，尤其是针对母亲和儿子、父亲和女儿同睡的情况，为了让孩子身心健康，要及早分开睡觉。如果孩子已经比较大了，实在无法分开睡，别着急，慢慢来，千万别强硬分开，等孩子长到一定年龄就自然能独睡了。

从宝宝自身成长来看待发展

在对宝宝的早教过程中，有的新妈妈常常拿自己的宝宝与别人的宝宝作比较，这似乎是许多家长都不能免俗的，以至于成为格外突出的现象。大人在宝宝间所作的比较，很多时候是不公允、不科学的。科学的比较应该多从宝宝自身成长变化来看，也就是纵向比，而不要盲目地与其他宝宝横向比。

对于尚在成长期的宝宝来说，"比较"也许可以从另一种角度让他们过早地理解竞争的意义。如果仅此而已，那体验一下感觉也就足矣；如果不是，而是真的想让宝宝通过比较知道不足从而去追赶家长眼中"好宝宝"，那就大可不必了。因为，比较本身没有错，但比较的方式错了。想一想，其实是在以自己宝宝的劣势比人家宝宝的优势，这种比较其实并没有太多实际意义。成长中的宝宝是动态的，以某一时刻的长短去评价宝宝，本身就不够客观。

对于新妈妈来讲，在早教过程中应该怎样看待这一问题呢？

首先要了解宝宝所处的成长阶段，正常的心理和生理发展指标。对应指标来看自己的宝宝是否达到，差距在哪里，原因是什么，又该如何调整。婴宝宝阶段的宝宝在每个年龄段都有获得一种能力或几种能力的敏感期。从本书中可以很便捷地查阅到宝宝在每个时期所应该掌握的能力和达到的标准。

小宝宝在两岁半左右就开始对秩序比较敏感了，这个年龄段的宝宝很容易把大人不经意的一些习惯认为是自己的规律。比如，妈妈每天都给宝宝穿鞋，下意识地先穿左脚再穿右脚，这只是妈妈一个无意识的习惯，但经过一段时间的积累，宝宝会把它当作是一个重要的规律。当妈妈有一天疏忽了，先给宝宝穿右脚后穿左脚，宝宝就不干了，他会说："妈妈穿错了！我要那只，先穿那只！"其实他也许并不理解"左"、"右"的概念，但是他已经对穿鞋这件事有了很好的秩序感。

很多新妈妈都会发现这个年龄段的宝宝喜欢听同一内容的故事，《白雪公主》或者《卖火柴的小姑娘》、《三只小猪》，等等，每天让妈妈重复讲。有时妈妈偷个懒把其中的某个情节漏掉了或者是少说了一句话，宝宝就会补充，说妈妈哪里哪里没有讲。妈妈也许会哑然失笑，宝宝明明已经把故事背下来了，为什么还要继续讲呢？而且如此认真，少讲一点儿都要补上。这些现象都说明宝宝对秩序非常敏感。妈妈就应当充分利用这段时间，尽快教会宝宝认识事物之间的关系以及生活当中的规律，引导他们玩一些规则意识比较强的游戏。

3岁左右的宝宝则对符号比较敏感。符号就是指我们日常接触到的阿拉伯数字、英文字母、音符等具有抽象概念的信息。这类信息的吸收、处理能力，关系到宝宝上学以后理科类科目的学习能力。以阿拉伯数字为例，在这个时期，新妈妈应当利用宝宝的数字敏感期，尽快地教会宝宝掌握数的基本概念，而不是简单的加减法学习问题。现在的宝宝接触信息比较早，早期家庭教育让他们不到3岁就学会数数了。新妈妈自然特别高兴，于是趁热打铁，赶紧教宝宝加减法。而事实上，对于3岁的宝宝，会数数只是唱数，他并没有了解数的实际意义，也就是说还不了解数的基本概念，所以教他做加减是没有意义的。宝宝对数的认知，要经历"唱数、点数、数的集合以及数的守恒"四个阶段。

宝宝能够点着大人提供的物品数数，这是唱数或点数。新妈妈要特别留意区分，从唱数到点数，其实是一个很大的转变。我们经常可以看到，小朋友在数串珠的时候，嘴数到5了，而手指头已经指到7了；或者是嘴里说到10，而手还停在第6颗珠子上。这就是只会唱数，不会点数，典型的手口不一致。宝宝3岁左右时，有这个现象也是正常的，如果到4岁了还是这样，就需要特别注意了，属于"手眼发展不协调"。到了4岁多还有这个现象，那就是"视觉空间转换能力"不够好，没有及时建立对数的概念。

会唱数、会点数还没有掌握数的基本概念，数的基本概念还包含着"数的守恒"。举个例子，我们在纸上给小朋友画了5个大苹果，个儿画得很大，并且间隔远，在苹果下边一排画上5个草莓，个儿画得很小，挨得很近。画完以后问宝宝，是苹果多呢还是草莓多呢，3岁的宝宝很可能会说"妈妈，苹果多"。因为这个年龄段的小宝宝是形象思维，他们认为苹果占的面积大，当然是苹果多。成年人自然知道数量是不受物体大小、位置、距离、形态限制的，5个大西瓜和5粒小米在数量上是相同的，这就是数的守恒，这对于成年人很好理解，但对于小朋友就不那么容易掌握。

如果不了解宝宝在关键期各阶段的情况，在宝宝还没有完成唱数、点数、建立数的概念的基础上，就填鸭式地让他背口诀、做加减法是违背宝宝正常的认知规律的，也是新妈妈们常常感觉事倍功半的原因。

为了促使宝宝身心健康发展，减少或消除差距，重要的是发挥宝宝自身优势，建立以优势带动弱项的渐进式培养模式。关于以优势带动弱项，这里有一个小故事，生动地体现了这一早教方式的效果。

我们很小的时候就知道了"田忌赛马"的故事，针对宝宝在能力上的"强、中、弱"，也应该采用以强带弱的方式帮助他们全面成长。宝宝的弱项是可以调整的，所以家长对此也不需要扬长避短，而应该"以长带短"或者"以强带弱"。在早期教育中发挥自身优势，带动其他方面全面协调发展，确实是很有效的办法。

宝宝入园常见问题和解决办法

　　一般来讲，让宝宝在3岁上宝宝园，这一点大多数家长没有异议。当然，根据各个家庭和宝宝自身情况，这个入园年龄也不是绝对的。宝宝上宝宝园首先是选择一个什么样的宝宝园，再一个就是宝宝入园后会出现哪些问题，这是家长最为关注的。在这里，我们就宝宝上宝宝园的问题，给80后新妈妈提供了解决的办法。

　　关于选择宝宝园的问题，我们认为要考虑的因素很多。一方面，在宝宝小的时候，接送是否方便是一个很重要的问题，如果家里有老人，一开始只送半天是非常好的做法，逐渐让宝宝适应。如果为了上理想的宝宝园而每天长途跋涉，对宝宝的发育是不适宜的。如果要搬家租房子，而家人不支持，妈妈的压力很大。这种压力很可能会不由自主地转化为对宝宝过高的期望，也不一定是好的选择。

　　另一方面，关于选择公立还是私立宝宝园，也不是绝对的，要看宝宝的性格，有的宝宝还是很适合公立园的，也没什么不好的影响。如果选择私立园，一定要充分地考察，不能光看理念，私立园良莠不齐，而且有些因为经费等问题很不稳定，一定要提前考虑。

　　另外，如果没有特别合适的宝宝园，也可以考虑找几个理念相同的家庭合办一个家庭式的宝宝园，这种模式非常适合宝宝。如果妈妈需要上班，没有精力陪伴，宝宝必须去宝宝园，这个时候要看宝宝的状态来决定，如果宝宝的身心比较正常，家里的环境比较自由宽松，上一般的宝宝园就可以，即使在宝宝园受到了些管束和压抑，回家也能释放掉，这就没有问题。

　　与上宝宝园类似的是让宝宝上兴趣班的问题。现在的少儿"兴趣班"

如雨后春笋般兴起，舞蹈、钢琴、手工、美术、足球、跆拳道、书法等课程应有尽有。但问题的关键在于，是否上兴趣班一定要根据宝宝的意愿而定，假如把大人自己的兴趣强加给宝宝，搞填鸭式的强迫训练，那就不是宝宝的兴趣。望子成龙的心情可以理解，但也要尊重宝宝及其成长规律，赶鸭子上架可能会适得其反。玩是宝宝们的天性，兴趣需要慢慢发现，千万不能拔苗助长。

关于宝宝入园后的常见问题，我们在这里提出了有针对性的解决办法：

憋尿问题。有的宝宝在宝宝园不愿上厕所，怕遭到了老师的"批评"，所以就害怕了，宁可忍着也不去。宝宝出现憋尿的情况，宝宝园的老师是有一定责任的。不过，宝宝园一个老师至少看十几个宝宝，照顾不周的情况也是有的。这就需要家长及时发现宝宝的问题，平时要多和宝宝聊天，了解宝宝园的状况；接送宝宝的时候多问问老师，宝宝在园里有没有什么异常。当务之急是要消除宝宝对上厕所的恐惧，对上厕所的问题进行正面强化。

尿湿裤子问题。有的宝宝在宝宝园憋不住尿，经常尿湿裤子。对此，家长要对宝宝进行语言方面的训练，教宝宝学会说"我要小便"，"我要拉臭臭"；告诉宝宝如果老师工作忙，没听见，要拉着老师的衣角，引起他的注意；如果宝宝总是尿湿裤子的话，家长要提前告诉老师，多照顾自己的宝宝，而且要准备一套干净衣裤给宝宝备用。

吃饭慢的问题。宝宝在家吃饭是不定时的，有时能吃一个多小时。到宝宝园后则有一定的进餐时间，宝宝吃得慢、吃不饱。对此，家长应该要求宝宝定时定量进餐；平时少让宝宝吃零食，别让他们边吃边玩。

不爱午睡问题。现在很多宝宝园都要求小朋友午睡1至2个小时。因为宝宝正处在生长发育的快速时期，每天需要十几个小时的睡眠时间，仅仅靠夜间的睡眠是不够的，午睡是很好的睡眠补充，即使对那些精力充沛、没有困意的宝宝也是必要的。而且，处在一个集体中，宝宝要学会遵守规

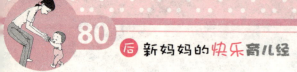
则，如果别人都睡，只有他例外，对他的个性培养没有好处。家长应按照宝宝园的作息时间，要求宝宝按时午睡。

性格内向受欺负的问题。宝宝园"大欺小、强欺弱"的现象很难完全避免。家长不能光依靠老师，得让宝宝先强起来。有些身体弱小、性格内向的宝宝遇事时容易显得退缩，也就容易成为受欺负的对象。家长要告诉宝宝，受欺负时不要跑，跑会给对方一个信息"你怕他"，要大声喊老师。家长最好能帮宝宝从同班的小朋友中找一个"铁哥们"，这样宝宝心里就比较有底气。另外，家长可以通过做游戏，让宝宝扮演英雄，增强他的自信。

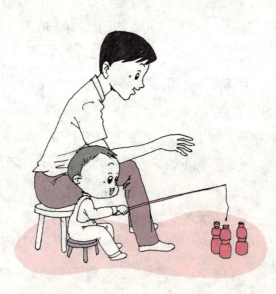

情商反映了一个人控制自己情绪、承受外界压力、把握心理平衡的能力。而一个人商情的高低，反映了在早期家庭教育中所接受的教育水平的高低。

能力社会最重素质，这是很多家长关心的话题。3至4岁是培养宝宝全方位情商的黄金期。从小就注重对宝宝进行素质教育，打造由智商、情商、逆境商和创造商这四种智慧构成的综合素质，是80后新妈妈光荣而艰巨的使命。为此，本部分内容深入探讨这一主题，为80后新妈妈的育儿提供切实可行的早教方案和实施办法。

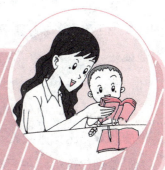

4岁是培养宝宝综合素质的黄金期

培养宝宝情商新妈妈该怎么做

情商是一个人自我情绪管理以及管理他人情绪的能力指数，是智力的重要因素。爱因斯坦说："智力上的成功很大程度上依赖于性格的伟大。"因此，对宝宝智力以外的心理素质、品性、良好情绪的培养，对宝宝的一生将会产生重大影响。不过，一个人良好的情商，是完全可以习得的。并且，恰当地习得情感调节的时间越早，这些情感调节技能就会越快地成为宝宝全部生活技能的一部分。所以，在这期间，如果不对宝宝进行良好的情感培养和情商开发，将会坐失良机。

宝宝拥有了高情商，就能准确地感知并处理好自己的情绪，就能对自身的情绪具有敏锐的感知能力，就能为自己的生活行为进行准确的定位，就能理智地控制自己的情绪，从而获得良好的生活能力。

培养宝宝的情商，新妈妈需要遵循以下原则：

捕捉情绪变化，及时沟通。在日常生活中，新妈妈要善于捕捉宝宝的情绪变化，以便及时抓住机会，与宝宝进行语言和心灵的沟通。比如，当你发现宝宝在沙发上默默地流泪时，你可以轻轻地坐在他身边，温柔地将他揽在怀里。相信过不了多久，宝宝就会微笑了。这样，宝宝才不会产生坏情绪，一些不良的情绪也能及时地得到疏解。

在游戏中体验各种情绪。教会宝宝有效表达情绪，可以通过各种象征性的游戏，比如过家家、跳舞等。在这些游戏中，情绪语言最多、情绪行为最生动，这可以在无形中锻炼宝宝情绪表达、理解和调节的能力，让他学到更多协调自己和别人感受的方法，从而让宝宝尽情地体验各种强烈的情绪，并不断地调适自己的情绪。

注意力转移。当你不想让宝宝玩一个很不好的游戏时，也不要马上就命令他停止游戏，而要适当地让他多玩一会儿。一定要提前给宝宝打个"预防针"，以避免他一时之间无法接受你的要求。并且，如果当时宝宝的情绪很激动，你一定要缓和一下，等宝宝冷静下来之后，你再与他好好地谈一谈。记住，一定要给他足够的时间来转移注意力。

在交往中实习。丰富情绪的同伴互动，为宝宝的情绪发展，提供了必要而原始的素材，同时也为宝宝发展情绪调节能力，提供了练习的绝好机会。比如，你家的宝宝经常爱发脾气，打别的小朋友，因而大家都不愿意跟他一块玩。对此，你可以帮助宝宝，让他明白在愤怒和不快时，应该控制自己的情绪，而不应该与小朋友们闹不愉快，并使他诚恳地与大家和好。这样，友谊为宝宝们开启了一扇通往各种情感表达的大门，而同伴之间的关系，对于宝宝的情绪理解和情绪调节能力的发展起着重要的作用。

分担内心感受。对于个性较敏感的宝宝，新妈妈要从宝宝的角度感受他的情绪，然后再去找寻他情绪变化的原因，而不要直截了当地逼问，让宝宝自己说出内心的感受。这就需要一些问话的技巧，因此新妈妈可以根据宝宝的性格特征来把握。

给情绪"贴标签"。平时要确认宝宝的情绪，给宝宝提供情绪"标签"，同时丰富他的情绪概念，可以经常用一些情绪词汇来描述宝宝当时可能的感受。比如，当宝宝受了委屈时，你可以问他："你很生气是吗？来，妈妈抱抱你。"等他高兴了，再问他："现在你高兴些了吗？"宝宝的情绪感受其实非常广泛、复杂。但是却可能没有能力说出来。

平静地处理撒谎。当宝宝将杯子里的牛奶洒了，而他又否认是自己做的，这时你可以说这个杯子不太好拿，然后让他帮助你打扫干净，而不要羞辱或过分追究他。要知道，撒谎是宝宝在这个年龄段很正常的行为，你的宽容会让他感到被理解，以后便不再惧怕承认错误。

调适情绪。在一些快乐的游戏中，宝宝往往会处于比较兴奋的状态，这时接受能力也会比平时要强，因此，如果能在游戏中加入各种情绪体验的内容，这就是最生动的情绪调适课程了。这样，通过玩游戏，宝宝理

解、表达、调节情绪的能力，便能获得大幅度的提高。

避免大包大揽。如果宝宝在外面受了欺负，回到家里希望得到你的支持，这时你千万不能轻易代替宝宝解决他所遇到的麻烦，也不要轻易对他的感受下结论。不要让他以为妈妈有义务为他修补或处理任何问题，而应正确地引导他自己去面对问题。

 ## 培养宝宝的乐观向上精神

开朗乐观是一种情绪，也是一种性格；开朗的性格则是良好情商的基础。可以说，宝宝们的笑声是世界上最美丽动听的声音，让宝宝充分展现自己的天性，拥有属于自己的快乐童年，则是新妈妈最大的心愿。培养宝宝乐观的心态，使他拥有快乐的情绪，则是健康成长的源泉。

为此，新妈妈可以采取以下方式：

用赏识的心态看待宝宝。对宝宝来说，没什么比真诚的鼓励，更能激励他去热爱生活和追求成功了。因此，经常赏识宝宝的优点，便能促使他不断地进步。新妈妈可以在日常生活中，细心观察，及时发现宝宝的闪光点，以便给予其热忱的赞扬，提高他的自信心，让他真正感觉到称赞的喜悦，这样宝宝积极向上的情绪就会不断地提升。

密切同伴之间的感情。那些不善于交际的宝宝大多性格沉闷，常常由于享受不到亲情的温暖而感到痛苦，因此鼓励宝宝多交朋友，让他懂得与人和睦相处、与人关系融洽，是快乐的一个重要条件。作为新妈妈，虽然不能完全支配宝宝的社交生活，但却可以引导宝宝学会如何与人相处。因此，有时间可以尽量安排宝宝常与小伙伴一起玩，随时欢迎宝宝的朋友到家里来玩，也可以让宝宝参加一些同龄儿童的游戏活动，或带他到游乐场跟小朋友玩耍，等等。

培养宝宝积极的心态。作为成人，应该让宝宝明白，有的人之所以一生快乐并不在于他永远一帆风顺，而在于他的适应能力强，拥有积极的心态。所以，平时一定要鼓励宝宝表现自我，而且，当宝宝能勇于表现自己之后，不管是否完全正确，都要给他一些适当的表扬，因为得到的表扬越多，宝宝的表现就越积极，那么，自然就会很快乐、开心。有的宝宝，本来他知道这个问题怎么回答，但就是不敢说，因为他没自信，害怕自己答错了，会受到批评或取笑。针对这样的宝宝，新妈妈一定要多给他锻炼的机会，多鼓励，化被动为主动，从而培养他敢于表现自己的习惯。

　　培养宝宝广泛的兴趣。快乐的人，能从很多方面得到快乐。培养宝宝广泛的兴趣，生活会变得丰富多彩。平时，爸爸应注意宝宝的爱好，为他提供各种兴趣的选择，并且还要给予他必要的引导。生活中，有些宝宝可能因为错过了他喜欢看的节目而整晚都不开心，但那些兴趣广泛的宝宝，则会改为看书或做游戏，同样自得其乐。这就是兴趣广泛的好处，所以宝宝如果能业余爱好广泛，自然容易拥有快乐的性格。

　　给予宝宝自主决策的权利。宝宝快乐性格的养成，与他的处事方式有紧密联系。只有从小享有"民主"的宝宝，才会感到快乐、自立。因此，虽然宝宝不可以不加管教，但也不要"控制"过严，不妨让他在不同的年龄段拥有不同的选择权，从而让宝宝也能享受到自主决策的快乐。其实，如果宝宝不喜欢做某件事，你强逼着他去做，他不但做得不好，还有可能会产生叛逆的心理。所以，新妈妈不可以剥夺宝宝权利范围内的事，让他在独立自主的生活中，从小体验和享受生活的乐趣。

　　培养宝宝不屈不挠的性格。当宝宝受到某种挫折时，你要让他知道任何困难都会有一线转机的，前途是美好的，并且要告诉宝宝注意调整心理状态，使他恢复应有的快乐心情。并且，要让宝宝明白，有些人一生快乐，并不是天生幸运，而是由于他有良好的心理状态，这使他能很快地从失望中振作起来。此外，当宝宝心情不好时，也可以让他听听音乐、看看书，或向别人倾诉一下等，帮助他寻求安慰自己的办法。

平时加强宝宝的独立生活能力。让他自己吃饭，控制大小便，自己穿脱衣服；学会控制自己的情绪，逐步培养他等待、耐心、宽容、谅解、服从等。

让宝宝学会关心别人和与大家分享好东西，还要懂得尊重别人，愉快地与别人合作；要充分保护宝宝的求知欲和好奇心，为他创造一个宽松安全的探索和应答环境。培养宝宝的专注力，让他做事认真。

 纠正"小家伙"发脾气有妙招

小宝宝发脾气有很多种类型，只有区别其中的差异，才能有的放矢，做好排解工作。那么，宝宝为什么会有这么多的"坏"脾气呢，在什么情况下小家伙爱闹情绪呢？当他在不同的情况下发脾气时，新妈妈又该怎么做呢？现在让我们一起了解一下。

第一种情况是：宝宝寻求关注时发脾气。如果宝宝想要和你玩，你没有答应他的要求，或者他做了一件自认为了不起的事，而你却没注意到，于是，他很不高兴你对他的表现，便故意发脾气，与你怄气。

新妈妈的对策是：你需要对他微笑，对他说你非常喜欢他、爱他，让他慢慢安静下来，再主动与他谈话。

第二种情况是：故意的破坏性地发脾气，有时候小家伙会故意在人多的公共场合，与你吵闹，发出尖叫。

新妈妈的对策是：你绝对不可以与他针锋相对，可以采取隔离的办法，让他冷静下来，作为一种惩罚。事后再告诉他，在公共的场合作出那样的行为，非常的不礼貌，他人看到了会笑话的，以后不希望再看到他这样的行为。

第三种情况是：在受到挫折时发脾气。小家伙为他所做的事感到困惑时，也会大发脾气，其发泄方式主要是哭叫和摔东西。

新妈妈的对策是：你需要做的是问清楚原因，并安慰他，鼓励他，给他提供适当的帮助。也可以让他去做些别的事情，转换一下心情。

第四种情况是：情绪失控时发脾气。宝宝有时会因情绪上的完全失控，而大发脾气，尖叫着连踢带敲地闹个不停。

新妈妈的对策是：你要沉着，尽量抱住他，以防他伤害自己或他人。事过之后，要认真听取他的想法，了解事发原因，以防再出现类似的行为。

第五种情况是：使性子赌气时发脾气。你做好饭了，对宝宝说"该吃饭了"，但小家伙却说"不想吃"，也不说出不想"吃"的原因，而且，无论你再说什么，他都一律反对。

一个优秀的新妈妈，应时常以良好的心态，去做宝宝的朋友。因为亲子之间的良好沟通，有助于增强宝宝克服缺陷的信心与勇气。面对"小家伙"发脾气的任性行为，新妈妈也可以通过以下方式纠正他：

宝宝心情不好时，可以让他对你或对朋友，说说自己的苦恼。或找个无人的地方大哭大叫一场，从而让宝宝把自己内心的愤怒释放出来。

当宝宝发完脾气，情绪稳定之后，你可以告诉他："你刚才胡闹是不对的，以后你再这样，我就不再理你啦。"

任何时候都不要当面宠他，对"娇"苗子，应斩钉截铁地处理在"萌芽"状态中。

如果宝宝胡闹的行为，使你难以忍受时，那么，你可以暂时离开现场。一定要保持不批评、不与之讲道理、不打、不骂的态度。

当发现宝宝情绪不好时，你可以想办法转移他的注意力。比如，让他参加一些体育锻炼、听音乐、看电视、下棋等，以减轻他的心理压力。

面对宝宝的种种胡闹的行为，你一律都要采取不解释、不劝说、不争吵的办法，否则就会强化他的胡闹行为，使他的目的得逞。聪明的你，可以先保持一段时间的沉默，让小家伙觉得无趣而罢休。

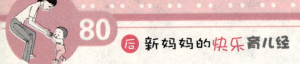
如果发现宝宝在认知、行为、习惯等方面，有不良或不正确的问题时，一定要重视。因为好习惯要从小培养，坏习惯不可姑息。

当宝宝情绪失控时，要适当忽略他的哭闹行为，不要轻易地因为他的哭泣而心疼、妥协。

平时，对宝宝的某些要求，不妨缓慢一些兑现，以观察他前后的变化，力求培养他遇到问题理智、克制的心态。

在宝宝出现焦虑、急躁时，应为他创造安静的休息环境，让他放松一下，并深深吸气，缓缓呼出，反复几次。

当宝宝以非正常的态度提出要求时，不能迁就，而要理智地说服，态度也要坚决。

平时还要教宝宝宽容待人，不对自己和他人过于苛求。

塑造宝宝健全性格的途径

性格决定命运，一个性格平庸的人，其人生也往往是平淡无奇的。一个人的性格是在很小的时候开始形成的，因此，为了让宝宝有一个好的性格，新妈妈应该从小就开始培养他们。

一般来说，优良的性格有四大基础，即快乐和活泼，安静和专注，勇敢和自信，勤于动作和关心他人。具体可以采用以下方式来培养：

培养自信心。要善于鼓励宝宝，让宝宝相信自己的能力，因为自信心是一个人发展和成功的心理基础，又是能力和意志的催化剂。所以，平时要鼓励宝宝克服困难，赢取成功。

让宝宝了解大人的感受。一个不了解别人感受的人，是很难体谅别人的心情的。作为新妈妈，往往会有太多的辛劳和不如意，但却没有告诉宝宝。其实，让宝宝知道一些事情也是不错的，比如，人是不可能不生病的，但必须坚强起来，承受疾病带来的不适，而不是无休止地折磨大人。从而让宝宝了解生活的不易，体谅妈妈的辛劳，这对宝宝确是不无益处的。

培养宝宝的应变能力。要让宝宝从小学会适应不同的环境，从小就要懂得克服困难，有助于坚强性格的形成。因此，要让宝宝学会从不同的角度考虑问题，用不同的方法解决问题，与不同的人打交道，并且，还要了解达到目的的途径是多样化的。从而要让宝宝学会灵活应变。

保护宝宝的自尊心。平时，不要怕宝宝淘气给你添麻烦，而要多考虑什么有益于宝宝的心理成长。要知道，宝宝的心理，主要是指在其合理的需要和愿望得到满足之后的心理。所以，不要轻易地伤害宝宝的自尊心，要知道宝宝做错事或弄坏东西是在所难免的，不要责骂"你真讨厌！"或"你太烦人了。"这会伤害宝宝的自信心和自尊心，因此，作为家长，要克制自己简单和粗暴的教育方式。每个宝宝都有自己的喜怒哀乐与思想范围，所以新妈妈也无权要求他事事按照你的意愿来做。因此，要让宝宝按照他自己的意愿行事，这样他不但开心、乐观，还能养成独立、有主见的性格。

让宝宝承担一点责任。宝宝的责任感，也应该从小培养。宝宝应该从对自己做的事承担责任开始，树立起责任意识。比如，平时他掉落的东西让他自己捡起来，他摔倒后让他自己爬起来。总之，凡是他能做的事情，都尽量让他自己做。

培养宝宝积极向上的态度。在生活中，还要培养宝宝积极乐观的态度，从小培养他以积极的心态来应对自己周围的一切。这样在遇到困难时，宝宝就不会自卑和畏缩，他会感到生活充满阳光，才能以积极的态度来面对所遇到的问题。

对宝宝要尽量做到始终如一。作为新妈妈，我们或许会忘记自己的不一致，可宝宝绝对不会忘记。因此，平时处理同样的事件要给出同样的标准，比如你今天答应宝宝这么做，而到了明天没有任何理由却说不行，这就会造成混乱。所以，对宝宝要尽量做到始终如一，避免造成宝宝思维、判定的混乱。

鼓励宝宝多交朋友。社会是一个群体，一个人单枪匹马是不可能取得成功的，必须依靠群体的力量，或与人合作。这就要学会同不同的人打交道，并取长补短。因此，培养宝宝尊重他人及与人合作的意识，非常重要。平时可以经常带宝宝接触不同年龄、性别、性格、职业、层次的人，从而让宝宝学会与不同的人融洽相处。要知道，与他人融洽相处也有助于培养快乐的性格，而那些善于与他人融洽相处者，大多性格比较开朗。如果新妈妈能与他人融洽相处，热情待客，真诚待人，就会给宝宝树立好的榜样。

对宝宝无理的要求应忽视。很多时候，宝宝往往会提出一些无理要求，但对于他的这些要求，你一定不要满足，而且一次也不能妥协。否则，只会使同样的不愉快一而再、再而三地发生。

鼓励宝宝通过自己的努力去获得所需。过分的给予，对宝宝的成长并不利，会让宝宝产生贪得无厌的心理，而当对物质的追求得不到满足时，就会让宝宝不快乐。所以，要让宝宝懂得通过自己的努力去获得，这样不仅能让宝宝产生获得后的满足感和快乐，还能让宝宝珍视生活。

鼓励宝宝勇于摆脱困难。大凡坚强的人，都是先体验过挫折，才享受到成功的。因此，应当在宝宝小的时候，给予他一定空间，让他大胆尝试，并从尝试中所犯的错误来获得经验。同时，让宝宝了解，做任何事情都是需要付出的，其中也包括体验失败和挫折，从而培养他应对困境乃至逆境的能力。

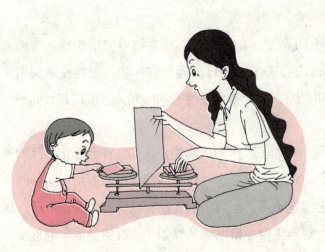

为宝宝打造品德"护身符"

不论是穷人家的宝宝还是富人家的宝宝，都是新妈妈的掌上明珠和希望。但由于每位新妈妈的教育方式不一样，其结果也不一样。有的宝宝正直、诚恳，努力上进，从而取得了辉煌的成就；而有的宝宝却自私、自利，好逸恶劳，不但一事无成，甚至还走上了犯罪之路。这就是对宝宝是否进行早期品德教育和行为习惯培养的区别。因此，对宝宝进行良好的品德与行为教育，是他一生顺利的"护身符"。

根据宝宝道德行为的表现和道德培养的重要性，为促进宝宝良好的道德习惯培养，可以采用以下方法：

创设良好的家庭环境。俗话说："宝宝的行为表现是父母行为的一面镜子。"因此，新妈妈一定要时刻注意自己的言行。在生活中，相互尊重、相互谦让，与邻里友好相处、关心别人，为宝宝营造一个温暖和谐的家庭氛围。平时，要为宝宝的做法，作出正确的评价。告诉他，什么是好的、什么是坏的，什么事应该做、什么事不应该做，为宝宝指明方向。因为，家庭环境是宝宝德育教育的基础教育，也是最关键的教育。新妈妈是宝宝的第一任老师，要让宝宝品行端庄，父母要作出榜样，以身作则。要知道，一个爱说谎的父亲，如果想要教育宝宝"不能说谎"，往往只会取得相反的教育效果。因为他自己的行为起了恰恰相反的作用。所以，父母自己的德行如何，会直接影响宝宝的品行。

在生活中随时进行教育。新妈妈可以使道德教育与生活实践相结合，随时随地对宝宝进行教育。把道德教育，渗透到衣食住行、言谈举止等生活的各个方面，使宝宝在具体的行为中，产生诚实、友爱、不怕困难、讲礼貌、守纪律等良好的品德与行为。比如，对于宝宝抢别人东西、打架、骂人的行为，要及时进行教育，告诉他什么是应该做的、什么是不应该做的；而对于宝宝偶尔说出有礼貌的话，也要及时进行表扬，从而引导宝宝养成辨别是非的好习惯，使品德教育在潜移默化中净化宝宝的心灵。

文艺教育要多分析指导。很多新妈妈带宝宝看电影、电视或录像时，往往不考虑宝宝能否辨别其中的是非、恶善，不明确怎样引导能让宝宝从中学到一些什么，而是听其自然。殊不知，这样一来即使一些有教育意义的内容，也达不到好的教育效果，使那些不太健康的内容走进了宝宝的心里。因此，平时对宝宝观看的文艺节目内容要与教导结合，即正面教育和引导行动相结合，使宝宝切实达到言行一致，从而接受好的教育。

将品格表现写在纸上。新妈妈可以为宝宝制订一个"达到道德圆满的计划"，为他做一个小册子，将一些良好的品质写上，比如，诚实、正直、勇敢、毅力、进取心、自尊心，等等，每项占一页，并用彩色笔画成空格，每天晚上临睡前让宝宝做一番反省。如果这一天有一件良好行为，就记一个红点，写在相应的空格里；如果犯了一项过失，就记一个黑点，也记录在相应的空格里。并且，要一直坚持，严格躬行，这样下去宝宝就会成为一个品格高尚、行为规范的人。

通过感官进行德育。运用感官进行教育是德育教育的辅助手段，也是最直观的德育教育。通过阅读图书、听故事、看动画片等辅助手段，也可以及时地对宝宝进行德育渗透教育，通过书中、故事中的人物行为，养成宝宝良好的道德习惯。平时，新妈妈要培养宝宝的兴趣，使他喜欢故事、儿歌、动画片等，从中引导他发现哪些是应该学习的，哪些是不应该学习的，去帮助他们建立正确的道德标准。

寓教育于故事游戏中。宝宝的心理具有容易接受暗示和具体形象的特征，他们对道德的认识也是从无到有，由浅到深地系统发展起来的。因此，平时在对宝宝进行道德教育时，新妈妈还要注意教育的形象性、榜样性和针对性，而游戏、故事是儿童最容易接受的形式，因此，对宝宝的德育也可以采用寓教于乐的方法。

怎样培育宝宝的美感意识

美的创造是心灵的表现，智慧的反映，具有美感意识的宝宝，会更聪明，行为举止会更高雅大方。有心的新妈妈要积极地鼓励宝宝，大胆地投向创造美的活动中，从而让宝宝从欣赏中感受到他所需要和应该获得的东西，通过微妙而丰富的审美能力，使思维情感活动得到提高。

培养宝宝的审美能力，需要潜移默化的、有意识的、有机的、有效的长期渗透。具体可以采用以下方法：

让宝宝表达出心中的美。宝宝眼中的美存在于心中，要想知道宝宝眼中的美，就要让他大声说出来。其实，在宝宝的眼里，都有自己想表达的美，有自己想要说的话。只是有的宝宝往往不敢说出自己的想法，因此，新妈妈要用"你行的"、"我相信你能做好的"来鼓励宝宝大胆地表现出来。可以通过绘画作品展示，让宝宝评价"你认为哪幅作品最美"，鼓励他用自己的审美观去比较，之后将自己认为最美的说出来。如果能经常进行这样的活动，宝宝不仅会看到最棒的作品，也会比较一下自己的作品和前几次的作品是不是进步了，让宝宝将自己眼中的美大声地说出来，从而培养审美能力。

根据宝宝的特点、利用资源培养审美观。宝宝由于好奇心强，常喜欢一些鲜艳、艳丽的色彩，聪明的新妈妈如果能有意识地培养他的色彩感知能力，就可以帮助宝宝树立起正确的审美观，提高欣赏水平，引起愉快的体验，获得美的享受。提高宝宝的审美能力，新妈妈可以利用身边的资源，通过欣赏活动，发现美带来的魅力。比如用过期的报纸、牙膏、衣物的包装盒等，设计出不同的剪纸教案，使宝宝亲自动手去做，从中体验到剪纸带来的美感。在动手操作时，宝宝能意识到自己的欣赏与操作能力，这会坚定他对自己的信心，提高自己的审美能力。

丰富宝宝的感性经验。不同形式会给人不同的感觉，艺术特别强调形式的美感。比如，一些对称的形式给人以稳定统一的美感，像蝴蝶的翅膀，人的双眼、四肢等；而均衡的形式，则会给人以活泼多变的感觉，如自然形态构成的美；而垂直的树林，流水的波纹，给人以舒缓伸展的美。诸如此类，都可引起宝宝对形象的联想和体验，从而启发美感意识。对这些形象的事物，宝宝的想象会很丰富，新妈妈可以让他从形式美的构成道理上讲出为什么这样的是这种形式美，而那样的又是那种形式美。以后，还可让宝宝将这方面获得的知识和感受，动手绘画出来，这样宝宝审美能力和创造力都得到了提高。

和宝宝一起欣赏名画，培养对美的判断力。有人把美术欣赏比作给宝宝吃"营养面包"，因为它具有多种"维生素"，能够启迪宝宝的创造力和想象力。因此，启迪美感，提高宝宝的审美能力，平时可以让宝宝欣赏一些名画家的作品。像那些贴近生活，又比较容易理解的优秀画家作品，对提高宝宝的审美表现力是十分重要的。比如，让宝宝欣赏迪斯尼动画片中的米老鼠、白雪公主等；也可以欣赏一些名人画的虾、蟹、花草等。像徐悲鸿的《骏马图》，能让人感受雄健之美，而凡·高的《向日葵》，则会让宝宝感受色彩饱和艳丽之美。新妈妈可以引导宝宝从作品的形象、主题、色彩、造型等，简单向他介绍，即使宝宝一时不理解，也能感受其中的美感。这对开阔视野，激发宝宝对美术表现的向往和追求是大有好处的。

培养宝宝对美的事物的感受力。一个房间的整体布置，一幅画的整体构图等，都离不开变化与统一的构成法则，因此，变化与统一是形式美构成的基本规律。不过，变化与统一既是对立的，又是依存的。所以，一件真正美的艺术品，都符合变化中求统一，统一中求变化的基本原则。也就是说，一切物象只有符合整体性的美感，才能对人产生美的魅力，才能引人入胜。因此，当你在教宝宝画画时，也应教他们注意画面的整体和谐，如果把天上、地上、海里的都归于一幅画面里，就是不妥的。因为这是不懂得变化和统一的关系；不懂得造型艺术，结果由于任意堆积，削弱了艺术的效果。

如何提高宝宝内省自律智能

提高宝宝的内省智力，新妈妈要先端正宝宝的自我意识，要帮助宝宝逐渐明确"自己是谁"的完整概念，从而使宝宝形成正确的自我认识，对自己有一个积极而稳定的看法；培养宝宝的自律品质，要把尊重宝宝的人格与严格要求相结合，把外部监控与自我调控相结合，还要注意利用集体舆论导向和集体规范的约束。

具体可以参考以下方法：

自我反省。新妈妈平时要培养宝宝反思的习惯。比如，每到宝宝的生日时或者过年、过节时，可以问问宝宝，在过去的这一年或一段时间里有什么收获，有哪些地方进步了，有哪儿又做得不好，在新的一年有什么新的打算等。同时，家长也要做好榜样，能够自我反省、自我批评。如果冤枉或误解了宝宝，要能够向宝宝认个错，说明自己的不对之处。

控制自己的行为。当宝宝控制不住自己的情绪，要发脾气时，新妈妈可以让他试着在这时做一做深呼吸，或在心里默默地数数。几次训练之后，宝宝的冲动情绪就可以慢慢地克制住了。

延迟满足和抵制欲望。不要宝宝一有要求就立即满足，不要让宝宝的欲望膨胀，这是培养自律的一个好方法。

要遵纪守法。随着宝宝的渐渐长大，应该培养他的爱国意识，让他学会道德准则，懂得法律法规。具体可以从生活中的小事教起，比方说，不能随地吐痰，不要私拆他人信件，不能闯红灯等。此外，有时间也可以给宝宝讲一讲人生，讲一讲社会或讲一些国家大事。

学会自我调节。假如宝宝很喜欢吃棒棒糖，为了不让宝宝吃得太多，新妈妈可以把刚买的一盒棒棒糖一下子都交给宝宝。然后，告诉他多吃的坏处，并且一天只准许他吃两个，让他自己管好自己，如果他做不到，以后就再不买给他吃。这样，宝宝就会努力地调节自己想多吃棒棒糖的欲望。时间长了，宝宝就能调节好自己了。

正确认识自己。作为新妈妈，应早些使宝宝认识到自己在这个世界上是独一无二的，是独特的，自己在许多方面都与别人不同，更要早些知道自己的姓名、年龄、性别，以及身体各个部位的名称及其作用，还要了解自己的优点与缺点，兴趣与爱好，等等。

正确认识家庭。新妈妈要早些让宝宝意识到自己的家庭，意识到家的作用的独特性，知道自己父母的姓名、年龄、性别、外貌特征、职业和文化程度等；更要知道家庭的电话号码、住址、住房结构、电器和交通工具等，从而使宝宝完全了解自己天天生活的家。

正确认识班级。宝宝在上了宝宝园与小学以后，应该让他知道自己所在宝宝园和班级的名称，以及教自己的老师和同学们的姓名、性别、外貌特征等。此外，还应使宝宝意识到自己和同学们之间有许多相同之处也有许多不同之处等，从而使宝宝了解自己、了解他人。

 让宝宝懂得感恩与分享

作为新妈妈，你是宝宝的第一任老师，更是宝宝思想情感的塑造者，你的一言一行，潜移默化地影响着宝宝。培养宝宝拥有感恩的心与分享意识，你可以采用以下做法：

经历生活来之不易。平时新妈妈不能什么都帮宝宝做到，不要让宝宝什么都不管。除了让宝宝学习外，家里的什么事都要他管，什么也都要他关心，从而让宝宝自己体会得到和失去，学会承担错误，明白新妈妈给自己创造生活的不易。要根据宝宝的年龄，指导他承担一定数量的家务劳动。也可以带宝宝参与社区的义务劳动，感受为他人服务的快乐，体验成人的辛劳，从而更加珍惜生活的幸福。

感受缺失与满足。让宝宝感受一下缺失和满足也是不错的。比如说宝宝最喜欢的东西丢了，就在他伤心的时候，邻居家的小朋友又把他喜欢的东西送回来了。在这个过程中，宝宝就会体会到缺失的痛苦和满足的欣喜，这时宝宝便会对邻居家的小朋友心存感激，于是便迈出了具有感恩能力的第一步。

生活中处处有分享。分享不是口号，而应体现在生活的每一个细节之中。新妈妈要学会克制自己的情感，杜绝对宝宝的溺爱，比如有好吃的大家一起吃，平时要和大人一起打扫家里，要照顾爷爷奶奶，等等。很多时候，宝宝之所以不愿与人分享，是因为他觉得，分享就是失去，因此，心里往往会舍不得。对此，新妈妈不但要理解宝宝这难以割舍的"痛苦"，还要让宝宝明白，分享其实不是失去，分享是一种互利。比如，他的玩具给小伙伴玩，小伙伴们的玩具也会给他玩。

不要矫枉过正。宝宝如果因为太喜欢某种东西而不想与别人分享，不愿让别人去碰触它，就不要勉强。如果不理解宝宝的这种心理，而采取强硬的政策，则会伤害宝宝的幼小心灵。要知道，宝宝毕竟是个小宝宝，不要强硬勉强他什么东西都与人分享，更不要因为宝宝拒绝分享而惩罚他。一味威逼很容易激起宝宝的逆反心理，从而使他更不愿与人分享。所以，新妈妈要注意掌握分寸，还要尊重宝宝的那一点点私心。

让宝宝学会感谢。当宝宝有了认识恩惠来源的能力，新妈妈就可以让宝宝学会如何回报。让宝宝具有感恩之心，对宝宝一生来说都是一种幸福的体验。

强化宝宝独立性的锻炼方法

新妈妈应该重视对宝宝独立性的培养，比如宝宝学走路时，跌倒了，就自己爬起来，没有人去拉。要培养宝宝良好的独立能力，新妈妈应该在生活中多创设锻炼的机会，具体可以参考以下方法：

鼓励宝宝大胆尝试。三四岁宝宝的独立意识在不断增强，对事情往往产生想要动手一试的欲望。这时，新妈妈要及时发现宝宝想要自己动手的愿望，恰当地把握时机，鼓励宝宝大胆去动手尝试，并与宝宝一起积极探索。在最初的几次尝试成功以后，宝宝就会自发地独立进行，在潜移默化中培养自己的独立性。

遵循循序渐进的原则。培养宝宝的独立能力，要遵循由简到繁、循序渐进的原则。比如，当宝宝3岁时，能干净利落地吃完整顿饭，4岁时宝宝可以自己洗手，洗脸，5岁时可以学会刷牙，6、7岁时就可以学做一些简单的家务，比如，扫地、择菜等。开始，新妈妈可以一边给宝宝示范，一边给他讲解做某件事的顺序。

督促宝宝坚持独立。大多数的宝宝做事，往往没有坚持到底的决心，只凭一时的新鲜好奇，通常是三分钟的热度。然而，独立性不是一朝一夕能养成的，所以，新妈妈还需要对宝宝进行反复的强化和持之以恒的引导，使宝宝萌生独立的愿望，并将愿望逐步转化为独立做事的习惯。你不妨让宝宝每天从自己分内的工作开始，其中包括生活自理能力，如自己学习将衣服穿好、放好；自己的学习用具收拾好；把脏衣服放进洗衣盆，等等，从而让宝宝慢慢养成自理的习惯。

为宝宝设置私人空间。在宝宝独立的空间里，他可以决定做什么、怎么做，从而合理地锻炼自己的独立能力。为此，新妈妈应在家中布置一个角落，作为宝宝的私人空间。你可以给宝宝准备一个小房间，也可以用布帘在房子里隔出一个小空间，告诉他这是他自由活动的地方，从而让宝宝在自己的空间里想怎么玩就怎么玩。比如，他可以随意地在这个空间贴一些粘贴画，画一些水彩画，或者在这里玩游戏以及看书学习等。

引导宝宝独立应变。宝宝第一次做某事时，总会有一个从不会到会的过程，作为家长不能看到宝宝不会就表现出焦虑失望的情绪，也不能轻易地一手包办。最好的做法是，耐心地教会宝宝一些基本技能，先完成一些简单的事情，及时表扬和鼓励，促使宝宝不断提高动手能力，过程要由浅入深，由易到难，引导宝宝学会独立，并养成独立做事的习惯。

培养宝宝的独立生活能力是一项长期、烦琐的工作，所以进行这项工作，年轻的新妈妈应有足够的耐心。比如，当你第一次教宝宝学洗碗时，要先教给宝宝正确的方法，你要先示范一遍，让宝宝仔细观察，再手把手教给他，也许宝宝开始学时会把碗摔碎了，这时你不可以着急，也不可以埋怨，而要及时地鼓励，耐心地帮助。这样虽然比你亲自做要麻烦些，又费时间，但是，要知道宝宝的独立生活能力就是从一件件生活小事中培养起来的，所以培养宝宝的独立能力，新妈妈的耐心是不可少的。

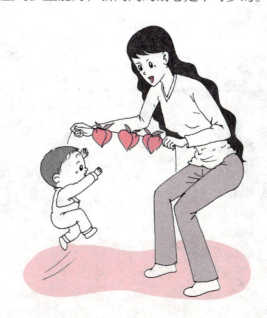

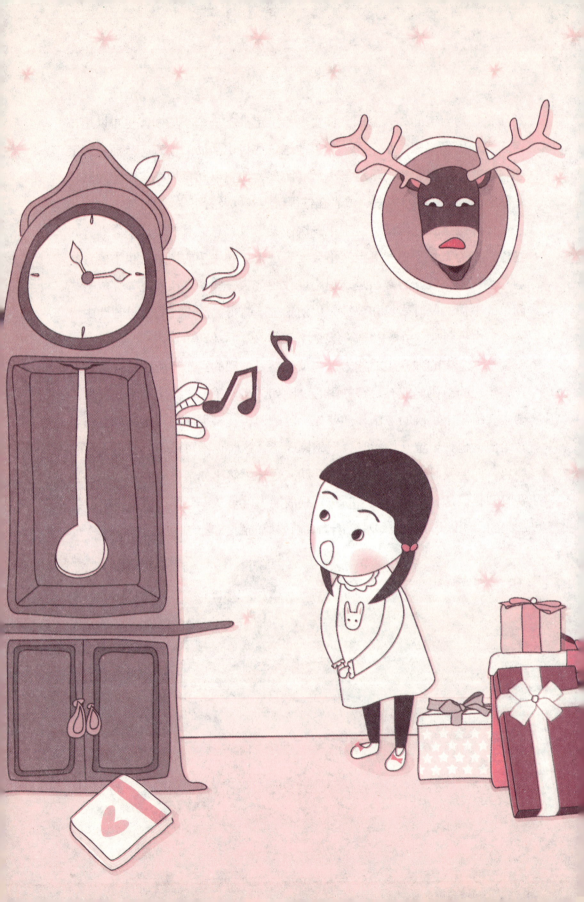

　　5至6岁的宝宝很容易在不知不觉中染上一些坏习惯。很多家长都抱怨，自己的宝宝在不知不觉中养成了一些坏习惯，例如"不肯洗澡""挑食"、"一个小'暴君'"……身为家长的80后新妈妈，是否也会为这些坏习惯而感到头痛呢？不用担心，这部分内容告诉你一些办法，来帮助你戒掉宝宝的坏习惯。

　　多数的这个年龄段的宝宝在理念上都知道有时自己的行为是不对的，但在行为上却很难控制自己的好奇心与冲动。所以在宝宝做错事之后，大人的引导方式会对宝宝今后是否还会犯错误产生巨大影响。这就是说，要帮宝宝改掉这些坏习惯，需要父母发挥创造力，参与其中。这里为你提供了很有实效的方法和技巧，帮助你一同把宝宝打造成为一个风范小公民。

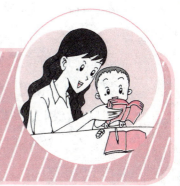

5至6岁是宝宝行为规范定型期型

宝宝应有的行为规范及其培养

一个人的行为要从未开化的行为达到开化的行为，由不文明行为到文明行为，由非伦理性行为成为道德性行为，就须由一定的规矩来制约，以达到社会的要求、标准。宝宝应有的行为规范包括日常生活、学习、活动、交往过程中所应当遵守的最基本的行为规范。相对于其他家庭成员来讲，由于母亲这一无可替代的特殊身份，新妈妈在培养宝宝行为规范方面担当着更为重要的责任，同时也是最易于达成教育目标的施教者。

被公众普遍接受的宝宝的行为规范如下：

粗野、粗俗的行为不可以：大宝宝不能欺侮小宝宝；要学会尊重、宽容有生理和心理问题的宝宝；在任何地方不可以搞破坏，包括家里的东西、宝宝园和学校的财产、小伙伴和同学的东西；不可以打人、骂人；不可以在楼道里奔跑、不可以在楼梯上相互挤推；纸屑等废弃物不可以扔在地上，要扔到垃圾箱里；不可以在公共场所掏鼻孔。

未经允许不可以拿别人的东西，自己的东西归自己所有并可以自由支配。

从哪里拿的东西就放回到哪里。

谁先拿到谁先使用，后来者必须等待。

不可以打扰别人。包括在公共场所高声说话、哭闹、奔跑、嬉闹就是打扰别人；在宝宝园和学校里，在别人工作时不可以打扰别人，但可以保持沉默在一旁观察。

做错事要道歉。

宝宝的行为规范是从很多良好习惯的培养开始的，是从别人那里学来的。培养宝宝的好习惯，新妈妈可以采用以下方法：

培养宝宝站有站相、坐有坐姿。新妈妈平时要观察宝宝是否有些驼背、"八"字脚。如果宝宝有点驼背，可以让他每天背部靠墙站两次，每次5分钟。要注意站的时候，要让宝宝手背后，左手去抓右手的肘部，右手抓左手的肘部，这样，胸部就充分张开了；并且，还要争取后脑勺、肩、小腿肚、脚后跟这五个部位都贴着墙壁，这样会取得较好的效果。宝宝在看书写字时，一定要求他挺起腰来，不要趴在桌上，要知道，正确的坐姿还能保护眼睛。如果是女宝宝，在坐椅子时，要告诉她双腿并拢在一起坐。如果她没有这种习惯，日后穿短裙时，就会比较麻烦。此外，如果家庭条件不错的话，可以让女宝宝参加一些体操、芭蕾舞练习等，这些运动都是矫正体形的极好方法。

如果宝宝有"八"字脚的话，要告诉他正确的姿势，走的时候，眼睛一定要向前看，不能看脚下。平时看到那些姿态高雅优美的人，新妈妈要让宝宝去欣赏；而对那些举止粗俗、无礼的人，也要让宝宝注意他的不良之处。告诉宝宝这些时，不可以指指点点，因为那也是无礼的，只能用眼神或小声语言指示即可。

要让宝宝养成自己的事自己做的习惯。新妈妈要让宝宝整理自己的衣物、鞋袜、书包、书桌、书架等，做到干净整齐。

培养宝宝爱劳动。只有通过劳动，一个人才能理解劳动的意义，懂得劳动的艰辛。宝宝知道了劳动成果的来之不易，不但能让宝宝学会勤俭节约，还能从中磨炼宝宝的意志，培养宝宝的责任心。对宝宝的劳动内容教育包括生活自理，家务劳动和集体公益劳动。

不乱翻别人的东西。新妈妈要告诉宝宝，家里的哪些东西他不能动。如果宝宝实在好奇，在一个抽屉里就不要放什么儿童不宜的东西，免得他打开看到。新妈妈可以给宝宝一两个自己的抽屉，让他放他的那些宝贝。

教给宝宝行为规范歌谣，包括日常生活歌谣、学习习惯歌谣、安全防护歌谣、护眼歌谣和礼貌歌谣等。这里列举几首供参考。

日常生活歌谣："你拍一，我拍一，不睡懒觉按时起；你拍二，我拍

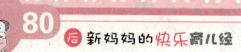

二，大家都说普通话；你拍三，我拍三，高高兴兴上学校；你拍四，我拍四，坐立行要有好姿势；你拍五，我拍五，睡前整理好衣物；你拍六，我拍六，自己事情自己做；你拍七，我拍七，穿衣戴帽要整洁；你拍八，我拍八，不当爸妈'小尾巴'；你拍九，我拍九，友好交往成朋友；你拍十，我拍十，个个都做乖宝宝。"

安全防护歌谣："你拍一，我拍一，生命安全数第一；你拍二，我拍二，马路上面别玩耍；你拍三，我拍三，过街要走斑马线；你拍四，我拍四，刀剪不可当玩具；你拍五，我拍五，不玩炸药不玩火；你拍六，我拍六，遇到险情要呼救；你拍七，我拍七，危险地方我不去；你拍八，我拍八，碰到坏人找警察；你拍九，我拍九，千万别跟坏人走；你拍十，我拍十，身处绝境要机智！"

礼貌歌谣："阳光照，百鸟叫，晨风吹，花儿笑。小朋友们上学校，见到老师问声好，遇见同学道声早。红领巾，讲礼貌，父母夸，拇指翘，好宝宝，受称道。"

 ## 家里有个"小电视迷"怎么办

对婴宝宝来说，看电视会带给宝宝严重的危害。第一，看电视非常不利于宝宝的感官发展。宝宝的视觉和神经系统的发展是一个长时间的过程，电视上不断闪烁和变换的画面（动画片每6秒就变换一次画面），对幼小的宝宝而言，是超出其视觉和神经系统承受能力的一种刺激。这些超强的刺激不仅会伤害宝宝的视力，造成视力减弱，还会对宝宝的大脑和神经系统产生不良的影响。

第二，看电视阻碍小宝宝的认知学习和思考。在宝宝的发展过程中，早期获得的真实的自然经验越多，他的合理判断的基础就越扎实。复杂的判断建立在简单判断的基础上，这是宝宝思维形成和发展必须经历的阶段。但是，由于电视屏幕上的画面是虚拟的，它并不能帮助宝宝建立对真实世界的认知和建构，对宝宝的思维不仅起不到帮助作用，还会产生混乱。因为宝宝在电视中看到的物体，与真实生活中感觉和认识的是不同的，这对于刚刚开始认识周围世界的宝宝而言，会给他的认知、思维发展，以及语言的学习都带来混乱。

第三，看电视阻碍小宝宝的语言发展。宝宝学习说话的时候，除了语言本身，还需要感受声调、表情、说话的节奏、眼神的注视和身体语言等，这些通过看电视是无法获得的。我们在日常生活中会发现，说话早的宝宝，往往是因为家中的语言环境比较好，成年人经常和宝宝说话，激发宝宝对语言的兴趣，从而学会说话。

第四，看电视会导致宝宝的注意力不集中。很多人觉得，宝宝看电视或动画片时，目不转睛、一动不动，从而认为这能够培养宝宝的专注能力。其实，这是恰恰相反的。因为如果幼小的宝宝适应了电视里面强烈的声光影的刺激和不断变换的画面，就很难再把注意力集中到一本书或一幅画上，从而多多少少都会造成一定的学习障碍。事实上，有儿童因为看电视导致注意力难以集中。

第五，多看电视不利于宝宝的身体发育。看电视多导致活动减少，而且，宝宝在看电视时，往往是长时间坐着，这非常不利于宝宝的身体发育。我们都希望宝宝身体灵活、身手敏捷，但是看电视的行为，起的显然是相反的作用。

更多关于看电视带给宝宝的坏处有：看电视替代了宝宝的玩耍，而玩耍对宝宝的成长极其重要；看电视阻碍了宝宝想象力的发展，因为宝宝处于被动的灌输位置；看电视太多会使宝宝的身体协调能力降低；看电视多的宝宝习惯不假思索地接受信息，懒于思考和探索；看电视多的宝宝人际交往能力差，因为缺少人与人之间的互动体验；看电视会上瘾，看电视多的宝宝会受到电视中购物消费的影响，养成不良的消费习惯。

另外就动画片而言，因为动画片把故事中的角色模式化了，所以束缚了宝宝的思维。如果有更好的替代方法，还是不要把宝宝交给动画片。如果实在没有其他更好的事情可做，动画片不是完全不能看，但是，即使是优秀的动画片，也需要家长陪着宝宝看，而且在看的过程中要与宝宝交流互动，不要让宝宝独自地、长时间地看。

看电视会带给宝宝严重的危害显而易见，那么新妈妈应该怎么办呢？在这里，我们给你提出解决的建议和办法：

如果宝宝已经喜欢上看电视、非看不可，甚至已经对电视或动画片到了着迷的程度，那么最根本的解决办法就是丰富宝宝的生活内容、扩大宝宝的交往范围，让更好玩的事情吸引宝宝，转移对电视或动画片的关注。

如果宝宝不满足于每天只看半小时动画，那么，如果家长不在家或者忙于其他事情的时候，除非锁上电视，否则很难确保宝宝不看。而且，就算有家长在旁边盯着，宝宝也可能一心只惦记着看电视，没心思做别的事情。

如果家长有条件陪伴宝宝看电视，不如把时间和精力用于帮助宝宝把生活过得更加丰富多彩和有意义。如果希望通过看电视扩大宝宝的知识面和视野，不如和他一起读书看报，一起去博物馆、展览馆，一起去自然界观察和探索；与其让宝宝从电视中了解亚马孙河流域的生态环境，不如让他亲手养一个小动物，亲身去体会动物的饮食、习性是怎么回事；与其让宝宝从电视中体会日月和星空，不如让他在大自然中感受身边的美好世界。

进行有意义的亲子活动效果显著。比如室外天气好，新妈妈要多让宝宝去户外活动，玩水玩沙、跑跑跳跳；给宝宝讲故事，和宝宝互动交流；如果家长很忙，可以让宝宝看优秀的图画书；让宝宝多涂鸦、绘画；多听音乐、多唱歌跳舞；让宝宝帮助妈妈做家务，如摘菜、洗手绢、扫地，这些事情宝宝会非常喜欢做；做一些家庭游戏，比如陪宝宝做手工；如果父母有精力，多带宝宝去参观博物馆、音乐会、演出等；多为宝宝创造和其他伙伴一起游戏的机会。

总之，如果有更好的选择，就不要把宝宝交给电视：看电视不如看书，更不如让宝宝去真实的世界中体验，对宝宝而言，真实的感受永远是他的发展最需要的。

教育宝宝懂文明讲礼貌

文明礼仪要从小培养，形成良好习惯，长大后，宝宝才可能表现得有修养，有作为。宝宝上宝宝园、探亲访友、去公园玩耍等，一个个社交"里程碑"，无一处不需要拥有文明的礼仪风范。因此，新妈妈早一些教宝宝学会礼仪，才能使宝宝在交往中得到更多人的喜欢。

礼仪培养是个循序渐进的过程，需要的是足够的耐心和一点点技巧。所以，聪明的新妈妈可采取下列方式培养宝宝的礼仪修养。

学习餐桌礼仪。首先，要有正确的坐姿，不要歪着、侧着坐。开始训练时，可以给他一张舒适的儿童椅子，以及一些适合小手用的餐具。这样训练一段时间，当宝宝真正有了参与感时，就可以参加宴席了，这时他会努力学着像大人一样吃饭。其次是教会宝宝如何拒绝不喜欢的食物。新妈妈可以在家先故意给他一种他不爱吃的东西，引导他正确说出："不，谢谢。"还要让宝宝明白吵闹着不要和做鬼脸是不礼貌的行为，告诉宝宝饭桌不是玩耍的地方，吃饭时不能吹泡泡糖或用鸡翅膀"搭积木"等。告诉宝宝离开前要感谢一下做饭的人。

见到熟人要主动打招呼。平时新妈妈在带宝宝出门时，要主动和熟悉的人打招呼，比如："早啊，老张！""李阿姨，你好！"等。同时，也让宝宝跟着说"阿姨好"或"叔叔好"之类的招呼用语。经常这样做，宝宝大多会有所进步，比如见到熟人后会得体地问候。这时新妈妈要表示赞赏，可以拍拍他肩膀或摸摸头，以示鼓励。

耐心训练。家里的饭桌是新妈妈训练宝宝耐心的最好场所，平时，分一些好吃的东西时，可以对他说："等你爷爷奶奶和爸妈拿到后，才能轮到你。"平时，大人说话，宝宝插嘴时，应该轻轻提醒他，等别人说完后，他再说话。

文明接打电话。教宝宝学会文明接打电话，是生活中必不可少的。比如，教宝宝打电话时，先告诉他恰当地称呼对方，如"叔叔或阿姨好"等，然后自报家门"我是××"，接着说"请帮我找××"或"我有××事"。当接电话时，要先说"你好"，当对方要找家里其他人时，应该说"请等一下"，然后轻轻放下电话去找人。如果对方要找的人不在家，要说："对不起，他不在，请留下您的姓名和电话，他回来我让他与您联系。"电话打完后，要说"再见"。在电话机旁边一定要准备好纸笔。

学会感谢。收到礼物是件开心的事，如果宝宝当着送礼人的面拆开礼盒，该提醒他说"谢谢"。如果礼物不是当面给的，新妈妈可以让宝宝回一张感谢的明信片或打个电话致谢。

说"对不起"。在这个时期，让宝宝学会道歉，是十分重要的。应该早一点让他明白，不论是有意还是无意弄伤他人或损坏了他人的东西，都得向人家道个歉，说声"对不起"。

聪明的新妈妈与宝宝的创造力

创造力是一种创新的能力，也可以指一种有所创意的意识和行为。年幼的宝宝固然不可能像科学家那样发明创造，不可能像文学家发表新作，亦不能像理论家那样旁征博引、著书立说……但宝宝的思考同样也具有创造力，世界上许多杰出的人物从小就已具创造性思考的能力。

作为一个新妈妈，也许你会担心自己没有创造力，或者觉得探讨创造力好难。可事实上，做一个有创造力的新妈妈，态度比技能重要多了。这里给新妈妈一些教养宝宝的小建议。当然，这个建议也是针对新爸爸的。

首先要以宽容的心去接纳宝宝不同的意见和行为。当宝宝提出和你不一样的想法时，先耐心地听完宝宝的表述，不要立刻去斥责或反对。如果他说的意见有道理，那就请放下你的架子，虚心地接受；如果他说的没有道理，也不要取笑、嘲讽宝宝，而应和宝宝一起沟通讨论。此外，还应引导宝宝将他的想法与你的想法做个比较，看各有什么优缺点，并鼓励宝宝提出其他想法。

其次是培养宝宝的兴趣，鼓励宝宝自觉学习的积极性。宝宝期是宝宝好奇心和求知欲最为旺盛的时期，凡事都要问个为什么，直到弄个通透为止。这时他的兴趣还未定型，引导宝宝多观察客观世界，多鼓励宝宝求知欲望，有助于宝宝的学习。我们可以看到，许多有造诣的人大多不是父母或老师所教的，而往往是他们对某一方面的知识产生了浓厚的兴趣后，从而自动自发、坚持不懈地学习才取得的结果。这其后当然也有着他们父母的支持，他们的父母大多对宝宝学习需求敏感而热心，并能够鼓励宝宝的学习积极性，激发宝宝的求知欲。

再次是避免告知宝宝最佳的做事方法，让宝宝依照自己的模式去做。当你一旦告诉宝宝最佳的方式时，其实就在暗示你早就知道这个方法了，而宝宝还不知道，下次宝宝就会直接来问你最佳的方法是什么，他自己就不会再去费力探索了。想成为一个有创造力的人，必须从孩提时代培养坚定的独立性。要告诉宝宝，只要自己感觉要做的是有意义的事情，就不必在意父母或他人的脸色如何。倘若任何事都要依靠父母或征求父母的同意，那么，宝宝的创造力就会被埋没。为了使宝宝有自己的个性，父母应该尽量让他尝试各种事物，创造出独具一格的思路和方法。

还有就是给宝宝一个充满民主的家庭氛围，幸福的家园是培养宝宝创造力的最佳土壤。父母如能给宝宝提供一个自由宽松的环境，让宝宝在轻松愉快的家庭里成长，宝宝的智慧自然就能获得启发，创造力就源源不绝了。给宝宝一个自己的私密空间，允许宝宝在学习中犯错，多用赞美和鼓励的语言，让宝宝心情开朗。当然，赞美也要看时机，一定要宝宝有好的表现时才赞美，胡乱赞美则是不可取的。

另外，和宝宝一起使用电脑也是一个探索与发现的过程，宝宝在使用电脑时也会有高层次的语言沟通与合作。有的父母心存疑虑，认为宝宝年龄太小还不至于会进行电脑操作，也有的父母怕宝宝因过早地接触电脑，会沉溺其中而影响今后的正常学习和生活。实际上，2岁的宝宝已经能掌握那些只需按按键、点点鼠标的软件了；等到稍大一点时，宝宝就会打开电脑、放入碟片、在键盘上进行简单的输入操作了。当然，在宝宝使用电脑时，父母合理的指导和控制还是必要的。

要想让宝宝具有创造力，新妈妈首先要自我解放，做到心情开朗、容易沟通、管教得法有弹性，这样的父母才能真正成为宝宝的"创意伯乐"。希望每一个新爸新妈都能成为创意宝宝的父母，让的宝宝发挥出创造的潜能！

在现实生活中，有许多聪明的新妈妈根据宝宝不同年龄阶段的特点，采取了富于创建的方式方法，来激发宝宝无穷无尽的创造力。下面，让我们来看看聪明的新妈妈是怎样做的吧！

宝宝两岁以前，新妈妈激发宝宝创造力的做法是：

当宝宝开始会想用手去拿什么东西，或是想翻身时，新妈妈会做出各种夸张的表情，并与宝宝交谈，刺激宝宝的发声和语言。

新妈妈会积极利用手部游戏，来促进宝宝的思考力。比如借由"这样做就会变成这样"，即手段与目的的关系之理解以及好奇心的满足，促使他想进行更深一层次的探索。

新妈妈会通过抛物带来的结果，让宝宝获得快乐。如1岁左右的宝宝常常把汤匙丢到地上，有耐心的妈妈在捡回数次给他以后，他照旧扔出去。这时，细心的妈妈就会发现，由高处、由低处，扔到自己的正下方，扔到离自己有一段距离的地方，他会改变各种扔出的方式，借此找出最好玩的方法。他看着自己做的事情会有什么样的结果，从中知道东西的性质。经过这些尝试，宝宝能够清楚玩具和自己的不同，不再将玩具往自己嘴巴里送，慢慢学会用合适的方法玩那些玩具。比如，逐渐知道杯子是用来装东西的容器，球是当做滚动的东西用的。

新妈妈先做示范让宝宝看，再让宝宝自由发挥。如拿小棍敲瓶子给宝宝看，等宝宝厌倦了那些简单的敲敲打打，宝宝就会自己"发明"一些新的玩法，哪怕只是叮叮当当的杂乱声响，他也会玩得乐此不疲。

在宝宝4岁以前，新妈妈激发宝宝创造力的做法是：

通过积木的妙用，来刺激宝宝的运动能力、思考力、想象力和创造力。如当宝宝自己堆积木时，新妈妈从不随便插嘴、插手，而是让宝宝投入其中专心地去做。

不失时机地让宝宝进行手工劳作，如通过拼贴等动作促进宝宝小肌肉的发展。

新妈妈会和宝宝玩分类游戏，来促进宝宝创造力的发展。如平时提供给宝宝一些具有共同特征的不同物品，让宝宝发觉它们共同特征，对其分类，并鼓励宝宝按不同标准去重复分类。

新妈妈平时常常问宝宝一些扩散性或荒谬的问题，让宝宝用想象力来回答，答案无对错之分，只要宝宝能够充分发挥其想象力即可，目的是让他的思维更加奔放。比如"如果寒假在夏天会怎么样？""为什么我们要睡觉？""电话还可以是什么样子的？""假如你是机器猫，最想做什么？"等等。

4至6岁是创造力的发展期，新妈妈激发宝宝创造力的做法是：

鼓励宝宝的动手组合能力，比如先让宝宝观察哪些物品是组合而成的，然后再让宝宝思考还有哪些东西加以组合，会更好用。鼓励宝宝用图片、字词或物品组合成故事，诸如七巧板、积木的组合图形，众多的空瓶空罐等，让宝宝随心所欲地进行组合。

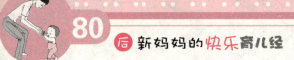
为了训练宝宝的想象力，聪明的新妈妈有时会扮成一座山，双脚交叉坐在地板上，或是用其他姿势坐着，然后慢慢地举起自己的手臂做山峰，让宝宝也去"假装"他是一座雄伟寂静的山，或者让宝宝描述在妈妈装扮的这座"山"上都看到了什么。

新妈妈会运用媒体资料让宝宝进行动手再创造。比如让宝宝将自己的作品如绘画、手工制作用相机拍下来并且制作成册；出去玩时带个便携式DV，让宝宝创编出新故事，等等。

常说赞赏和激励宝宝的话

作为新妈妈，你有多久没有称赞你的宝宝了？你会不会有的时候是想要对宝宝说一些甜言蜜语，或者鼓励他的话呢，但是，你却没有说出口，或者是你也不知道究竟应该怎么对宝宝说呢？下面是儿童教育研究专家提供给新爸新妈们对宝宝说的常用语，这只是其中的一部分，给你们作个参考吧。

你肯定能行！好主意！好多了！真好呀！做得好！非常好！恭喜你！了不起！很突出！很不错！太好了！太棒了！太奇妙了！真是杰作！我好爱你！继续保持！你做到了！你做对了！你很能干！进步真快！做得漂亮！做得好极了！极佳的表现！真令人惊讶！真令人感激！你学得真快！你帮得很对！你真是可爱！记性真好呢！继续加油努力！我真以你为荣！你真是好帮手！你可以办到的！你以前做到了！你快要做到了！你真懂事不少！你已经有把握了！你做得漂亮极了！你真让爸爸妈妈开心！你今天比以前好！你每天都有进步！你几乎像个大师！你真是让我感动！哇，看你的了！好（竖起大拇指）！你下次会做得更好！你今天做得好认真！你真是我的小王子！你今天做了不少事！你真学到不少东西！你没有任何差错嘛！你正尽力地做好它！你一定练习很久了！你真的不断在进步！真是个聪明的宝宝！真高兴你如此表现！我就知道你能做到！我很感激你的帮忙！真的让我感到快活！今天做得比平常好！那件事你做得真好！你这么快就想出来了！你已经有很好的开始！这是做得最好的一次！继续做，你会越来越进步了！现在你可以一路顺风了！我真高兴有你这样的宝宝！我为你今天所做的感到骄傲！看到你做得那样认真，使我觉得欣慰，有你真好！

对宝宝说鼓励常用语，关键是新妈妈要根据不同情况有针对性地说这些话。尤其当宝宝稍大一些以及上学时，当他面临学习和生活上的种种新问题时，更需要大人的赞赏和激励，因此新妈妈更要不失时机地对宝宝说能增强他们斗志的话语。

为了使说的话有针对性并收到实效，下面我们把这些话分成几类，换言之，就是在什么情境下说什么话。

激励宝宝积极向上的用语。赞赏和激励是促使宝宝进步的最有效的方法之一。每个宝宝都有希望得到家长和老师的重视的心理，而赞赏其优点和成绩，正是满足了宝宝的这种心理，使他们的心中产生一种荣誉感和骄傲感。宝宝在受到赞赏鼓励之后，会因此而更加积极地去努力，会更加努力，把事情做得更好。下面这些赞赏和激励宝宝积极向上的用语可以参考：

"你将会成为了不起的人！"

"别怕，你肯定能行！"

"只要今天比昨天强就好！"

"有个儿子真好！"

"你一定是个人生的强者！"

"你是个聪明宝宝，成绩一定会上去的！"

使宝宝充满自信的用语。自信心是人生前进的动力，是宝宝不断进步的力量源泉。因此，施教者在教育宝宝的过程中，一定要重视其自信心的培养。可以说，许多学习落后或者逃学、厌学的宝宝，都源于自信心的丧失。只有自认为已经没有指望的事，人们才会放弃，学习也是一样的，只有宝宝认为自己没有希望学好了，他才会逃学、厌学。实际上，即使那些学习很差的宝宝，只要能重新燃起他们内心自信的火种，他们都是完全可以赶上去的。下面这些使宝宝充满自信的用语可以参考：

"宝宝，你仍然很棒！"

"宝宝，你一点也不笨！"

"告诉自己：'我能做到！'"

"我很欣赏你在××方面的才能！"

"我相信你能找回学习的信心！"

"你将来会成大器的，好好努力吧！"

"宝宝，我们也去试一试！"

促使宝宝学习更优秀的用语。"非志无以成学，非学无以成才。"学习是宝宝成才的唯一途径。没有哪一位父母会不关心宝宝的学习问题。要使宝宝学习好，一方面在于引导和鼓励，把宝宝的学习积极性充分调动起来，使他们成为乐学、肯学的好宝宝。另一方面，需要教给宝宝有效的学习方法，使他们掌握高效的学习武器。方法即是宝宝学习好的捷径，即是宝宝通向成才之路的桥梁。下面这些促使宝宝学习更优秀的用语可以参考：

"凡事都要有个计划，学习也一样。"

"珍惜时间，就是珍惜生命。"

"你再好好思考思考。"

"提出一个问题，我就奖励你。"

"你就按自己的想法去做吧！"

"做完作业再玩，不是玩得更开心吗？"

"只要努力，下次就一定能考好。"

促进宝宝品行高尚的用语。知识学得再多，但如果不懂得做人的道理，也很难在将来获得成功。在现实社会中，许多父母对宝宝往往只抓宝宝的学习，不及其余。有的父母甚至认为，宝宝怎样做人，等他走上社会自然就会明白。其实，这种认识是十分错误的。一个人的任何技能，都不是一朝一夕可能学成的，何况是应对复杂的社会和人际关系。因此，父母应尽早多向宝宝讲解做人的道理，并为宝宝做出榜样。新妈妈可以参考下面这些促进宝宝品行高尚的用语：

"品德比分数更重要。"

"诚实是做人的第一美德。"

"竞争中的公平最可贵。"

"凡事都要问一问自己的良心。"

"要学会说一声：'谢谢。'"

"你知道关心父母，这让我很开心。"

"我很高兴你有一颗同情心。"

"我希望你是个懂礼貌的宝宝。"

鼓励宝宝自立自强的用语。一个人的成功，离不开自立自强的品性和奋斗精神。可是现今的大多数独生子女，在父母过分的呵护和娇惯之下，缺乏自立自强的意识。甚至有些宝宝，除了上学读书之外，生活中的事他们一概不知，甚至连自己的鞋带都系不好。这样的宝宝将来走上社会，怎么会成功呢？因此父母一定要对此有个清醒的认识，尽早鼓励宝宝自立自强，培养他们不软弱、不撒娇、自己的事情自己做的良好品性。鼓励宝宝自立自强的用语是：

"你想做的事情，由你自己决定。"

"自己去做吧，不要依赖别人。"

"你可以锻炼　下自己嘛。"

"路是自己选的，就要对自己负责。"

"你大胆去锻炼一下不是很好吗？"

"拿出男子汉的勇气，闯过来！"

"能够管住自己是你将来成功的保障。"

"你自己解决这个问题吧。"

"跌到了，要自己爬起来。"

"你一定要自己走路去上学。"

"由你去交钱，好吗?"

鼓励宝宝热爱劳动的用语。热爱劳动是人最重要有品性之一。世界上的成功人士大都有热爱劳动的好习惯。对于宝宝来说，父母培养他们热爱劳动，既能增强其自立自强的精神，又可以使其在劳动中学会生活技能，对今后的生存发展有着积极的作用。因此家长千万不要把眼光只盯在宝宝的学习上，而应当从小就重视对宝宝进行劳动观念的教育和劳动能力的培养。鼓励宝宝热爱劳动的用语是:

"劳动能让你更快乐。"

"你多做几次就会了。"

"第一次，谁都一样。"

"好宝宝，自己的事情自己做。"

"你也来尝尝当家的滋味。"

引导宝宝学会与人交往的用语。交往是人们实现合作与沟通的前提。不会与人交往的人，在社会上很难受到别人的欢迎的，而一个不受欢迎或不被他人接纳的人，也是根本不可能取得成功的。因此，父母应当充分认识让宝宝学会交往的重要性，从小鼓励宝宝与同学朋友积极交往，从而为宝宝的健康成长和将来走上成功之路打下一个坚实的基础。引导宝宝学会与人交往的用语是:

"宝宝，做人要坦荡，待人要坦诚。"

"你要学会融入集体中。"

"用你的诚心定会赢得他人的欢迎。"

"不要随便怀疑别人。"

"朋友之间要相互信任和理解。"

"同学之间要友爱互助。"

鼓励宝宝勇于纠正缺点的用语。每个人都会有缺点，宝宝当然也不例

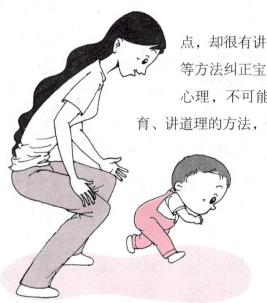

外。但父母怎样面对宝宝的缺点，却很有讲究。教育学家认为，用粗暴、打骂等方法纠正宝宝的缺点，很可能使宝宝产生逆反心理，不可能达到理想的效果。只有用说服教育、讲道理的方法，使宝宝认识到缺点错误的危害性，他才会主动地去改正缺点。因此父母教育宝宝纠正缺点，必须讲究方法。新妈妈可以参考运用下面这些话鼓励宝宝勇于纠正缺点：

"无论什么时候都不要说谎。"

"每个人都有值得学习的地方。"

"自我约束是对自己负责。"

"骂人是一种可耻行为。"

"你一定要学会控制自己的脾气。"

"你是个懂事的宝宝。"

"有耐心才能做好任何事情。"

"我们找个锻炼细心的事情做一做，好吧？"

"凡事都要冷静，不能急躁。"

"游戏可以玩，但不能沉迷其中。"

"胆子大些，再大些！"

"偏食会妨碍你的成长。"

鼓励宝宝可以是口头上的表达，也可以是非语言的表情和动作，如默默地注视、点头、微笑、拍拍宝宝的肩膀、握着宝宝的手等。但相比之下，赞美激励的语言是最有效的。为了祖国的花朵顺利成长，请广大的新妈妈们对你的宝宝尽情地说吧！

放手让宝宝更快地成长

放手，是宝宝成长与发展的必然。真正的放手应建立在尊重宝宝的独立人格的前提之上。作为父母，要相信宝宝，放开手脚，注重个性、意志、能力的培养，还要侧重于宝宝的自我调节与控制能力，把促进道德品质发展放在首位，让宝宝学会独立思考，自主判断，使宝宝逐渐明理、觉悟和警醒，只有放手才能成就宝宝。

现代的做新妈妈的人，究竟怎样才能对宝宝做到真正的放手，才能使放手促进宝宝的成长呢？明智的你，可以参考以下方法：

不要过度包办代替。要从小培养宝宝的独立生活能力，鼓励他做一些力所能及的事情，让他自己在困难和挫折中学会长大，千万不要过分溺爱、代替和包办宝宝自己可以独立完成的事情。

不要怕宝宝跌跟头。让宝宝从小跌几个跟头，并不是坏事，吃点苦，遭点磨难，不仅可以丰富宝宝的社会经验，更重要的是使他在磨难中悟出道理，得到启示，从而为以后的成长积累面对挫折的勇气和独立处理问题的良好心理品质。

扩大宝宝的生活圈子。宝宝不是生活在真空里，而是生活在一个多姿多彩的社会中，离开了与他人的交往是万万不行的。因此，平时应该多鼓励宝宝去交往，去跟朋友们一起玩。

新妈妈不妨检视一下自己，发现不妥，及时调整和纠正。

比如目前在宝宝的生活中，是否存在某些管制过严的领域？是否存在某些完全可以放开手的领域？在宝宝正在积累经验的领域里，是否需要做一些后续工作？哪些控制权在转交之前，宝宝可能需要得到一些指导或具体示范？在宝宝的生活中，目前承担的哪些小任务是确实可以转交给他的？等等。通过自我检视，可以促使新妈妈做出明智的选择。

进一步做好宝宝饮食的科学配比

在宝宝出生到6岁和以后更长的时间里，新妈妈堪称宝宝的营养师。新妈妈甘美的乳汁，精心添加的辅食，以及后来在宝宝饮食成人化的过程中，对宝宝饮食营养均衡的科学配比，保障了宝宝能够健康而快乐地成长。但在学龄前宝宝的饮食问题上，还是存在一些不尽如人意的地方，这就需要新妈妈给予足够重视，并根据这一年龄段，进一步做好宝宝饮食的科学配比。

下面，我们一起来探讨解决这一问题的办法。

学龄前宝宝胃肠消化功能尚未发育完全，而其营养素需求量相对又高于成人，故如与成年人进食完全相同的食物，可使热能营养素摄入不足。此外，这一阶段的宝宝易兴奋，注意力不集中而无心用餐，导致进食量不足。但有时由于活动量时大时小，其进食量也会随之经常有波动，我们建议新妈妈对此则不必过虑。

此阶段的宝宝模仿能力增加，易受父母饮食习惯影响，偏食、择食常于此阶段形成，以至于出现一些不合理状况，如脂肪多、糖类少，动物蛋白多、植物蛋白少，水果多、蔬菜少等。由此不能获得平衡膳食，一般钙、维生素A、维生素B摄入偏低。

针对上述现状，新妈妈一方面应保证宝宝有充分户外活动时间，以促进食欲、能摄入必要的营养素，同时在膳食组成及烹调加工方法上要注意调整、改进。具体做法应该是这样的：

在各类食品中，蔬菜一般最易为五六岁宝宝所不喜欢，但却含有丰富的矿物质、维生素和膳食纤维，不是水果所能替代的。因此，新妈妈每天应保证200至250克蔬菜供应，其中一半为绿色蔬菜，同时要注意蔬菜的烹调加工，使之色香味俱全而促进食欲。此外，建议不能有太粗硬的纤维，要易于咀嚼。

每日膳食应轮流选用一定量的乳、肉、蛋、豆类等优质蛋白质食物，总量约300至500克。纯糖食物不宜多吃，这往往是宝宝食欲下降的重要原因，并且也易引起龋齿；要避免油炸、油腻、刺激性强的食物。

5、6岁的宝宝是开始形成终生饮食习惯的阶段，因而食物要多样化，鼓励、引导宝宝进食各种不同食物，培养不挑食、不偏食的良好饮食习惯。新妈妈可以在三餐外加一次点心。此外，还要培养儿童清洁卫生习惯，寄生虫病也是造成营养不良的原因之一。

进行更加丰富多彩的亲子阅读

5、6岁的宝宝求知欲更强，阅读的兴趣更加广泛。如果说此前宝宝的阅读是被动的，也就是在外因作用下的有限阅读，那么，这个阶段宝宝的阅读则具有一定程度的主动性。这是一个非常好的信号，新妈妈要不失时机地加以引导，把人类最伟大的精神财富献给宝宝。

新妈妈可以和新爸爸配合，采用以下亲子阅读方法：

听读法。作用是集中儿童注意力，诱发儿童阅读兴趣，丰富词汇、激发想象、萌发情感、拓宽视野，更为重要的是可以使宝宝逐渐领悟语句结构和词意神韵，为宝宝今后的广泛阅读打下基础。

新妈妈抑扬顿挫、饶有兴致地朗读文学作品，引导宝宝听和看的阅读形式。注意在内容选择上要生动有趣，由浅入深，并能谆谆善诱。

讲述提问法。促进亲子情感交融，激发宝宝对阅读活动的兴趣，提高宝宝对阅读材料的感受能力和理解能力，帮助宝宝掌握有序翻阅等基本阅读技能。

新妈妈和新爸爸与宝宝拥坐在一起，采用大人一个讲述一个提问的方式解释疑难，引导宝宝阅读和理解。父母要以亲切的态度与宝宝共读，当宝宝初学阅读或阅读有困难时，以及提出共读请求时，父母可多采用此种方法。

角色扮演法。可大大增强宝宝对阅读活动的兴趣，提高宝宝的语言、动作的表达能力，加深对阅读材料的理解；有利于家长与宝宝之间建立民主、平等的关系。

家长与宝宝以口头扮演或动作扮演等形式，担任阅读材料中某一角色的方法。如说某一角色的语言，做某一角色的动作等。家长和宝宝要注意采用适合角色的语气、语调动作，家长要投入地进行扮演，切勿敷衍了事，家长和宝宝可以交换角色多次扮演。

移情法。帮助宝宝加深对角色的处境、心情、欲望等的感知和理解，培养宝宝的移情能力，思维及解决问题的能力。

让宝宝站在阅读材料中某一角色的立场思考问题，提出见解表达愿望的方法。如"如果你是小红帽，碰到大灰狼你该怎么办？"家长要帮助宝宝全面地了解角色所处的情景，突出矛盾，引起宝宝的思考。

改编情节法。拓宽宝宝思路，发展了宝宝的创造性思维，使宝宝体验到成功的乐趣，激发宝宝继续阅读的兴趣。

在阅读中，鼓励宝宝积极根据自己的理解和思维，对故事中原有的情节进行改编。父母要小心呵护宝宝的创造欲，不可打击宝宝冲积极性，如遇上宝宝改编不合情理时，可耐心地对其讲清道理。

延伸想象法。发展宝宝的想象及思维的连续性，满足宝宝喜欢追求完满的心理需求，提高宝宝运用语言的能力，增强宝宝的自信心。

在阅读活动中，鼓励宝宝想象在阅读材料所提供的情节发生之前或发生之后可能发生的情节，并加以讲述。在宝宝熟悉理解阅读材料后可鼓励宝宝进行延伸想象，父母尽量采用"诱导"的方式，切忌强求宝宝和打击宝宝的积极性。

猜猜、认认法。增强阅读活动的趣味性，提高宝宝对图画、文字、符号转换关系的理解，激发宝宝对汉字的兴趣，培养宝宝的推理能力。

在阅读指导中让孩才观察封面，猜猜书名，或猜猜下一个情节，猜猜角色的语言，认读书名或关键词等，也可在日常生活中让宝宝猜标准、符号等。父母要引导宝宝注意观察，留给宝宝思维的空间，重要的是抓住教育的时机。

推荐适合1至6岁宝宝的好书

在本书的最后，我们推荐适合1至6岁宝宝，父母可以根据自家情况和宝宝身心特点选择使用。

《劈里啪啦》系列。1岁以后宝宝，应该好好接触的第一套书是《劈里啪啦》系列。这套书不仅卡通形象生动可爱，配的文字也十分上口，十分符合小宝宝的心理。其中的"草莓点心"、"车来了"、"刷牙"、"去游泳"等，宝宝都很喜欢。通过这套书，宝宝知道了很多生活的好习惯和常识，比如饭前便后洗手、饭后刷牙、排队上车、红灯停绿灯行等等。

《聪明的鼠小弟》系列。这套书中的大象、狮子、河马和鼠小弟等，绝对是宝宝们最需要的。面对比自己强大得多的成人世界，面对每天都可能会遇到的朋友间的冲突，宝宝需要不断补充内心的能量，而本书就是首选。

《淘气宝宝》系列。打嗝、放屁、打滚儿、散步……可爱的图画、好笑的故事，捕捉的生活中的小细节，都让宝宝无法抗拒。

信谊、爱心树、蒲蒲兰等系列经典绘本。这些书虽然贵些，但许多都是精品，宝宝一定喜欢。

《贝贝熊》系列。书中的贝贝熊一家是非常幸福的一家人，他们相亲相爱，过着平凡又甜蜜的生活。这套书中更多的，是帮助宝宝学习行为规范和社会交往。它不仅是给宝宝看的，更是给父母的一本指导书。"父母和宝宝一起阅读，家长和子女共同成长"，这是该书封面的话，确实很贴切。

《不一样的卡梅拉》系列。本书故事性极强，很适合宝宝们。

《嘟嘟和巴豆》系列。画面、情节地很美，充满爱和温情。故事中既有阳光也有风雨，不管遇到什么样的波折，友谊是其中永恒不变的主题。

斯凯瑞的《金色童书》系列。相信宝宝会被书中那些有趣的人物、情节和各种稀奇古怪的所吸引。另外，书中蕴含了大量的常识，还有双语词典，等宝宝大一点也能用得上。

《聪明豆》绘本系列。这是非常经典的系列图画书，目前一共出了三套，每本都是精品，并且都有无比可爱和温馨的故事。

《小兔汤姆系列》。书里面都是宝宝特有的语言，所以很容易引起宝宝的共鸣。

《神奇的校车》。书的内容设计得非常有趣，而且，每一本都得到了各自领域科学家的把关，态度非常严谨。

《花格子大象艾玛》系列。非常有想象力的一套书，宝宝如果听了其中的《捉迷藏》和《打雪仗》，一定是一边听一边乐得打滚儿。这套书的画面色彩很丰富，图画也非常可爱，就连大象们的表情都画得很传神，宝宝自己就能看懂很多情节。

适合1至6岁宝宝的好书还有很多，这里就不一一介绍了，给你列出个单子，可供参考。它们是：《好饿的毛毛虫》、《家有恐龙》系列、《牛年的礼物：剪纸中国》、《大卫，不可以》、《小白》系列、"米菲"绘本系列、《小小孩影院》系列、《逃家小兔》、《猜猜我有多爱你》、《我爸爸》、《我妈妈》、《我喜欢书》、《宝宝游戏绘本》、《圆白菜小弟》、《月亮的味道》、《云娃娃》、《小蓝和小黄》、《小酷和小玛的认知绘本》、《我也可以飞》、《动物知识翻翻书》系列、《和平小天使》系列、莫妮克《无字书》系列、《母鸡咕咕和它的蛋》、《查理与劳拉》系列、《艾特熊与赛娜鼠》、《青蛙弗洛格》系列、《嘻哈农场》系列、《凯蒂的名画奇遇》、《爱心树》、《雪人》、《大拇指无字书》、《我的感觉》系列、《京剧猫》系列、

《年》、《灶王爷》、《风筝》、《一园青菜成了精》、《爱花的牛》、《棒棒仔心灵之旅》系列、《彩虹鱼》系列、《大脚丫跳芭蕾》、《第一次发现》丛书、《动物绝对不应该穿衣服》、《飞上天的鱼》、《找朋友系列》神奇立体书、《火焰》、《驴小弟变石头》、《尼克爷爷讲故事》系列、《爷爷一定有办法》、《月光男孩》、《云朵面包》、《妈妈的红沙发》、《七只瞎老鼠》、《蚯蚓的日记》、《绅士的雨伞》、《神奇的窗子》、《是谁嗯嗯在我头上》、《听奶奶的话》、《我的爱有世界那么大》、《我的妈妈真麻烦》，等等。

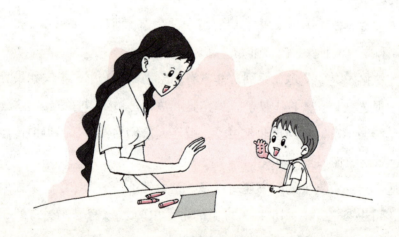